danzig & unfried

Tina de Souza

Orixás auf dem Diwan

Über die Bedeutung der spirituellen Kräfte der Natur in der Psycho- und Kunsttherapie

Herausgegeben und übersetzt von Birgit Fritz
Mit Bildern und Illustrationen von Gerhild Tiefenbacher-Wutscher

danzig & unfried

Veröffentlicht mit freundlicher Unterstützung der Stiftung Nationalbibliothek – Ministerium für Kultur, Brasilien
Obra publicada com o apoio da Fundação Biblioteca Nacional – Ministério da Cultura

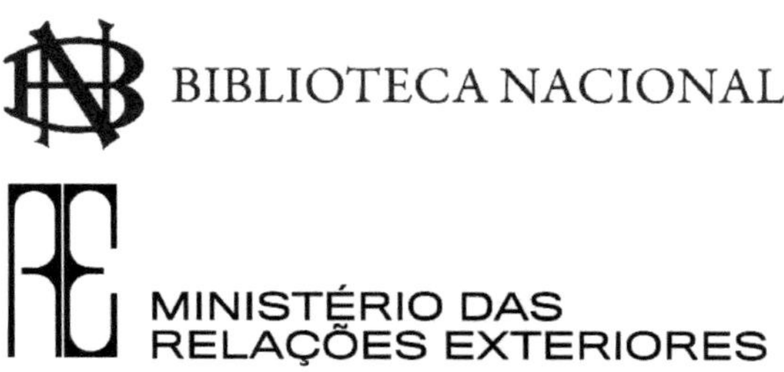

Bibliographische Information der Deutschen Nationalbibliothek:
Die Deutsche Nationalbibliothek verzeichnet diese Publikation in der Deutschen Nationalbibliographie. Detaillierte Informationen sind über http://dnb.d-nb.de abrufbar.

www.danzigunfried.com
Gesamtherstellung: danzig & unfried | content design

Informieren Sie sich über Neuerscheinungen:
https://news.danzigunfried.com/booknews

ISBN 978-3-902752-85-7

Inhalt

Teil II

Teil III

Orixás auf dem Diwan - ein Buch als Wagnis

Die Umbanda – das ist der Name der spirituellen Tradition, in der Tina de Souza ihre Erfahrungen über den Menschen und das menschliche Universum gemacht hat – ist eine durch und durch Brasilien spezifische religiöse Praxis. In der theologischen Realenzyklopädie, Band XXXIV, wird sie beschrieben als »synkretistische Neureligion«, basierend auf dem Spiritismus von Allan Kardec (1804–1869), mit Elementen aus unterschiedlichen aus Afrika stammenden Religionen, indigener Religiosität und der christlichen Lehre. Die Umbanda und ihre zahlreichen, zum Teil auch sehr divergierenden spirituellen Häuser zählt heute zu den anerkannten Religionen Brasiliens. Weitere religiöse Zugehörigkeiten, wie z. B. die Zugehörigkeit zur katholischen Kirche oder zum Buddhismus, schließen sich für UmbandistInnen nicht aus, »die« Umbanda respektiert alle Glaubensrichtungen und »alle Meister und Erleuchteten der Welt«, wie Pai Buby, der Bruder von Tina de Souza und Gründer von Templo Guaracy do Brasil, sagt.

Mit der Würdigung der Orixás als den heiligen Kräften der Natur und dem Xirê, dem Rad des Lebens und allen Werdens und Vergehens, liegt der umbandistischen Lehre eine Weisheit zu Grunde, die sich alle Menschen, ungeachtet ihrer spirituellen Tradition, für eine gute und glückliche Lebensbewältigung nutzbar machen können.

Doch Tina de Souza geht sowohl in ihrem Buch als auch in ihrer gelebten Praxis weiter als das. Durch ihren für uns Leser und Leserinnen »umgekehrten Einweihungsweg«, hat sie über ihre Spiritualität zur akademischen Wissenschaft gefunden, wollte sich in ihr beweisen und mit ihr in Dialog treten. Das ist das Wagnis, das ich im Titel dieser Kontextualisierung anspreche. In einer postkolonialen Welt, in der ganzheitliches und indigenes Wissen kaum Gehör finden, bedarf es einer gehörigen Menge Mutes, zu seinem Wissen auch außerhalb des eigenen Kontexts zu stehen und sich mit anderen Denkweisen zu konfrontieren, die, unter Umständen, eine ganz konträre Weltsicht ihr Eigen nennen. Darin liegt die Großzügigkeit und auch der Humor Tina de Souzas, deshalb ist ihre Arbeit ein Geschenk für alle und besonders für diejenigen von uns, die ebenfalls mit Menschen arbeiten: Therapeuten und Therapeutinnen aller Richtungen.

Dieses Buch besteht aus drei Teilen: Der erste Teil handelt von der persönlichen Geschichte Tina de Souzas, ihrem spirituellen und professionellen Weg und wie sie dazu kam, die Methode IPSI zu entwickeln. Der zweite Teil – das Herzstück des Buches – ist eine detaillierte Beschreibung der Orixás als Elementarkräfte der Natur und wie sie in uns, die wir Teil der Natur sind, wirken. Und der dritte Teil des Buches erzählt von Beispielen aus der Praxis, beschreibt (kunst)therapeutische Wege in der Behandlung von KlientInnen und PatientInnen und die Entsprechung von Symptomen in ihrem Ungleichgewicht der Elemente.

Die Übertragung dieses Buches ins Deutsche war, obwohl es auf den ersten Blick so aussehen wollte, kein leichtes Unterfangen. Es bedurfte eines sensiblen Lesens und Hinspürens, eines oftmaligen Innehaltens und Nachsinnens, eines sich Öffnens für Unbekanntes und – immer wieder – einer Verlangsamung der Zeit. Kann es sein, dass sie dieses oder jenes meint? Wie viele Wasser gibt es? Was hat das alles mit mir zu tun? Wie viele deutsche Begriffe stecken in dem Wort »acolher«? Soll ich sie alle anführen? Ist der Begriff »captação« übersetzbar und wenn, wie? Wie viel Autonomie ist der Leserschaft zuzumuten? Liest nicht sowieso jeder ein anderes Buch? Ist es nicht so, dass man als Übersetzerin einem Buch, das originär für eine brasilianische

Leserschaft geschrieben worden ist, auch Raum geben muss, der diesem Umstand Rechnung trägt?

Nach einem langen Weg der spirituellen Praxis in Templo Guaracy ist es mir eine Freude, zum Erscheinen eines Buches beigetragen zu haben, das ein ganzheitliches Wissensmodell über den Menschen und seine intrinsische Verbindung mit der Natur in die Welt der Therapie bringt. Und mir scheint, es ist wie bei allen Dingen: Wenn das Komplexe nicht auch in der Einfachheit der Dinge zu Hause ist, dann kann es nicht der richtige Weg sein. Der Kreislauf des Werdens und Vergehens, der Xirê, ist in den großen wie den kleinen Dingen zu finden.

Das erinnert mich an den Begriff der Autopoiese von Maturana und Varela, zwei chilenischen Biologen des letzten Jahrhunderts: Jeder noch so kleine Organismus in der Natur verfügt über ausreichend Information und ausreichend Kraft, um sich aus sich selbst heraus neu zu erschaffen. Tina de Souzas Erkenntnisse vervollständigen diese Aussage um das Wissen der Dynamik, die in den unterschiedlichen Elementen und Elementarkräften lebendig ist.

Der Weg ist das Ziel und dieses Buch lädt dazu ein, mit wahrhaftig offenen Augen durch die Welt und das Leben zu gehen, Saravá!

Die Natur in uns, ein Weg des Vertrauens

Ein grundlegendes Geschenk, das Tina de Souza uns mit den »Orixas auf dem Diwan« gemacht hat, ist, wie sie Spiritualität und Wissenschaft ganz konkret in ihrer therapeutischen Praxis auf eine sehr natürliche Weise und in einer beeindruckenden Selbstverständlichkeit verbindet und beschreibt.

Ich bin seit 19 Jahren in die Tradition von Guaracy eingeweiht, auch als klinische Psychologin und Psychotherapeutin tätig und erlebe diese Kombination im Sinne einer umfassenderen Wahrnehmungsmöglichkeit des Menschen in seiner Tiefe und Vollständigkeit als sehr fruchtbar.

Tina de Souza hat durch ihr jahrelanges Bestreben, ausgehend von ihrer eigenen spirituellen Praxis, nach einer ganzheitlicheren Betrachtung des Menschen gesucht und dazu praktisch geforscht. Daraus hat sich ein reichhaltiges Bankett in Form dieses Buches für uns ergeben, das nicht nur Antworten auf komplexe, philosophische Fragen bezüglich des spirituellen Universums des Menschen und der menschlichen Existenz an sich beinhaltet, sondern das auch eine Vielfalt von praktischen Übungen und therapeutischen Interventionen bereitstellt.

Von ihrer persönlichen Erfahrung als Mãe de Santo im Templo Guaracy in Brasilien getragen, offenbart sie uns die Welt der Orixás, die spirituellen Energien und Kräften der Natur, die durch ihre jeweils innewohnende Dynamik und ihr Zusammenwirken ein spirituelles Universum erschaffen und das lebendige Leben in all seiner Vielfalt und Entfaltung in uns und auf unserer Erde repräsentieren.

Die Spiritualität, die sich über die Natur und ihre Dynamik manifestiert, bildet den Hintergrund ihres Modells IPSI, das die ganzheitlichere Wahrnehmung und Behandlung des Menschen im Fokus hat. Sie geht von der Annahme aus, dass jeder Mensch eine in sich zusammengesetzte Natur, eine spirituelle Essenz (primäres Unbewusstes) besitzt, die durch eine sogenannte »Membran« (integriertes System) geschützt und durchlässig gehalten wird. Über diese Membran kann es zu einem Austausch von innen nach außen und umgekehrt kommen, um im Prozess der natürlichen Anpassung und Erneuerung immer wieder ein Gleichgewicht herstellen zu können.

Diese Perspektive, eine natürliche, spirituelle Essenz in sich zu tragen, impliziert auch, dass wir selbst Natur sind und von dieser »bewegt« und lebendig erhalten werden und nicht getrennt von ihr und der Schöpfung um uns existieren. Es geht vielmehr darum, uns in unserer Natur wiederzuerkennen bzw. uns wieder an sie zu erinnern und so wieder ein Gefühl der Ganzheit und Fülle zu erfahren.

In diesem Sinne stellt sich mir auch die Frage, welche Auswirkungen es auf unseren Umgang mit der Natur haben wird, wenn wir uns als Natur wahrnehmen und in Verbundenheit damit sind? Denn wer könnte zerstören wollen, was er ist?

Das Wissen um diese spirituelle Essenz in uns ermöglicht mir ein tieferes Vertrauen in die natürliche Fähigkeit des Menschen zu seiner eigenen Heilungsfähigkeit zu spüren, um im »Tanz des Lebens« immer wieder in sein »Ich-Zentrum«, wie es die Autorin benennt, zurückfinden zu können.

Psychotherapie ist in diesem Sinne nicht nur auf die psychologische, realitätsbezogene Ebene ausgerichtet, sondern verfolgt auch die Absicht, das zu Grunde liegende spirituelle Ungleichgewicht der Naturelemente im Menschen wieder neu auszurichten und ins Gleichgewicht zu bringen, um unsere spirituelle, vertikale Verbundenheit wieder herzustellen. Die Folge ist eine tiefgreifende Möglichkeit zur Transformation, eine Erneuerung von dem, was schon besteht und was auch ganzheitlich gesehen zu einer Übertragung auf allen Ebenen führen kann.

Tina de Souza spricht in ihrem Buch von einem Prozess der Resonanz, in dem alle Ebenen angesprochen werden und der seine eigene Zeit hat und daher auch braucht, damit er auch eine Resonanz auf der spirituellen Ebene findet und diese sich von innen her wieder ausdehnen und dadurch wieder in Resonanz nach außen gehen kann. Die verschiedenen Ebenen wirken in diesem Sinne aufeinander und miteinander und können sich gegenseitig im Sinne der Neuorientierung beeinflussen.

Ich war schon immer neugierig und offen für alles, »was wirkt«, und gleichzeitig auch immer auf der Suche, wie ich Menschen begegnen kann, ohne sie zu interferieren und sie in ihrer eigenen Form und Zeit der Heilung zu unterstützen. Die Erforschung der spirituellen Kräfte der Natur in ihrer jeweils innewohnenden Dynamik und Interaktion hat mein Bewusstsein in eine Richtung verändert, wo ich nicht nur meine eigene Beziehung zu den Naturelementen neu ausrichte, sondern auch in eine wohltuende Demut und in einen vertrauensvollen Respekt vor der Schöpfung zurückfinde.

Es gäbe noch vieles zu sagen, was mich in diesem Buch bewegt, berührt, überrascht und inspiriert hat. In seiner Vielfalt und Dichte bietet es den LeserInnen viele Möglichkeiten, selbst auf die Suche zu gehen, wie sie »Spiritualität« und »Wissenschaft« in sich selbst und in ihrem jeweiligen Praxisfeld verbinden können. Es lädt aber auch dazu ein, seine eigene Beziehung zu den Naturelementen zu erforschen und gleichzeitig sich seiner eigenen Essenz zuzuwenden, auf der Suche danach, aus ihr schöpfen zu können!

In Anbetracht der sich mir immer weiter offenbarenden Komplexität des irdischen Daseins, versuche ich auf dem »Weg des Suchenden« zu bleiben oder, wie Pai Buby, Babalorixá von

Templo Guaracy, es formuliert: »Solange das Leben dynamisch ist, bleibt jede Theorie provisorisch.«

A sua bençâo, Iya Darinlê!

Vorwort

Ein bedeutungsvolles Buch entsteht aus dem Zusammenwirken zweier Kräfte: aus der Kraft des originellen schöpferischen Denkens und aus der Fähigkeit der Denkerin, ihre Leserschaft von ihrem Gedankenfluss und den darin dargelegten Argumenten zu überzeugen. »Orixás auf dem Diwan« ist ein Handbuch, das es einfach macht, diese Aussage nachzuvollziehen.

Auf einfach zugängliche, didaktische und tiefsinnige Weise zugleich bringt Tina de Souza die sprühenden Funken ihrer Originalität aus der Welt der Psychologie zu ihren neugierigen Lesern und Leserinnen.

Und während wir in die Lehren und Erfahrungen, die in dem vorliegenden Buch präsentiert werden, eintauchen, wird sowohl der Laie als auch der in der Psychotherapie Gebildete in einem Fluss aus Wissen schwimmen, das nicht nur neu ist, sondern zugleich auch schon uralt. Und mit jedem »Schwimmzug« in den Tiefen dieser wunderbaren Gewässer finden sich – so, als ob das alles ein großes Ganzes wäre – sowohl die wissenschaftlichen Erkenntnisse der großen Psychologen und Psychoanalytikerinnen als auch die Gefühle und Emotionen, die sich in uns und in der Natur, deren Teil wir sind, durch die diversen Kräfte, Elemente und Energien manifestieren.

All das existiert in der Welt der Orixás so, wie wir es in den schönsten, reichsten und intensivsten Traditionen der afro-brasilianischen Religionen finden können.

Und es ist durch diese Interaktion – zwischen der Psychologie und den Manifestationen der Naturelemente – durch die uns Tina de Souza das präsentiert, was wir unserem Ursprung nach sind: eine komplexe, dynamische Schöpfung, voller archaischer Ausdrucksformen, die der reinen und wilden Natur entspringen, die in uns lebt. Mit einem Wort, wir sind Wesen, die ein primäres Unbewusstes in sich tragen und die von einem integrativen System behütet werden, welches sich uns durch unsere eigene Natur offenbart.

Dieses Buch zu lesen bedeutet, sich in der natürlichen Welt der Orixás, die von den afro-brasilianischen Religionen kultiviert werden, wieder zu erkennen. Ihre irdischen Manifestationen offenbaren die Existenz der differenziertesten Kräfte und Energien unserer Natur, die uns immer umgeben und die in uns wirken, sobald wir uns als integrativen Teil der natürlichen Schöpfung verstehen. Die Kräfte dieser Naturentitäten können dann sehr einfach, anhand ihrer Nähe zu den Grundelementen unseres Planeten, zugeordnet und benannt werden.

So bekommt die Leserschaft einen Einblick in die Welt der Elementarkräfte der Orixás: des Feuers (Elegbara, Ogum, Oxumaré und Xangô), den formgebenden Kräften der Erde (Obaluaiê, Oxóssi, Ossãe und Obá), sie begibt sich auf die Reise zur Kreativität der Orixás: des Wassers und ihrer Ausdrucksformen (Nanã, Oxum, Yemanjá und Ewá) und schlussendlich wird sie sich, berührt von den Manifestationen der Luft wiederfinden (Iansã, Tempo, Ifá und Oxalá). Zu Ende der Lektüre wird es dann möglich sein, zu verstehen, wie es in der klinischen Praxis, aber auch im täglichen Alltag angezeigt sein kann, ein Gleichgewicht zwischen diesen Elementen herbeizuführen, so dass psychischen Störungen vorgebeugt wird und man diese gegebenenfalls auch behandeln kann.

Die umfangreiche klinische Erfahrung von Tina de Souza, in Verbindung mit der jahrzehntelangen gelebten Erfahrung in einem der wichtigsten und anerkanntesten Tempeln der Umbanda von Brasilien, dem Templo Guaracy, verschmelzen hier zum perfekten Boden für die Zusammenführung der traditionellen Psychologie und der afro-brasilianischen religiösen Fundamente, eine Zusammenführung, die zweifelsohne zu einem weitreichendem Feld in der akademischen Forschung und ihrer zukünftigen AkteurInnen gereichen wird[1].

So ist das, was die Leserschaft mit diesem Buch in den Händen hält, nicht nur eine großartige Zusammenstellung von Unterweisungen in wichtigen Grundlagen der Umbanda und des Candomblé. Noch weniger handelt es sich hier um eine verdichtete Abhandlung in klinischer oder theoretischer Psychologie. Nein, das vorliegende Buch bringt diese beiden Welten zusammen, die von Menschenhand geschaffene und die der natürlichen Schöpfung. Tina de Souza zeigt uns, dass beide Welten – die göttliche und die wissenschaftliche – nicht nur miteinander in Verbindung stehen, sondern viel mehr, dass sie sich gegenseitig bedingen. Für die Genesung und das menschliche Wohlbefinden kann die Wissenschaft nicht ohne Spiritualität existieren. Schlussendlich legt sich die Natur der einen nicht über die Natur der anderen, sondern die Naturen beider verschmelzen miteinander. Und die Genesung entsteht aus dieser Verschmelzung. Und nur aus ihr.

Das Buch »Orixás auf dem Diwan« eröffnet eine neue Zeit und schreibt Geschichte. Denn eine Leistung von wissenschaftlicher Originalität, die auf der Natur der reinen Existenz aufbaut, weist auf einen Neubeginn hin und offenbart einen Weg, der eingeschlagen werden will. Wissen braucht Wege und kontinuierliche Bewegung, um sich im Leben niederschlagen zu können, sich wieder zu verändern, zu verlieren und wieder neu zu entstehen, geborgen zu werden und sich zu verbreiten. Das ist es, was der Autorin mit dem vorliegenden Werk gelungen ist.

Marcello Bolzan, Koordinator und Professor am Institut für Entwicklung und Studien der Regierung – IDEG
Sâo Paulo, 20. Mai 2019

---

1 Auf der Seite academiu.edu finden sich zahlreiche Veröffentlichungen zu diesem Themenbereich (Anm. Hg.).

TEIL I

Einleitung

Während all der Erfahrungen, die ich als Psychologin gesammelt habe, habe ich immer daran geglaubt, dass man, um den Menschen in seiner Ganzheit zu erfassen und zu kennen, über die Grenzen des Rationalen hinaus, jenseits des Fassbaren, Kohärenten und Logischen gehen muss, und dass der Ursprung einer Krankheit, eines Schmerzes nicht immer lediglich im Körper oder im Geist des Menschen zu finden ist. Auch ein vibratorisches, energetisches oder spirituelles Ungleichgewicht kann Krankheiten verursachen.

Was ganz wesentlich dazu beigetragen hat, dass ich so denke und mich über die wissenschaftlichen Grenzen hinaus nicht den angeblich logischen und symptomatischen Annahmen über den Menschen beuge, waren und sind sowohl meine Ausbildung als auch meine Erfahrungen in der medialen Arbeit als aktiv arbeitendes und Menschen begleitendes Medium und in weiterer Folge als Yalorixá oder Mãe do Santo im Templo Guaracy do Brasil.

Sich auf das spirituelle Universum eines Menschen einzulassen, ohne jedoch dabei seine Grenzen zu überschreiten oder Spuren darin zu hinterlassen, die ihn in seiner Essenz beeinflussen könnten, ist unverzichtbar, wenn wir das menschliche Wesen in seiner Ganzheit verstehen wollen.

In diesem Universum liegen alle Informationen verborgen, die für einen Menschen notwendig sind, um sein individuelles Gleichgewicht wieder zu finden. So kann man, wenn man will, diese Informationen auch als spirituelle »DNA« eines Menschen betrachten. Das Wissen darüber ist wichtig, da uns, wenn wir von ihm ausgehen, der Ursprung einer Krankheit klarer wird, und ob denn die jeweilige Herausforderung eine psychische, vibratorische, energetische oder spirituelle Ursache hat. Dann sehen wir, ob der Grund für ein spirituelles Ungleichgewicht psychischer Natur ist oder nicht bzw. ob ein psychisches Ungleichgewicht daran schuld ist, dass der Mensch die ihm eigene individuelle Form seiner spirituellen Essenz verlassen hat.

Ausgehend von dieser individuellen »DNA« können wir wissen, wie sich die psychologischen und spirituellen Ebenen überlagern, wie sie zusammenwirken und von welcher Dichte sie sind. Weiters bringen wir die Schwingungsqualität eines Menschen in Erfahrung und können erkennen, wie sich ein Problem körperlich auswirkt. Das Wissen um die Kompatibilität von Energie und Schwingung, das Erkennen davon, was im Menschen im Überfluss vorhanden ist und was im Mangel, was entladen werden soll, welche Blockaden zu lösen sind oder ob Abladungen vonnöten sind, hilft, um anschließend das Gleichgewicht eines Menschen in seinen Vorgängen des intuitiven Erfassens und Begreifens, seiner Fähigkeit zur Assimilation, Annahme, Verarbeitung, Transformation und Übertragung wieder herzustellen, die mit seiner Wahrnehmung zu tun haben. Vor allem erlaubt sie uns, herauszufinden, wie wir die ureigenste Natur des Menschen, seine Essenz, erkennen und auf kohärente Weise in ein neues Gleichgewicht bringen können, wenn seine Medialität dabei eine Rolle spielen kann.

Auf eine gewisse Weise sprechen wir hier darüber, den Menschen als Ganzes wahrzunehmen und ihn nicht nur auf physischer Ebene zu sehen. Weitere, subtilere Ebenen kommen dann mit ins Spiel und deshalb ist es auch notwendig, tief in das Licht des Verstehens eines Menschen einzutauchen, und das bedeutet, über unsere rationalen Grenzen hinauszugehen bzw. den Menschen in seiner Ganzheit an- und aufzunehmen.

Aus diesen Gründen sind meine Beratungen sowohl psychologischer als auch spiritueller Natur und es ist für mich unmöglich, diese beiden Strukturen zu trennen.

Wir können Menschen nicht darauf reduzieren, einfach nur ein Körper und eine Psyche zu sein und ihre spirituelle Seite einfach außer Acht lassen, auch umgekehrt ist das nicht möglich. Zu gleicher Zeit ist es wichtig, darauf zu achten, dass sich das eine Wissen nicht negativ auf das andere auswirkt, sondern dass sich beide gegenseitig unterstützen und auf natürliche Weise auf dasselbe Ziel hinarbeiten, anstatt miteinander in Konkurrenz zu treten. An diese Stelle ist es mir wichtig festzuhalten, dass ich niemals jemanden beeinflusst habe, meiner spirituellen Praxis zu folgen.

Wir können oft beobachten, dass Menschen eine rein spirituelle Vision und Praxis haben, wenn sie spirituelle Konsultationen in Anspruch nehmen. Alle Probleme werden dann auch dahingehend interpretiert. Das Gleiche gilt für nicht wenige Fachleute aus dem Bereich der psychischen Gesundheit, die ganz in der Wissenschaft verhaftet sind und vergessen, dass nicht alle Probleme psychologischer oder medikamentöser Natur sind.

Wir betrachten das, was uns unbekannt ist, gerne als etwas, das wir besser meiden sollten, um uns vor Konfrontationen zu schützen, denn es ist bequemer, in unserer Komfortzone zu leben, weil es immer schwer ist, an unsere Grenzen zu gehen. Wenn dies so bleibt, dann ändert sich nie etwas. Dann geben wir auf, uns den Grenzen des Unbekannten zu stellen und werden diese auch nicht überwinden.

Das wichtigste Element beim Überwinden unserer Scheu vor Grenzüberschreitung oder sagen wir die Kraft, die es uns ermöglichen kann, das, was auf der anderen Seite liegt, wahrzunehmen, ist eine Bewusstheitsveränderung. Und genau das ist es, was ich seit Beginn meiner Tätigkeit als Psychologin verfolgt habe. Ich habe mich nicht damit begnügt, das Unbekannte auf Basis des mir Bekannten verstehen zu wollen, ich warf mich mit Körper und Seele ganz »auf die andere Seite« der Dinge, immer im Glauben, dass der Mensch auf diese Weise in seiner individuellen Ganzheit und mit all seinen Fähigkeiten verstanden und ins Gleichgewicht gebracht werden kann.

Es gibt jedoch heute immer noch Kollegen und Kolleginnen vom Fach, die sich weiterhin damit abfinden, dass ihre KlientInnen innerhalb ihrer Grenzen und vorgefassten Glaubenssätzen bleiben und sich nicht darüber hinaus entwickeln, was wirklich schade ist!

Bevor ich nun genauer auf die Theorie des »integrierten Systems des primären Unbewussten« (IPSI) eingehe – aus der mein Arbeitsansatz als Psychologin hervorgeht –, will ich in aller Kürze von meinem spirituellen Weg berichten.

Alles begann damit, dass Buby, mein mittlerer Bruder, seinen medialen Weg in einem Umbandaterreiro[2] begann. Damals war ich ungefähr 15 oder 16 Jahre alt, und was er tat, war für mich absolut außergewöhnlich und zugleich völlig unbekannt. Das alles war mir unerklärbar und flößte mir große Angst ein.

Es war für mich so, als würde er sich in der Geisterwelt »verlieren« und das war wohl damals für mich die schlimmste. Meine größte Sorge war, dass er gegen die Prinzipien Gottes und die aller Heiligen, mit denen ich aufgewachsen war, handeln könnte, denn ich hatte ja gelernt, dass wir die Toten niemals rufen dürften, niemals! Und das war genau das, was er in diesem Terreiro tat!

Ich war mir damals sicher, dass er dafür strengstens bestraft werden würde! Und ich stellte mir vor, dass er keine Chance

2 Ein spirituelles Haus, in dem die Umbanda praktiziert wird.

mehr hätte, die Heiligen um Hilfe zu bitten und Gott selbst noch viel weniger, wenn ihm etwas Schlimmes zustoßen würde. Er würde niemals Vergebung erhalten und das Schrecklichste war, er würde niemals in Gottes Himmelreich Eingang finden. All dessen war ich mir absolut sicher und ich litt fürchterlich, weil er sich anscheinend nicht bewusst war, welches Risiko er durch sein Verhalten einging.

Meine Verzweiflung angesichts dieser Situation war so groß, dass ich der Heiligen Aparecida, der Schutzheiligen Brasiliens, einen Schwur leistete. Wenn mein Bruder von diesem »Leben«, das er führte, ablassen würde, würde ich zu Fuß nach Aparecida do Norte, wo die Basilika der Heiligen Mutter steht, gehen. Damals war ich mir allerdings nicht bewusst, dass das ungefähr 300 km gewesen wären – wie gut, dass er bei dem, was er tat, geblieben ist!

Heute danke ich meinem Bruder für seine Beharrlichkeit und dafür, dass er auch mich auf diesen Weg führte. Heute kann ich sagen, dass meine mediale Entwicklung nicht nur einen Teil meines Lebens ausmacht, sie ist zu meinem Leben geworden! Aber dabei sollte es auch nicht bleiben, die Geschichte ging noch weiter.

Als Buby damals seine mediale Entwicklung in diesem Terreiro, weit weg von unserem Zuhause, durchmachte, war ich ohne Zweifel sehr viel ruhiger, denn wie man so schön sagt, »aus den Augen, aus dem Sinn«.

Aber als dann mein Vater und Buby von dort zurückkamen und unserer Mutter und Nando, unserem ältesten Bruder, Einzelheiten davon erzählten, wie: »Buby hat sich gedreht und gedreht, wie einer vom Land!« und »in einem normalen Zustand würde er so etwas nie tun!« und Ähnliches mehr, dann wuchs, während ich sie reden hörte, meine Angst zu Furcht an und mündete schließlich in nacktem Terror!

Da das Haus, in dem wir wohnten, sehr klein war, musste ich im selben Zimmer mit meinen geliebten Brüdern schlafen. Buby und Nando, die von meiner Angst vor diesen »Dingen« wussten, begannen, sobald wir zusammen waren, immer gleich dieselben Geschichten zu erzählen: Buby und sein Weg mit den Geistern! Es waren schreckliche Geschichten, die sie über Gespenster und Geister erzählten, sobald wir uns bereit machten, schlafen zu gehen. Ob sie das wohl mit Absicht taten?

Also versuchte ich einzuschlafen, aber das war unmöglich, meine Angst war zu groß. Ich zog mir die Decke über den Kopf, aber auch das half nichts, ich hörte jedes Wort. So bestand die Lösung für mein Problem darin, mein Klappbett, das Räder hatte, zusammengeklappt ins Zimmer meiner Eltern zu schieben. Doch damit änderte sich nur der Raum, die Gesprächsthemen waren dort die gleichen!

Als ich dann davon erfuhr, dass Buby in Zukunft seine mediale Entwicklung in unserem Haus weiterverfolgen würde und nicht mehr in dem Terreiro, den er zuvor frequentiert hatte, war das für mich der Wahnsinn! Ein Schock! Ich wusste, dass sich von diesem Moment an alles verkomplizieren würde und das war mir völlig klar: Von nun an gab es kein Davonlaufen mehr, wir alle waren verloren und würden im Fegefeuer der Hölle schmoren! Das Schlimmste dabei war für mich, dass ich, auch wenn ich mit der Geschichte rein gar nichts zu tun hatte und im Grunde gar keine Ahnung davon hatte, was da eigentlich vor sich ging, dadurch ebenfalls zu einer Komplizin wurde und auf jeden Fall ebenfalls verdammt werden würde.

Praktisch von einer Woche auf die nächste begann Buby dann damit, seinen spirituellen Entwicklungsweg bei uns zu Hause weiterzuführen.

Einmal pro Woche kamen mein Vater, meine Mutter, Nando und Buby in einem kleinen Zimmer zusammen, um zu singen und zu klatschen. Wenn ich an einem solchen Tag von der Schule zurückkam, wartete ich vor dem Eintreten immer einen Moment lang, um zu sehen, ob irgendwelche seltsamen Geräusche aus dem Haus kamen.

Dann ging meine Phantasie oft mit mir durch, besonders wenn sie schwiegen oder wenn sie ganz plötzlich sehr euphorisch zu singen begannen. Wenn das Klatschen dann stärker und stärker wurde, dann wusste ich, dass ich im nächsten Moment schon einen Schrei hören würde, keinen Schrei der Verzweiflung und auch nicht einen des Schmerzes, sondern einen ganz ungewöhnlichen, und das vor allem deshalb, weil er in meiner Seele eine Resonanz zu haben schien!

Auf eine gewisse Weise wusste ich, dass dieser Schrei etwas Wichtiges verkündete, das genau in diesem Moment geschah, denn kurz darauf war wieder lauteres Klatschen und Singen zu hören und stampfende Füße auf den Holzdielen des Fußbodens, so als ob jemand einen Rhythmus vorgeben würde.

Heute weiß ich, dass dieser »Schrei« das »Ilá« von Pai Guaracy war, der dadurch seine Ankunft verkündete, und das Stampfen der Füße auf den Holzdielen waren die ersten seiner Tanzschritte.

Ich wartete also immer vor dem Haus, bis ich sicher war, dass alles vorbei war. Ich erinnere mich, dass ich sie, wenn ich sie nach dem Ritual alle wiedersah, genau musterte, weil ich sehen wollte, ob irgendetwas an ihnen anders war, ob es Zeichen gab an ihren Körpern, die die Geister hinterlassen hatten. Aber nichts von all dem war zu sehen. Nichts als reine Freude, Begeisterung und die üblichen Kommentare über das Ritual. Dann beruhigte es mich irgendwie, sie alle glücklich vorzufinden.

Eines Tages, während ich wieder einmal auf das Ende des Rituals, diesmal draußen im Hinterhof, wartete, hörte ich das Rascheln unseres Fliegenvorhangs aus Plastik, der sich öffnete. Vor mir stand Buby, aber ohne Hemd, mit einer Zigarre im Mund, einer Kette aus weißen Perlen um den Hals und einem seltsam fremden Ausdruck im Gesicht. Er sprach auf eigenartige Weise mit unserem Vater und die beiden sahen mich nicht gerade freundlich an.

Der erste Gedanke, der mir in den Sinn kam, war, Buby zu fragen, was ihm denn einfiel, eine Zigarre zu rauchen! Aber bevor ich überhaupt nur ein Wort sagen konnte, war er schon bei mir, kniete sich vor mich hin und berührte dabei kaum den Boden, nahm die »Kette« von seinem Hals und sagte zu mir: »Siehst du diese Firma[3]«? und zeigte mit dem Finger auf die Kette. »Wenn auch nur eine Perle fehlte, dann wäre sie nicht komplett, dann wäre sie nicht dieselbe.«

Mein Vater stand als stiller Zeuge des Geschehens neben ihm, während ich mich bemühte, zu verstehen, was hier vor sich ging. Nachdem er gesprochen hatte, erhob sich Buby und ging mit unserem Vater ins Haus zurück. Ich stand da und sah ihnen nach, wie sie hinter den Bändern des Vorhangs verschwanden, die alsbald aufhörten, sich zu bewegen.

Ich fühlte nichts, gar nichts, gerade nur einmal die Verwirrung, die von der anschließenden Stille in meinen Gedanken erzeugt wurde. Bald darauf verstand ich, dass es nicht Buby gewesen war, der zu mir gesprochen hatte, sondern jemand, den ich noch nie zuvor gesehen hatte. Konnte es sein, dass das, was ich gesehen und was zu mir gesprochen hatte, das war, was man üblicherweise einen Geist nennt, eine spirituelle Entität?

Ich erinnere mich, dass ich vor mir selbst weglaufen wollte, aber ich wusste nicht wie und ich wusste auch nicht wohin! Zugleich wollte ich aber auch mehr erfahren, wollte mehr von dieser Herausforderung oder besser gesagt dieser Verwirrung erleben. In mir wuchs der Wille, mehr über dieses Universum zu erfahren, vor dem ich mich so sehr gefürchtet hatte. Nach diesem Tag begann Buby, mich mit großer Weisheit immer mehr in die Rituale und in seine mediale Entwicklung einzubeziehen.

---

3 Rituelle Schutzkette.

Eines Tages bat er mich, ein Glas Wasser auf den »Peiji«, den Altar, zu stellen, der in Wirklichkeit unser Plattenspieler war. An einem anderen Tag bat er mich, die Streichhölzer zu holen und so weiter und so fort. Bis ich es eines Tages mit Hilfe der ganzen Familie schaffte, im Raum zu bleiben, ganz in der Nähe der Türe, damit ich im Fall des Falles gleich davonlaufen können würde. Und so kam es, dass ich zum ersten Mal einem Ritual der Umbanda beiwohnte.

»Die Umbanda ist ein uraltes Lied, das von der Liebe spricht. Eine christliche Liebe, voller Zärtlichkeit und voller Mitgefühl, so wie jenes im tibetischen Buddhismus. Eine bedingungslose Liebe, wie die, die wir in der Mutterschaft der Natur vorfinden. Und so wie jedes Lied kann sie, auf vielen unterschiedlichen Instrumenten gespielt, auf ganz unterschiedliche Weise vorgetragen und von vielen unterschiedlichen Lehrern arrangiert werden, ohne jedoch ihre ursprüngliche Bedeutung jemals zu verlieren. Es ist und bleibt dasselbe Lied.«

Das sind Worte, die ich viel später aus dem Mund von Luis Pellegrini über die Umbanda hören sollte.

Während eines dieser Rituale kam es dazu, dass Pai Guaracy, die Mentor-Entität von Buby, eine Handfläche auf meinen Kopf legte und etwas ganz Außerordentliches geschah. Plötzlich sah ich auf unerklärliche Weise, wie sich alle im Raum um mich zu drehen begannen, so als ob ich in der Mitte eines Karussells stehen würde, das eine unglaubliche Geschwindigkeit entwickelte! Und das in immer gleicher Reihenfolge: Pai Guaracy, mein Vater, meine Mutter, Nando, Pai Guaracy, mein Vater, meine Mutter, Nando, ich konnte gar nicht mehr mitzählen, wie oft sie an mir vorbeizogen. Meiner Wahrnehmung nach stand ich still, während sie sich immer und immer wieder im Kreis um mich drehten. Doch in Wahrheit war ich es, die sich drehte! ... bis ganz plötzlich die Mauer auf mich zukam und ich fiel. Logisch, dass auch ich es war, die auf die Mauer aufschlug.

Wenn alles bis zu diesem Zeitpunkt schon sehr verwirrend für mich gewesen war, stellt euch erst einmal vor, wie es ab dann war! Und noch etwas anderes war mit mir geschehen. Es schien, dass ich meinem Leben und mir selbst nähergekommen war. Ich fühlte mich ganz.

Ich hielt die Zügel meiner Freiheit in den Händen! Die einzige Frage, über die ich mir immer noch den Kopf zerbrach, war: Was sollte ich mit all dem anfangen? Es folgte eine neunmonatige »Schwangerschaft«, wenn ich es so nennen kann, bis auch Cabocla Indaiá ihr »Ilá«[4] gab. Was für ein magischer Moment diese erste Begegnung mit ihr war! Es war im Wald, am Rande eines Wasserfalls, neben Pai Guaracy. Der Moment hätte schöner nicht sein können!

Es vergingen mehrere Jahre und am 2. August 1973 wurde Templo Guaracy offiziell gegründet. Doch schon zuvor gaben Cabocla Indaiá und andere Entitäten öffentliche Konsultationen in den Giras.

In diesen Giras oder Ritualen zogen immer wieder Menschen meine Aufmerksamkeit auf sich, die sich aus unterschiedlichen Gründen in psychologischer oder psychiatrischer Behandlung befanden und die, sobald sie auch spirituell begleitet wurden, entweder durch energetische Bäder und Reinigungen, spirituelle Abladungen, Assentamentos und spezifische Rituale, eine Linderung ihrer Depressionen und Angstzustände erlebten, eine neue Lebensperspektive entwickelten und zu anderen Menschen wurden.

Und es schien, dass eine ausschließlich spirituelle Begleitung nicht in der Lage war, Antworten auf psychiatrische Fragen oder Fälle, die medikamentös begleitet wurden, zu finden. Außerdem

---

4 Der Ruf, mit dem spirituelle Entitäten ihre Ankunft begleiten.

schienen manche Fälle eine Begleitung auf psychologischer/ psychiatrischer und spiritueller Ebene zu verlangen.

Nachdem ich im Templo Guaracy an die zwanzig Jahre Erfahrung in der spirituellen Begleitung von Menschen gesammelt hatte – wobei ich sagen muss, dass im spirituellen Universum 20 Jahre sowohl eine Ewigkeit als auch nur einen Tropfen Wasser in einem Ozean ausmachen – wusste ich, dass ich immer noch viel zu lernen hatte, doch ich hatte auch Zutrauen in das, was ich bereits gelernt hatte.

Menschen mit Hilfe meiner Entitäten, mit Ritualen und Konsultationen zu begleiten, das war mir vertraut, Menschen auf psychologischer Ebene zu helfen, dafür hatte ich weder eine theoretische noch eine praktische Basis, diese wollte ich mir nun auf wissenschaftlicher Ebene erwerben. Obwohl ich bereits ein Studium absolviert hatte, musste ich, um das menschliche Wesen auch aus psychologischer Sicht verstehen zu können, auch noch Psychologie studieren, dies würde meine Konsultationen bestimmt ganz wesentlich bereichern.

In der zweiten Woche an der Fakultät für Psychologie erlebte ich eine Situation, die mich in meinem Entschluss, Psychologie studieren zu wollen, noch bestärken sollte. An diesem Tag besuchte eine Gruppe aus Frankreich eine öffentliche Gira von Templo Guaracy in São Paulo, Brasilien. An diesem Tag hatte ich keine aktive Funktion in dieser Gira inne, aber ich ging extra hin, um unsere französischen Gäste willkommen zu heißen.

Während einer solchen Gira betreten die Gäste den Gongá oder Conga. Das ist der Raum, in dem die Entitäten Beratungen geben und wo die Besucher spirituelle Segnungen empfangen. In der Gruppe war ein sehr erfahrener Psychoanalytiker aus Paris, der sehr großes Interesse daran zeigte, zu verstehen, was genau hier vor sich ging. Es war sein erster Besuch eines umbandistischen Rituals. Er kam auf mich zu und sagte: »Das alles hier«, und er bezog sich dabei auf die Inkorporationen[5], »ist eine kollektive Hysterie.« Ich sah ihn an und sagte ganz ruhig und sicher: »Das ist keine Hysterie.« Dann sprach ich weiter: »Ich glaube, dass Sie über die Unterschiede zwischen Hysterien, Inkorporationen, Schizophrenie, Besessenheiten, Kiumbas, Zombeteiros, Anfällen, Halluzinationen und Delirien, aufgrund spiritueller Ursachen, Vorahnungen und Visionen und die vielen anderen spirituellen Manifestationen, die mit psychologischen Manifestationen verwechselt werden, Bescheid wissen müssten. Nur wenn einem über all diese Dinge die notwendige Klarheit fehlt, kann man solche Kommentare abgeben wie: »Alles Hysterie!«

Ich weiß, dass das nicht die wohlerzogene Art war, einen Dialog zu beginnen, aber mein Verhalten hatte einen unerwarteten Effekt. Von diesem Moment an hörte dieser Mensch nicht mehr auf, mir Fragen über den Zusammenhang zwischen spirituellen Manifestationen und psychischen Problemen zu stellen. Ich erklärte ihm, dass ich ihm gerne von meinen Erfahrungen mit spirituellen Konsultationen berichten könnte, aber dass er, wenn er mit mir über Psychopathologien und Spiritualität sprechen möchte, noch weitere fünf Jahre warten müsste, damit ich auch darin über eine gewisse Autorität verfügte. Dass ich noch keine dahingehende Ausbildung abgeschlossen hatte, kümmerte ihn jedoch nicht weiter. Er bestand darauf, dass ich ihm erklärte, wie ein spirituelles Problem eine Person aus dem Gleichgewicht bringen könnte und vor allem, wie diese Dynamik wieder rückgängig gemacht werden könne. Ich wiederholte mich: »Wenn Sie die Geduld aufbringen können und noch fünf Jahre warten, damit ich mein Studium beenden kann, dann wird es mir eine Freude sein, über all diese Dinge mit ihnen zu sprechen.« In Wahrheit hätte ich auch schon so einige Überlegungen zu sei-

5 Inkorporationstrance.

nen Fragen zum Besten geben können, aber ich wollte nicht als »Naseweis« dastehen. Da mir noch die akademischen Grundlagen zum Thema fehlten, dachte ich, es wäre besser, Geduld zu haben und mich erst auszubilden. Er erklärte sich sofort damit einverstanden, fünf Jahre zu warten. Und so kam es dann auch.

Es waren fünf Jahre voller Erwartungen, voll Kampf und großer Anstrengung, die es mich kostete, mein Ziel zu erreichen und meinen Abschluss zu machen. Die finanziellen Schwierigkeiten, die die monatlichen Gebühren an der Fakultät hervorriefen, und die wenigen Bücher, die gebraucht zu bekommen waren, linderte ich mit dem Verkauf von T-Shirts und vielen Tassen Kaffee, die ich in den Pausen des Unterrichts konsumierte. Ich glaube, dass mir deshalb heute der Kaffee nicht mehr schmeckt!

Am Beginn meines Studiums lag meine größte Herausforderung jedoch darin, auf verständliche Weise zu erklären, worum es mir wirklich ging.

Ich wollte ja nur über meine spirituellen Erfahrungen sprechen, um einen Beitrag dazu zu leisten, dass wir das menschliche Wesen in seiner Ganzheit verstehen können. Die ProfessorInnen jedoch bezweifelten, dass ich nicht »besser als Freud« sein oder ihre wissenschaftlichen Konzepte der Psychologie »stören« wollte, wenn ich von meiner religiösen Praxis erzählte, was mich zutiefst verletzte. Und als ich später die zunehmende Sorge der Fakultät darüber zu spüren bekam, ob sie mir das Diplom in Psychologie geben sollten oder nicht, war das ein quälender Zustand.

Dazu war es gekommen, weil ich bei jeder Möglichkeit, die sich mir bot, daran festhielt, dass das menschliche Wesen nicht nur als ein singuläres Universum zu verstehen sei, sondern dass auch andere Strukturen über den Körper und den Verstand hinaus existieren. Psychologische Probleme werden ja nicht immer nur durch ein psychisches Trauma verursacht, sondern können durchaus auch von einem energetischen, vibratorischen, medialen oder spirituellen Ungleichgewicht herrühren. Genauso können sie auch in einer Strukturlosigkeit und einem Mangel an Übereinstimmung des Erfassens und Begreifens (captação), der Assimilation (assimilação), der Annahme (acomodação), der Verarbeitung (elaboração), der Transformation (transformação) und der Übertragung (transmissão) der psychischen und spirituellen Information ihren Ursprung haben.

Diese Unausgewogenheiten können die »Hintergrundschablone« für verschiedene Arten von Depression, von Problemen mit Angstzuständen und vielen anderen psychischen Erkrankungen sein. Ich versuchte zu erklären, dass ein emotionales oder spirituelles Ungleichgewicht auch von inneren Faktoren, der individuellen Konstitution des einzelnen Menschen, oder von äußeren Faktoren oder sogar von einer Kombination aus beiden verursacht und beeinflusst werden könnte.

Dabei hatte ich immer vor Augen, dass es wesentlich ist, alle konstituierenden Teile der singulären Struktur eines Menschen zu betrachten, denn irgendwo in ihr und in einem ihrer Teile findet sich immer die Ursache für sein Ungleichgewicht.

Wenn wir die »DNA« dieser Strukturen kennen, dann fällt es uns leichter, einen effektiven Beitrag zur Heilung eines Problems zu leisten, denn dann haben wir die notwendigen Informationen, mit denen wir das Problem an seiner Wurzel packen und lösen können.

Ich gebe ein Beispiel: Wenn die Ursache des Ungleichgewichts eines Menschen nicht in seiner Psyche beheimatet ist, dann wird es uns nicht weiterbringen, seine Psyche als Ausgangsort seines Problems zu behandeln. Abgesehen davon, dass wir damit zu keinem wirklich zufriedenstellenden Ergebnis kommen würden, würde das Symptom, oder auch »die Sprache« (der Ausdruck, Anm. d. Ü.), seines Ungleichgewichts an Intensität zunehmen, also zu einem wirklichen Hilfeschrei anwachsen.

Wenn wir uns (als TherapeutInnen) dort einmischen, wo wir nicht gefragt sind, werden wir nur unnötige Leiden verursachen. Ein Beispiel dafür wäre, wenn wir bei energetischen oder spirituellen Problemen Medikamente einsetzen würden, ohne dass jedoch eine Notwendigkeit dafür besteht. Das Gleiche gilt auch für psychische Probleme, bei deren Behandlung es nicht hilft, auf spiritueller Ebene nach Lösungsansätzen zu suchen; das kann unter Umständen zwar helfen, wird jedoch zu keiner nachhaltigen Lösung führen.

Unabhängig von ihrer Entstehungsursache, sei diese nun psychisch oder spirituell, werden der Körper und/oder der Geist in irgendeine Form immer eine Krankheit, in Form eines Symptoms, für ein Ungleichgewicht im Menschen finden.

Es ist klar, dass wir an der Entstehungsursache des Ungleichgewichts arbeiten müssen, aber zugleich dürfen wir auch nicht vergessen, das zu beleuchten, was durch das Ungleichgewicht verstärkt wird, d. h. die sekundäre Ursache[6] des Ungleichgewichts.

Wenn die Entstehungsursache spiritueller Natur ist, wird auch das psychische Bewusstsein, das mit dem Problem in Zusammenhang steht, davon berührt werden, was wiederum zu verschiedenen emotionalen Störungen führen kann, die mit der Ebene und den dichten Dimensionen, die vom spirituellen Ungleichgewicht berührt und hervorgerufen wurden, zu tun haben.

Ist die Entstehungsursache des Ungleichgewichts psychischer Natur, dann wird es helfen, die Verdichtungen, die auf spiritueller Ebene durch das Ungleichgewicht hervorgerufen worden sind, zu verringern, um den notwendigen Raum dafür herzustellen, dass sich der Mensch emotional wieder stabilisieren kann.

---

6 Der Sekundärgewinn (Anm. d. Ü.).

In dem Ausmaß, in dem wir die Ursache behandeln können, wird auch die durch sie entstandene sekundäre Verdichtung abnehmen.

Wir wissen um die psychologischen, energetischen, vibratorischen, medialen und spirituellen Interferenzen im Universum des Menschen Bescheid. Wir dürfen nicht vergessen, dass diese Strukturen auch miteinander interagieren, sich überlagern und sich untereinander harmonisieren, oder eben auch nicht.

Wenn ich auf meinen Weg zurückblicke, dann erinnere ich mich an die Zeiten als Studentin an der Fakultät. Bei den Examen habe ich alle Fragen zur Analyse klinischer Fälle immer zuallererst mit dem Wissen beantwortet, das ich bei den Vorlesungen gelernt hatte, das war meine Strategie, um bei den Noten nicht »schlecht abzuschneiden«.

Einmal beantwortete ich alle Fragen genauso, wie es von den ProfessorInnen erwartet wurde, dann zog ich einen Strich quer über die Seite, um die »offiziellen« Antworten von meinen, als »tollkühn« angesehenen, eigenen Gedanken abzugrenzen. Damit wollte ich keine Polemik auslösen und auch keine Verwirrung stiften, ich wollte wirklich nur ein bisschen Raum, um mich auszudrücken.

Meine Ansicht war, dass ich nicht nur studierte, um mich selbst fortzubilden, sondern auch, um mein Wissen mit den ProfessorInnen und KommilitonInnen darüber zu teilen, dass es noch eine Seite des Menschen gab, die verstanden und vor allem beachtet werden musste.

Meistens waren es klinischen Fälle, bei denen ich Überlegungen anstellte, die ich »zweite Lesart« nannte, oder besser, bei denen ich über das »normale« Lesen menschlichen Verhaltens hinaus ging, um das Eigentliche wahrzunehmen, das sich zwischen den Zeilen verborgen hielt.

War es möglich, dass es ein Übermaß des Elements Feuer

in ihr war, das dazu führte, dass eine Patientin eine impulsive Entscheidung traf? ... und ihre Unzufriedenheit mit ihrer Lebenswelt, wäre es nicht wichtig, das Element Erde in ihr in ein Gleichgewicht zu bringen, damit sie nicht so kritisch mit sich selbst und anderen sein müsste? ... und das Wasserelement? ... welche der vier Qualitäten des Wassers dominieren ihre Emotionen, ihre Bewusstheit und ihre Annahmefähigkeit? ... wie steht es um ihr Gleichgewicht im Element Luft im Bezug auf die Wahrnehmung ihrer eigenen inneren Freiheit? Kann es sein, dass sie keine Gefühle ausstrahlen würde, die es gar nicht wert sind, wenn sich diese Elemente in ihr im Lot befänden?

Nachdem ich jedes Element bzw. die Elemente, die sich bei den einzelnen Fällen eventuell im Gleichgewicht oder Ungleichgewicht befinden könnten, einzeln anführte, beschrieb ich auch die psychologischen und spirituellen Behandlungsmöglichkeiten, um ein energetisches Ungleichgewicht auszugleichen, und erklärte auch noch, warum es für die eine Person angezeigt war, eine bestimmte Heilpflanze zu benutzen oder ein spirituelles Bad zu nehmen und es für andere jedoch angezeigt war, ein Assentamento de Eledá, um ihr »Ich-Zentrum« zu stärken, oder ein »Banho de 7 ondas« zu machen, um sich besser von der Vergangenheit lösen zu können, ganz zu schweigen von dem Hinweis auf ein Bad im Licht der Wässer eines Wasserfalls, um die Seele des betroffenen Menschen zu beruhigen.

Wenn mir die ProfessorInnen dann die Prüfungsarbeit mit all meinen Ausführungen zurückgaben, war es immer dasselbe. Die Antworten, die ich auf akademische Art gegeben hatte, waren mit einem »R« für »richtig« versehen. Und über die Ausführungen meiner anderen Ansichten schrieben sie ein Fragezeichen und darüber hinaus war es ihnen sehr wichtig, ein großes »X«, als Zeichen für einen schweren Fehler zu malen, so, als ob sie sagen wollten: Das ergibt doch alles keinen Sinn!

Am lustigsten aber war, als derselbe Professor, der mir ein

 Fragezeichen und ein »X« für falsch über die Arbeit geschrieben hatte, zu mir kam und mich unter vier Augen sprechen wollte. Er wollte wissen, ob das Ritual, das ich beschrieben hatte, ganz spezifisch nur für diesen einen klinischen Fall angezeigt war, oder ob seine Tochter oder er selbst es auch machen könnten.

Und so scharten sich immer mehr ProfessorInnen und Menschen in den Pausen zwischen den Vorlesungen um mich, weil sie um Hilfe baten, weil sie, wie sie es ausdrückten, nicht mehr wussten, was sie in bestimmten Situationen tun sollten und das, was ich sagte, ihnen vernünftig und kohärent erschien.

Dabei schämten sie sich, mich diese Dinge offen zu fragen, weil man sie dafür doch auch schief ansehen könnte, immerhin gab es mir gegenüber an der Fakultät gewisse Vorurteile, da ich eine Studentin war, die ein bisschen anders als die anderen war. Was für mich dabei zählte, war jedoch immer, den Menschen zu helfen, denn das war ja schon längst Teil meines täglichen Lebens geworden.

Ich fühlte mich glücklich, wenn ich mit jemandem über das sprechen konnte, an das ich glaubte, und strahlte, wenn ich von den Ergebnissen meiner »Beratungen« erfuhr! Es war mir wichtig zu zeigen, dass wir weit über unser logisches Verstehen hinaus gehen können und dass das nicht bedeutet, uns in einer Art »Rätselraten« zu verlieren oder in den Phantasien einer nach Kompensation trachtenden Vorstellungskraft.

Ich fühlte mich in dem, was ich sagte, sicher, da es seine theoretische und praktische Basis in den Fundamenten von Templo Guaracy hatte, mit seiner Philosophie, Kosmogonie und vor allem seinem profunden Wissen über das spirituelle Gleichgewicht und seine Neugewichtung im Menschen, durch die Hilfe der Elemente und der Elementarkräfte (Orixás).

Das Verständnis dieser und vieler anderer Aspekte der Arbeit im Templo Guaracy bietet mir damals bis heute wichtige Werkzeuge, um zu dem Licht des Wissens, nicht nur über den Menschen, sondern auch über das Leben an sich, zu gelangen.

Mit der Zeit begannen sich mehr und mehr Menschen dafür zu interessieren, was ich zu sagen hatte.

Egal wo ich gerade war, im Hof, im Speisesaal, am Klo, im Stiegenhaus oder in der Warteschlange vor dem Kopiergerät, immer war ich umringt von Studierenden und Lehrenden, die wissen wollten, wie ein Ritual, ein spirituelles Bad oder auch die Inkorporation von Entitäten einem Menschen zu einer Veränderung verhelfen konnten.

Andere, die frecher waren, fragen mich, wie sie einen Freund, eine Freundin finden, die Geliebte ihres Ehemannes »umbringen« oder in der Lotterie gewinnen könnten und vieles mehr.

Es waren diese Gespräche unter Freunden, die mir damals halfen, meine Gedanken auf der Suche danach, wie wir die verschiedenen Ebenen des Menschen miteinander in Beziehung setzen können, zu vertiefen: den Geist, den physischen Körper und das spirituelle Universum des Menschen.

Dabei entstand allmählich die Theorie des **»integrierten Systems des primären Unbewussten« (IPSI) oder des spirituellen Unbewussten.**

Damals konnte ich mir freilich nicht vorstellen, dass all meine Schwierigkeiten, die ich zu jener Zeit durchlebte, Lehrjahre in Entschlossenheit, Durchhaltevermögen und Liebe darstellten, die nun in dieses Buch einfließen. Meine damaligen Erfahrungen wurden zu wichtigen Zutaten für die Präzisierung dessen, an das ich schon immer geglaubt hatte.

Später werde ich genauer auf das System an und für sich eingehen, aber um ein besseres Bild geben zu können, um was es sich bei IPSI in der Praxis handelt, werde ich jetzt einen klinischen Fall, den ich begleitete, beschreiben.

M. A. war eine 62-jährige Frau, die mich aufsuchte, weil sie, obwohl sie seit über zehn Jahren darauf spezialisiert war, PalliativpatientInnen zu begleiten, die langen Qualen ihrer eigenen Schwester während ihres Sterbeprozesses nicht mehr ertragen konnte. So präsentierte sie sich mir bei unserer ersten Begegnung. Doch mit der Zeit veränderte sich, was sie mit mir teilte. Sie begann zu erzählen, dass sie ihre PatientInnen nicht lediglich palliativ betreute, sondern dass sie sich dabei ihres Sterbeprozesses annahm. Ihr berufliches Leben hatte sich dahingehend verändert, dass sie sich ganz speziell um jene kümmerte, die in ihren allerletzten Atemzügen lagen, und sie sah ihre Funktion darin, ihren Patienten »die Hand zu reichen«, um gut über die Schwelle der physischen auf die spirituelle Ebene zu gehen.

Dabei sprach sie über ihre Begleitung von Sterbenden mit der selbstsicheren Ruhe, die nur jemand hat, der an diese Art von Arbeit gewohnt ist und weiß, wie man sie ausübt.

Aufgrund der Qualität und der Art, wie sie sich ihrer Arbeit widmete, war sie jemand, der in der Sterbebegleitung sehr gefragt war. Ihre Struktur als Therapeutin war sehr stabil, bis eben eines Tages ihre ältere Schwester mit der Diagnose Alzheimer konfrontiert wurde. Anfänglich gelang es ihr noch, ihre Schwester fast täglich zu begleiten. Aber mit der Zeit verschlimmerte sich die Krankheit immer mehr und die Kommunikation zwischen den beiden Schwestern kam praktisch zum Stillstand. Dann trat der Augenblick ein, an dem M. A. es nicht mehr ertragen konnte, ihre Schwester so zu sehen. Es schien ihr furchteinflößend, wie sie im Rollstuhl saß, ohne noch irgendjemanden zu erkennen, während ihr Kopf mit vorgebeugtem Oberkörper zur Seite hing und mit einem traurigen Blick ins Nichts sah. M. A. konnte sich einfach mit all dem nicht abfinden. Unter Tränen und mit flüsternder Stimme sagte sie: »Sie war immer so aktiv, so fröhlich, voller Träume, ein wahrhaftiges Beispiel an Lebendigkeit ... und heute ...« Sie konnte nicht aufhören, den Zustand ihrer Schwester mit jenem vor der Krankheit zu vergleichen.

Das kommt oft vor, dass wir, wenn wir es mit einem Kranken zu tun haben, den kranken Menschen immer mit dem gesunden vergleichen, der er einmal war. Aber das ist ein großer Fehler.

Die Seelenqualen meiner Klientin wurden so groß, dass sie, um sich leichter zu fühlen, darüber nachzudenken begann, ob es nicht die beste Lösung wäre, ihre Schwester einfach gar nicht mehr zu sehen. »Aber kaum hatte ich über diese Möglichkeit nachgedacht, kam schon der nächste Gedanke, der diese Gefühle im Keim erstickte: Ich kann meine Schwester doch nicht im Stich lassen«, sprach sie laut vor sich hin.

Es verging einige Zeit und M. A. besuchte ihre Schwester nicht mehr mit derselben Häufigkeit, wie sie es anfangs getan hatte. Sie dachte, dass sie auf diese Weise den Tod der Schwester hinauszögern konnte, da es doch ihre »Mission« war, der Schwester beim »letzten Atemzug« beizustehen, und wenn sie nicht da wäre, dann wäre das ihre Art, die Zeit anzuhalten und den Sterbezeitpunkt der Schwester hinauszuzögern.

Auf der psychologischen Ebene arbeitete ich mit ihr an ihrer vermeintlichen magischen Allmacht darüber, den Tod und das Leben kontrollieren zu können; an der Idee, ihre Präsenz sei ein Synonym eines gewiss eintretenden Todes und den fortwährenden Vergleichen mit anderen Menschen; dem Gefühl des Verlassenwerdens, dem Verlust an und für sich und dem Mitgefühl.

Der erste Schritt für M. A. war, die Realität ihrer Schwester in diesem Moment ihres Lebens anzunehmen und keine Vergleiche mehr mit der Zeit anzustellen, als diese noch gesund war.

Die Realität der Schwester anzunehmen bedeutete, sich das Recht zu geben, in eine wirkliche Beziehung zu ihr einzutreten und sich ohne Schuldgefühle von dem Wunsch zu verabschieden, die Vergangenheit als Lösung für die jetzige Situation heranzuziehen.

Indem sie aufhörte zu vergleichen, wurde es für M. A. wieder leichter, sich täglich um die Schwester zu kümmern. Jede neue Begegnung mit ihr verhalf ihr zu einer größeren Akzeptanz der Situation; gleichgültige Ausdruckslosigkeit und fehlende Interaktion der Schwester erfuhren wieder mehr Verständnis und mit jedem ihrer leidvollen Seufzer wuchs ein neues Mitgefühl!

Um den Fall von M. A. aus der Perspektive von IPSI besser verstehen zu können, möchte ich an dieser Stelle ein paar Anmerkungen machen, die mir wichtig erscheinen. In einer traditionellen Analyse wird der Moment, in dem der Klient »den Knoten löst« und seine Angstzustände abnehmen, häufig schon als positives Ergebnis gewertet und in vielen Fällen endet seine Behandlung auch schon hier.

Dieser Umstand hat mich immer schon beunruhigt, denn der Mensch beschränkt sich nicht auf das, was wir physisch von ihm sehen oder psychologisch von ihm verstehen, und noch viel weniger dürfen wir ihn nicht auf die Größe und Fähigkeiten seiner Betrachter reduzieren. Da gibt es noch andere Strukturen, Ebenen und Dimensionen, die, wie ich bereits erwähnt habe, Teil des menschlichen Universums sind und die wir ebenso behandeln müssen.

Jede Freude, Traurigkeit, Angst, Beklemmung, Depression, Furcht, Begeisterung, um nur einige unserer vielen Emotionen aufzuzählen, sind von vibratorischen, energetischen und spirituellen Bewegungen begleitet, die sie umhüllen und die in ihnen ihre Entsprechung finden.

Auch wenn sich die psychologische Ursache eines emotionalen Problems auflöst, besteht diese Umhüllung weiter und durchdringt den »leeren Raum«, der zuvor von dem Problem eingenommen wurde.

Diese energetischen Rückstände (energetischer Müll) finden auf der psychologischen Ebene keine Abladung oder Entsorgung. Wenn wir dies in unserer Arbeit nicht berücksichtigen und behandeln, dann wird das Problem auf den vibratorischen, energetischen und spirituellen Ebenen weiter bestehen, d. h. es wird nicht zur Gänze bewältigt werden können.

Abhängig von der Entstehungsursache eines Problems werden diese Rückstände dieselben spezifische Eigenschaften und Neigungen haben wie die Struktur, der sie ursprünglich entstammen. Unabhängig von der Dichte dieser Ablagerungen werden das Symptom oder die Symptome immer den Eigenschaften der Ursprungsquelle des Problems entsprechen. Wenn also der leere Raum, den wir erwähnt haben, später mit etwas Angenehmen aufgefüllt wird, dann werden die verbleibenden Ablagerungen dieses Vergnügen stören und somit erreichen, dass der Mensch keine vollkommen erfreuliche Erfahrung hat.

Ein Beispiel dafür ist ein Mensch, der, wenn man ihn fragt, wie es ihm geht, antwortet, dass alles sehr gut sei, in uns aber trotzdem das Gefühl hinterlässt, dass irgendetwas an diesem »sehr gut« nicht ganz stimmig ist, dass irgendetwas an seiner Zufriedenheit, seiner Freude oder an seinem Glück fehlt. In Brasilien sagen wir, dass wir Bonbons aus Papier lutschen würden.

Ein Mensch in dieser Situation weiß nicht genau, woran es liegt oder was er machen kann, um dem Schlamassel zu entkommen, in dem er steckt. Er merkt gerade nur, dass das Strahlen, die Freude, die Harmonie und Zufriedenheit, die dieses »alles gut« begleiten, eine Herausforderung darstellen und dass es keine Übereinstimmung zwischen dem gibt, was er denkt, fühlt und zum Ausdruck bringt. Er denkt und fühlt das eine, kommuniziert aber etwas ganz anders, d. h. es kommt zu einer Abweichung zwischen seinen Gedanken, seinen Gefühlen und seinem Ausdruck. Der Mensch ist mit sich selbst nicht im Reinen.

Wenn es hingegen gelingt, dass Geist, Körper und die spirituelle Ebene eines Menschen in ihrer ganz natürlichen Kompatibilität untereinander stimmig ausgerichtet, d. h. »wahrhaftig« sind und ein Ganzes, ohne jeglichen Müll und Rückstände, darstellen, dann wird der Mensch in seiner Sendungsfähigkeit, ob bewusst oder unbewusst, Stimmigkeit in seinen Prozessen des intuitiven Erfassens und Begreifens, der Assimilation, Annahme, Verarbeitung, Transformation und Übertragung zum Ausdruck bringen. Wenn diese Kohärenz vorliegt, dann erleben wir ein Gefühl der Vollkommenheit.

Zurück zum Fall von M. A. Als sie das erste Mal mein Beratungszimmer betrat, trug sie eine schwarze Hose, eine dunkelbraune Wolljacke unter einer schwarzen Lederjacke und schwarze Wollstrümpfe, die über hohe, ebenfalls schwarze Stiefel gestülpt waren. Ihr trauriger und leidvoller Blick schien mir ein einziger Schrei nach Freiheit.

Dabei war es gar nicht so kalt, dass man sich dermaßen übertrieben einhüllen hätte müssen. Aber es war nicht das allein, was mir an ihr auffiel. Es war offensichtlich, dass die Kleidung, die sie trug, nicht dazu diente, ihren eigentlichen, physischen Körper zu bedecken, es war das Bild, das sie anscheinend von ihrem Köper hatte, das sie vor lauter Überresten aus psychologischem, energetischem und spirituellem Müll schrecklich schwächte und leiden ließ, das sie verdecken wollte.

Wenn so etwas in einem Menschen nicht entsprechend behandelt wird, dann besteht die Tendenz, dass sich das Imaginäre in ihm als Reales manifestiert und wenn das geschieht, dann verliert der Mensch seinen Bezug zur eigenen Existenz.

Wie viele Dinge erschaffen wir aufgrund einer kranken Vorstellungskraft, ohne uns darüber bewusst zu sein? Normalerweise gelingt es uns kaum, zwischen einer gesunden und einer krankhaften Einbildung zu unterscheiden.

Unsere gesunde Fähigkeit zur Imagination ist wie ein Balsam, der unsere Gedanken umhüllt und der Teil der notwendigen Illusionen ist, die unser Leben ausmachen und die wir aktiv mitgestalten, während eine krankhafte Einbildung jene ist, die sich wiederholt und die uns dazu bringt, uns in unseren Möglichkeiten einzuschränken. Von Natur her wirkt sie evasiv und kompensatorisch. Das heißt, dass wir, wenn wir von einer krankhaften Einbildung umhüllt werden, passiv werden und uns aus der Realität flüchten wollen, was dazu führt, dass es noch schwieriger wird, zu unserem »eigentlichen Wesen« zurückzugelangen.

All dies geschieht unwillkürlich und in den meisten Fällen nehmen wir nicht wahr, wie dieses Geschehen begann und wo es seinen Ursprung fand. Deshalb ist es auch so wichtig, dass wir unser Wissen über die möglichen Ursachen vertiefen und uns nicht nur von Symptomen blenden und vereinnahmen lassen.

Es war offensichtlich, dass sich die echte M. A. irgendwo unter diesen Kleidern versteckt hielt. Wie viele Abladungen, wie viel negativen Müll hatte sie von ihren PatientInnen absorbiert?

Wenn wir mit jemandem auf der »horizontalen« Ebene interagieren, dann geschieht diese Interaktion über das Äußere, die Aufmerksamkeit, die Kommunikation, das Interesse, die Wut, die Bewunderung, den Körperkontakt und alles andere, was wir mit diesem Menschen teilen und empfinden. Wenn wir aber mit jemandem auf der »vertikalen« Ebene interagieren, dann sprechen wir von der »zweiten Art des Lesens« eines Menschen, d. h. wir beziehen uns auf seine energetische, vibratorische, mediale und spirituelle Ebene, ganz ungeachtet der spirituellen Tradition dieses Menschen.

Um diese Strukturen oder Dimensionen »lesen« und mit ihnen in Dialog treten zu können, ist es notwendig, den ganzen Menschen wahrzunehmen und ihn nicht nur oberflächlich zu sehen, sondern auch das ganz genau zu lesen und zu verstehen, was nicht verbal ausgedrückt wird, ohne alle vorgefassten Annahmen und Projektionen, mit denen wir uns identifizieren.

Im speziellen Fall von M. A. beeinflussten die energetischen und spirituellen Abladungen ihrer PatientInnen ihr Leben auf negative Weise. Energetische und/oder spirituelle Abladungen werden auf der vertikalen Ebene absorbiert und auch dort weitergegeben. Wenn wir von der Dichte der Farben ihrer Kleidung ausgehend meinten, dass diese einen depressiven Zustand repräsentiert oder dass sie mit ihrer Absicht, sich zu verstecken, ihr Bedürfnis nach Nähe kompensiert, dann wäre das in diesem Fall eine rein psychologische Interpretation.

Darüber hinaus können wir aber den Wunsch, sich auf diese Weise zu kleiden, auch als Form einer spirituellen oder energetischen Abladung ihrer PatientInnen oder auch von ihr selbst verstehen, die sich in ihrem elektromagnetischem Feld Raum genommen hat. Die Kleidung repräsentiert das, was krank ist. Wenn wir das so verstehen, dann wird es unerlässlich, dass wir in den spirituellen und energetischen Strukturen der Patientin danach suchen, wie sie wieder in ihr Gleichgewicht gelangen kann. M. A. zeigte sich also so, als ob sie krank wäre, das ist etwas ganz anderes, als tatsächlich krank zu sein.

Das Bild, das sie von ihrem Kranksein hatte, war so in ihren Strukturen integriert, dass sie es schon gar nicht mehr wahrnahm, sie konnte also zwischen dem, was zu ihr gehörte und dem, was von außen auf sie zukam bzw. dem, was sie sich unbewusst zugezogen hatte, nicht mehr unterscheiden.

Sogar obwohl sie sich all dessen nicht bewusst war, brachte sie die Krankheit auf ihrer Schwingungsebene zum Ausdruck. Aus medialer Sicht waren ihre Mechanismen der Annahme, der Transformation und der Übertragung in Mitleidenschaft gezogen. Auf spiritueller und energetischer Ebene litt sie an einer Krankheit, die nicht die ihre war.

Wenn wir die energetische Dichte oder Abladung eines Menschen absorbieren, geschieht das auf einer subtilen und nicht fassbaren Ebene, üblicherweise, wenn wir geschwächt oder verletzlich sind. Zu dieser Fragilität kommt es, wenn wir nicht in unserem »Ich-Zentrum« sind, d. h. wenn wir etwas anderes leben als das, was unser eigenes ist, und somit den Bezug zu uns selbst verlieren.

Dann ist es wichtig zu wissen, ob diese Verschiebung aus dem »Ich-Zentrum« aus der inneren Verfassung des eigenen Systems des Menschen kommt, sei es durch Überfluss oder Mangel in einem der vier Elemente, oder ob es eine Konsequenz von etwas ist, das von außen auf den Menschen zugekommen ist, wie z. B. eine Abladung von jemandem anderen, die sich als energetischer Überrest Raum suchte. In unserem subtilen Universum ergeben sich daraus unterschiedliche Notwendigkeiten.

Wie das alles in jedem individuellen Fall vor sich geht, ist bei jedem Menschen anders. Manche sind anfälliger dafür, Dinge zu absorbieren, als andere, weil sie so ihre eigenen Mängel ausgleichen, andere hingegen laden das, über das sie im Überfluss verfügen, gerne wieder anderen auf, in ihrem Versuch, sich das eigene Vergnügen am ihnen Wesentlichen auf diese Weise zu sichern.

Im Fall von M. A. war das Erste, was zu tun war, sie von den Kleidern der anderen zu befreien, damit sie sich selbst wieder begegnen konnte, und sie von dem zu reinigen, was ihr eigenes energetisches, vibratorisches und spirituelles Universum verhüllte. Es bedurfte einiger energetischer und spiritueller Bäder, die wir machten, um ihre Kanäle oder Verbindungen zwischen ihren physischen, psychischen, spirituellen Körpern wieder zu öffnen, das war das Wesentlichste.

Die Geburtsquelle unseres Lichts befindet sich für uns alle in der Natur, sie ist ein Ort, der uns nährt, der unsere Mängel als auch unseren Überfluss ausgleicht und uns mit seiner Weisheit empfängt und annimmt.

Für M. A. war dieser »Ort« das reine Quellwasser. Schon nach den ersten Reinigungsbädern konnte ich einige Veränderungen in ihrem subtilen Universum wahrnehmen. Ich erinnere mich an den Moment, nach einem kleinen Wasserritual, als sie zu mir sagte: »Ich fühle mich zu Hause.« In Wahrheit sprach sie von ihrer Rückkehr zu sich selbst und der Freude, sich wieder in ihrem »Ich-Zentrum« zu befinden. Ihre Fragilität machte einer neuen Entschlossenheit Platz.

Natürlich begann M. A. nun auch ihre PatientInnen aus einer neuen Perspektive zu sehen und vor allem auch die Krankheit ihrer Schwester. Es gelang ihr, mit ihrer Schwester und auch mit den anderen Menschen in Übereinstimmung zu gehen, ohne ihre eigene Mitte zu verlassen, oder besser gesagt, sie hörte auf, sich in den Krankheiten von anderen zu kleiden.

Die fröhlicheren und stimmigeren Farben, mit denen sie sich nun kleidete, ließen offensichtlich werden, dass sie damit sich selbst zum Ausdruck brachte und aufhörte, Protagonistin in den Geschichten von anderen Menschen zu sein.

Das war ein guter Anfang. Allerdings nahm ich wahr, dass es für ihren Weg in die Freiheit immer noch etwas zu bereinigen gab. Da gab es noch ein paar Dinge um ihr subtiles Universum herum, die sich in ihr Leben einmischten. Ich war nicht ganz davon überzeugt, dass schon alles sein gutes Gleichgewicht und seinen Platz gefunden hatte. Da sie so viel darüber sprach, wie sehr sich ihr Leben geändert hatte und dass sie sich sehr gut fühlte, bat ich sie, zu einer nächsten Sitzung ein selbsthergestelltes Kunstwerk mitzubringen, das diese Veränderung repräsentierte.

M. A. kam mit einem sehr schön ausgestalteten Mobile mit unglaublich feinen Details, auf einer Seite voller bunter Hängeelemente, auf der anderen Seite hingegen ganz leer. Sie beschrieb alle Elemente, die am Mobile hingen, im Detail und auch was diese für sie darstellten. Ihre Augen leuchteten, sie strahlte. Von dem Mobile zu sprechen, bedeutete, über sich selbst zu sprechen. Als sie die Bedeutung aller Dinge erklärt und beschrieben hatte, zeigte ich auf eine Stelle des Mobiles und fragte: »Warum ist dieser Platz leer geblieben?« Sie ging mit ihrer Aufmerksamkeit in den leeren Raum, auf den ich gezeigt hatte, und verlor sich in der Welt ihrer Vorstellungen. Einige Minuten lang schwieg sie und blickte ins Leere.

Es dauerte nicht lange und ihr Gesicht war mit Tränen bedeckt. Sie antwortete mir mit fast flüsternder Stimme: »Ich bin traurig, wenn ich diese Leere sehe, ich wollte einige Dinge hierher hängen, doch ich fand nichts, was diesen Platz ausfüllen konnte.« In Wahrheit waren diese Stellen des Mobiles nicht leer, wir konnten sie nur nicht sehen. Konkret waren sie von den vielen PatientInnen besetzt, die bereits gestorben waren und um die sich M. A. unbewussterweise weiterhin kümmerte.

Auf der psychologischen Ebene war es ihr klar, dass sie bereits gegangen waren, aber auf der spirituellen Ebene blieben die Geister dieser Menschen in irgendeiner Weise mit ihr durch ihr elektromagnetisches Feld verbunden und nährten sich von der Erinnerung an ihre Güte und ihr Mitgefühl, mit dem sie sie, während sie noch am Leben waren, begleitet hatte.

Die Tendenz von M. A. war, Energie zu verlieren, sich körperlich schwach zu fühlen, in ein energetisches und emotionales Ungleichgewicht zu gehen und ihre Identität zu verlieren, ganz zu schweigen vom Entstehen körperlicher Krankheit als Resultat dieses Auflösungsprozesses. So etwas kann bis hin zu einem mangelnden Bewusstsein darüber führen, dass man am Leben ist.

Die psychologischen Überlegungen in Hinblick auf ihre Verluste verhalfen M. A. ohne Zweifel dazu, in ihren Beratungen eine neue Perspektive zu entwickeln, es war jedoch wichtig, diesen »leeren« Raum wegen seiner Wirkung auf ihre energetischen, vibratorischen und spirituellen Felder zu reinigen. Diese Reinigung war für die Heilung ihrer Verlustangst genauso wichtig wie der psychologische Beistand, den ich ihr gab.

M. A. kam häufig zu unseren Sitzungen und erzählte, dass sie an diesem Tag eine Melancholie verspürte, die von einer seltsamen Sehnsucht nach jemandem und niemandem zugleich durchdrungen war. Auf eine gewisse Art wusste sie, dass sie nicht allein war und dass sie auf irgendeine Art unter einer Interferenz litt.

Um sich von diesen spirituellen Überresten zu reinigen, machte M. A. ein Ritual für die »Eguns«, das sind körperlosen Geister, mit der Absicht, ihnen zu helfen, sich von ihrem alten physischen Leben zu trennen und sich auf der Ebene des Lichts neu zu dimensionieren. Durch dieses Ritual befreite M. A. zugleich sich selbst.

Ich schlug vor, dass M. A. dazu in eine katholische Kirche ging (da alle ihre PatientInnen katholisch waren) und sieben weiße Kerzen anzündete, damit die bereits gesegneten Seelen, die Geister, die noch in ihrem Universum verhaftet waren, auf ihren Weg leiteten.

Einige Sitzungen später bat ich M. A., das Mobile noch einmal mitzubringen. Sie hatte die leeren Stellen mit einem roten Herz aus Federn und noch weiteren bunten Federn ausgeschmückt. Laut ihr repräsentierte das Herz ihre Liebe für alle, die bereits gegangen waren, und die Federn die Leichtigkeit, mit der sich ihr Leben nun verwandelte. »Jetzt ja«, sagte sie mit einem zufriedenen Lächeln, »jetzt befindet sich das Mobile in Harmonie und im Gleichgewicht.«

Ich will mit diesem Beispiel nicht sagen, dass alle Menschen, die in der Palliativpflege arbeiten, das Risiko eingehen, Seelenreste von anderen zu absorbieren; ich will nur sagen, dass wir immer weiter lernen und darauf achten sollen, wie wir mit anderen, ganz unabhängig von der Arbeit, die wir tun, in Übereinstimmung kommen können, ohne unsere Mitte zu verlassen.

Wir sollen uns immer daran erinnern, dass wir das Universum eines Menschen als eine Ganzheit betrachten sollen und dass die »zweite Lesart« als Ergänzung zur »ersten« in einer Beratung, die die horizontale und vertikale Neuausrichtung eines Menschen zum Ziel hat, den ganzen Unterschied ausmachen kann.

Wenn ich nicht die Achtsamkeit gehabt hätte, die spirituelle und psychologische Situation von M. A. im Detail zu betrachten, dann wäre sie in der Zukunft einfach einer der vielen in ihrem Leben verlorenen Menschen geworden.

Doch welcher Ort könnte es sein, der solche spirituelle Abladungen aufnimmt, über eine Struktur mit tiefer und spezifischer Bedeutung für uns Menschen verfügt und der eine fundamentale Rolle für unser spirituelles Gleichgewicht einnimmt?

Ich wusste gerade nur, dass es kein Ort ist, zu dem man leicht gelangt und der, weil er für uns so unbekannt und fern ist, auch nur selten die Aufmerksamkeit erhält, die ihm gebührt. Gerade dieser Umstand weckte mein Interesse. Ich war mir sicher, dass ich, wenn ich diesen Ort besser verstehen könnte, zu einer Erkenntnis gelangen würde. Damals ging es mir nicht darum, ob Menschen das verstehen würden oder nicht und schon gar nicht, ob diese Art der Reflexion einen Namen hätte.

Mit der Zeit, mit der ich mich weiter mit klinischen Fällen auseinandersetzte, zu lehren begann und Vorträge hielt, gewann ich an Leichtigkeit und es wurde mir immer klarer, wie man einen Menschen ganzheitlich verstehen konnte, indem man die Verflechtungen seiner spirituellen Prägungen, die jenseits der psychologischen Aspekte seiner Existenz lagen, entschlüsselte.

Ich hielt gerade einen Vortrag über das psychosomatische Gleichgewicht und das Zusammenspiel der Elemente und ihrer Elementarkräfte an der George-Washington-Universität in Washington DC, als mich einer der Studierenden fragte: »Tina, wie heißt dieses System, das Sie benutzen, um zu Ihren Schlussfolgerungen zu kommen?« Bis zu diesem Moment hatte ich diesem System noch keinen Namen gegeben. Ich hörte damit auf, die Tafel zu löschen, drehte mich um, sah in die Klasse und sagte: »**Das integrierte System des primären Unbewussten (IPSI) oder das spirituelle Unbewusste.**«

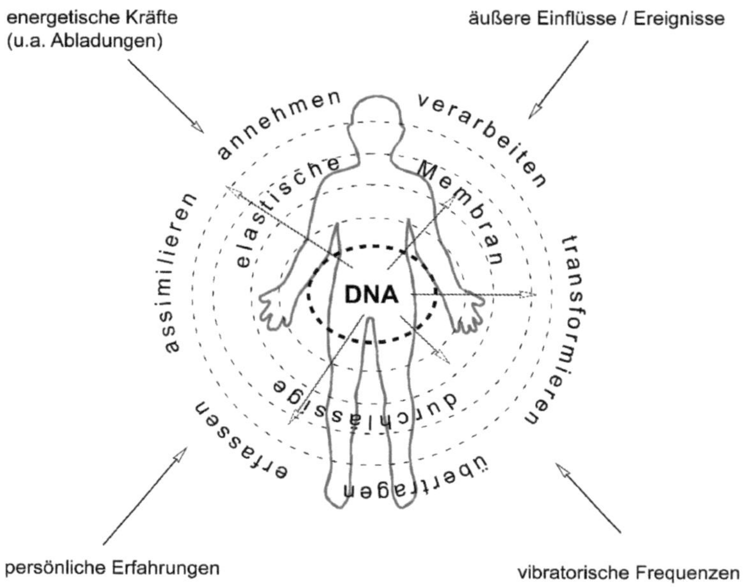

DNA - spirituelle Essenz = einzigartige Zusammensetzung der Naturelemente (Orixás) + angesammelte Erinnerungen und Prägungen aus vorangegangenen Reinkarnationen

Membran - durchlässiger Filter, schützt die spirituelle Essenz, nährt und ermöglicht den Austausch von innen nach außen, erhält somit das Gleichgewicht und schafft Erneuerung

Das »integrierte System des primären Unbewussten« Inconsciente Primário - Sistema Integrado (IPSI)

Ich nenne es **unbewusst**, weil es sich nicht um etwas Offenes, leicht Zugängliches handelt, das man auf einfache Weise behandeln oder gar beherrschen kann.

Ich nenne es **primär**, weil es sich um einen Bereich des

menschlichen Universums (Daseins) handelt, der sogar noch vor unserer Geburt angelegt wurde und der der Bildung jener Bereiche, mit denen die Analyse üblicherweise arbeitet, so wie sie von den unterschiedlichen Zugängen der wissenschaftlichen Psychologie beschrieben werden, vorausgeht. Ich spreche von einem **integrierten System**, weil es natürlich mit allen anderen Systemen und Mechanismen, die mit den verschiedenen menschlichen Ebenen und Dimensionen in Zusammenhang stehen, verbunden ist.

Wir können das »**integrierte System des primären Unbewussten**« **(IPSI)** als eine Art »Membran« verstehen und definieren, die, formbar und durchlässig, die **natürliche spirituelle Essenz** des Menschen umgibt.

Diese Membran setzt sich aus dem Gewebe des spirituellen Gedächtnisspeichers und seiner Prägungen zusammen, sie ist nicht physisch, konkret oder tangibel, deswegen ist sie jedoch um nichts weniger real.

Da sie über keine Form verfügt, ist sie auch nicht messbar und es ist nur möglich, sie zu erfassen bzw. in ihrer Tiefe zu erreichen, indem man die Kombinationen der Elemente und der Elementarkräfte entschlüsselt, aus denen ein Mensch, ausgehend von seinem kleinsten spirituellen Lichtfunken, gemacht ist.

Dieses Unbewusste formt sich schon lange vor der Geburt. Im Laufe der vielen Inkarnationen kommt es zu einer Anhäufung von Kombinationen untereinander, zu Überschneidungen, Vermischungen und Wiederauflösungen, welche alle zur Bewusstheit der jeweils neuen Reinkarnation beitragen, aber in einer unterschiedlichen Dimension.

Eine Elementarkraft, oder auch eine Kombination unterschiedlicher Elementarkräfte, legt dabei den Grundstein für unsere Inkarnation. Und aus diesem Grundstein formt sich die Essenz des Menschen, was wiederum zu einer Erweiterung unserer Bewusstheit führt. Das ist unser geheimnisvoller Ursprung, in dem alle Wesen beheimatet sind. Dies ist der Ausgangpunkt unserer spirituellen Quelle; deshalb sagen wir, dass jeder Mensch in seiner Natur einzigartig ist.

Die Aufgabe der Membran besteht darin, zu filtern, zu nähren und ins Gleichgewicht zu bringen, was im Überfluss oder auch im Mangel vorhanden ist, und die Essenz des Lebewesens zu beschützen, damit es im Spiel der negativen inneren und äußeren Einflüsse, die mit dem Ungleichgewicht der Elemente und der Elementarkräfte zu tun haben, nicht verletzbar wird.

Die Durchlässigkeit der Membran erlaubt die Aufnahme und Weiterleitung von notwendigen »Nährstoffen« aus unterschiedlichen Quellen, damit es dem Menschen gut gehen kann. Das Zusammenspiel der unterschiedlichen Systeme, Ebenen und Dimensionen ist nur auf Grund dieser immerwährenden Durchlässigkeit möglich. Wenn es einem Menschen nicht gutgeht, dann müssen wir in den gerade erwähnten Bereichen nachforschen, um herauszufinden, wo sich die Ursprungsquelle/n für sein Ungleichgewicht befinden. Zum besseren Verständnis vergleiche ich das immer mit einem Spiegelei. Die dünne Haut, die den Dotter umhüllt, beschützt und bewahrt die Nährstoffe, die darin enthalten sind; es gibt jedoch eine Durchlässigkeit, die im Fall des Falles hilft, die Flüssigkeit entweder zurückzuhalten oder loszulassen, je nachdem, ob der Dotter zu fest oder zu flüssig wird. Auf diese Weise wird vermieden, dass das »Ich-Zentrum« an Form verliert.

Das Ich-Zentrum

Zur Veranschaulichung bilde ich den Menschen grafisch als einen Quadranten ab, der sich aus zwei imaginären Linien zusammensetzt. Die horizontale Linie repräsentiert die zeitliche

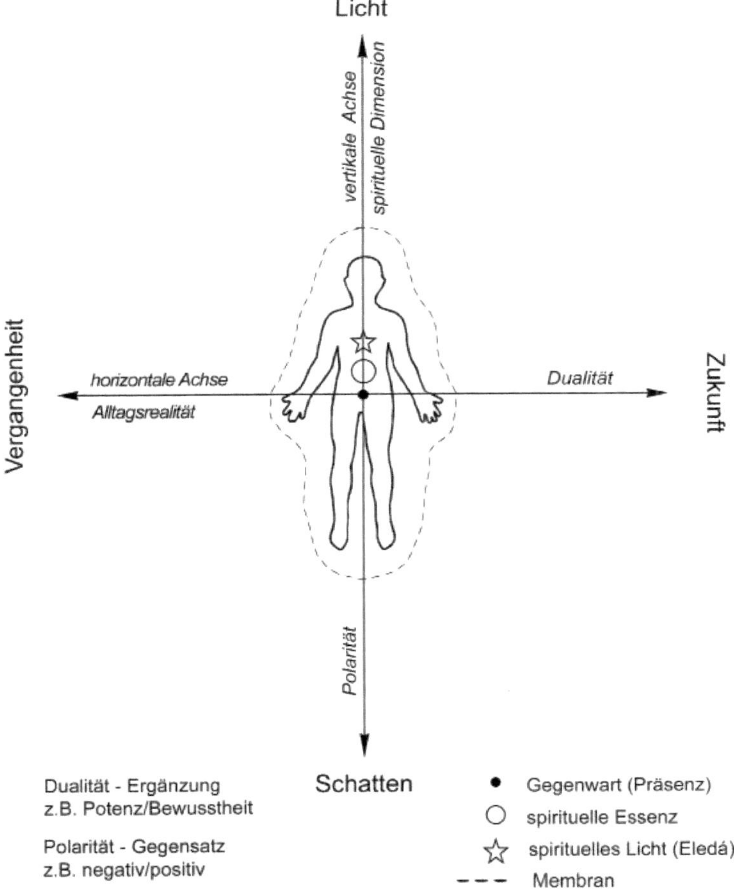

Dimension des Lebens; von links nach rechts verlaufend sehen wir die Vergangenheit, in der Mitte die Gegenwart und weiter rechts dann die Zukunft. Alle Dualitäten befinden sich ebenfalls auf dieser horizontalen Linie, zum Beispiel die Dualität des Männlichen und des Weiblichen.

Der Quadrant entsteht, indem wir die horizontale Linie mit einer ebenfalls imaginären, vertikalen Linie schneiden. Diese ist atemporal und repräsentiert das spirituelle Universum des Menschen. Entlang dieser Linie finden sich die Polaritäten, wie z.B. positiv und negativ, wobei das Negativ notwendig ist, damit das Positiv existieren kann. Hier ist wichtig zu sagen, dass, wenn wir die Spiritualität durch eine vertikale Linie darstellen, ihre Länge keine Aussage über die Dimension des spirituellen Lichts eines Menschen darstellt, denn diese hängt von der von ihr erlangten Tiefe ab. Die Bedeutung des menschlichen Quadranten liegt also in der Zusammensetzung seiner Polaritäten und Dualitäten im Gleichgewicht.

Wenn wir die horizontale Linie als die Linie unserer Alltagsrealität betrachten, dann sehen wir, dass, wenn es einem Menschen aus irgendeinem Grund nicht gelingen sollte, seine Vergangenheit hinter sich zu lassen bzw. er in der Vergangenheit anstatt der Gegenwart lebt, er eine Tendenz zur Depression aufweisen wird. Ist das Gegenteil der Fall und es gelingt ihm nicht, in der Gegenwart zu leben, sondern nur in der Zukunft, dann ist es sehr wahrscheinlich, dass er unter extremen Ängsten leiden wird.

Wir wissen, dass sich unsere Gegenwart aus Prägungen unserer Vergangenheit und der imaginären Welt unserer Zukunft zusammensetzt. Wenn die »Dosis« in diesem Prozess ausgewogen ist, dann besitzt das »Ich« mehr Flexibilität dafür, sich dem Rhythmus des Lebens, wie z. B. den Bewegungen der Kontraktion und der Expansion, der Einatmung und der Ausatmung und den vielen anderen Bewegungen, die Teil der natürliches Lebensbewegung sind, hinzugeben.

Ein ausgeglichenes »Ich« befindet sich im Zentrum seines Quadranten. Die Position im Zentrum nenne ich das »Ich-Zentrum«, sie bezeugt ein Gleichgewicht zwischen der horizontalen Ebene (der Alltagsrealität), die Vergangenheit, Gegenwart und

Zukunft umfasst, und der vertikalen Ebene (der spirituellen Dimension), wo unsere Bewusstheit über unsere innere und äußere Natur, Licht und Schatten, zusammenläuft.

Wenn wir uns im »Ich-Zentrum« befinden, liegt es in der Natur der Sache, dass wir die Notwendigkeit zu einem Ausbruch daraus verspüren, die sich uns als Explosion, voller Kraft zu unserer Erneuerung präsentiert.

In der guaracyanischen Tradition wird dieser Effekt »Dan-Effekt« genannt und kann folgendermaßen beschrieben werden:

»In einem Moment der Ewigkeit verdichtete sich das Licht an seinem Nullpunkt, erlangte Bewusstheit über den Raum und breitete sich aus. Das ist das universelle Prinzip der Bewegung, das ist der Dan-Effekt. In vielen Kulturen durch das Symbol eines Regenbogens oder die Wirbelsäule einer Schlange dargestellt, finden DAN, wie auch die Elementarkräfte, in für uns verborgenen Ursachen ihren Ursprung und stehen direkt mit dem Prinzip der universellen Bewegung, Olorum, in Beziehung.« (Babalorixá Carlos Buby).

Der »Dan-Effekt« geschieht fortwährend. Bei jeder Geburt entsteht eine neue Lebenswelt, die sich ausgehend von einer Fragmentierung des Ganzen an genau diesem Zeitpunkt, in die Herausbildung des Universums eines jeden Wesens verwandelt.

Dabei kommt es zu einer Begegnung zwischen dem Temporalem und dem Atemporalen und aus der dabei entstehenden Explosion ergibt sich die Kristallisation der Entstehung des Lebens. Und so trägt jeder Mensch Prägungen in sich, deren Basis die Zeitlosigkeit des spirituellen Unbewussten ist. Offenbart werden sie auf besondere Weise, indem das spirituelle Bewusstsein mit seiner »Hintergrundschablone« des primären Unbewussten als Prisma dient, durch das der Mensch wie selbstverständlich auf sich und die Welt blickt.

Der Mensch, der in Wahrheit ein spiritueller Körper ist, der sich auf der Erde manifestiert, hat seine ureigene Essenz und diese wiederum ist aus demselben spirituellen Licht erschaffen wie die uns umgebende Natur. So verfügt jeder Mensch, wie bereits erwähnt, in der Natur über eine eigene Lebensquelle für sein Gleichgewicht. Diese für jeden Menschen individuelle Essenz kann mit den sechzehn Orixás aus dem afro-brasilianischen Pantheon in Verbindung gebracht werden, die die rohe Kraft der Natur darstellen, so wie sie beschrieben wird. Die Orixás haben wesentliche Eigenschaften, die sie ausmachen und die es ihnen ermöglichen, in ihrem Gleichgewicht zu sein.

Wenn sich der Mensch von seiner Natur oder seiner inneren Essenz wegbewegt, dann neigt er dazu, sich in einer rotierenden Bewegung zu verlieren. Er bemerkt nicht einmal, dass diese rotierende Bewegung sein »Ich« vom Zentrum wegbewegt und dabei ein Ungleichgewicht erzeugt, weil er dabei ein vermeintliches Gefühl des Wohlbefindens verspürt. Diese vermeintliche Wahrnehmung ist ein Symptom seiner Verdrängung der Tatsache, dass er in einen Prozess des Ungleichgewichts geraten ist. Je nach Ursache des Ungleichgewichts ist es dann nötig, das eine oder das andere Element oder die eine oder andere Elementarkraft zu aktivieren, damit sie bei der Wiederherstellung des Gleichgewichts des »Ich-Zentrums« mitwirkt.

Wenn sich das »Ich-Zentrum« außerhalb seiner Achse befindet, richtet es sich in einem zweiten, sekundären Zentrum ein.

Dieses sekundäre Zentrum kann sich sowohl auf der horizontalen Linie (Vergangenheit/ Depression, Zukunft/Angstzustände) als auch in der vertikalen Linie befinden. Auf der vertikalen aufsteigenden Linie führt es zu religiösem Fanatismus, auf der vertikal absteigenden zu Selbstgeißelung als kompensatorische Handlung.

Wenn sich die Polaritäten weiter voneinander entfernen, dann führt dies zu einer Annäherung der Dualitäten und diese

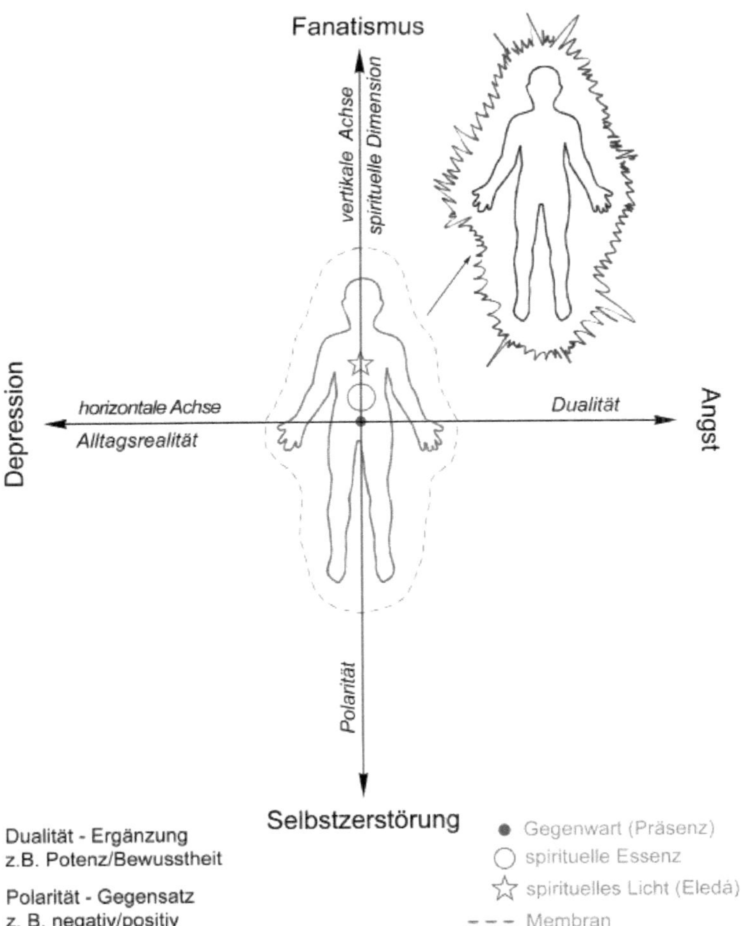

wird dann zur Basis der Neuausrichtung des Menschen. Als Beispiel kann man sich ein Rechteck aus Gummibändern vorstellen. Stellen wir uns vor, dass am Ende der Breite die Dualitäten beheimatet sind und am Ende der Höhe die Polaritäten. Wenn man das Gummiband in die Höhe dehnt, dann nähern sich die Seiten der Länge, also die Dualitäten, an, während sich die Enden der Höhen, also die Polaritäten, weiter voneinander entfernen. Polaritäten und Dualitäten agieren gemeinsam, um ein Gleichgewicht herzustellen. Was würde aus der Potenz, wenn es keine Bewusstheit gäbe, oder umgekehrt? Das eine könnte ohne das andere nicht sein.

Die Theorie und die Praxis des »**integrierten Systems des primären Unbewussten**« haben Beobachtungen und präzise Differenzierungen zur Grundlage, über die wir uns als Individuen mit den Elementen der Natur in Beziehung setzen; diese Elemente sind primär und sie beeinflussen uns auf der Ebene unserer verschiedenen Konstitutionen im Guten wie im Schlechten, unabhängig von unseren rationalen und funktionalen Bewusstheitszuständen.

Unsere **rationale Bewusstheit** ist jene, mit der wir das Offensichtliche, Logische und Kohärente frei von Emotionen wahrnehmen. Alles wird einfach als Tatsache angesehen.

Unsere funktionale Bewusstheit ist jene, die den Ungleichgewichten Raum gibt, ohne sie jedoch sofort zu assimilieren, also eine Art Verteidigungsmechanismus, der auf diese Weise emotionale Leiden zu vermeiden trachtet.

Dieser Mechanismus, bei dem die Eindrücke und Prägungen der Ursprungsquelle eines Problems mitschwingen, stellt so lange das Gleichgewicht unter den verschiedenen Strukturen des Menschen her, solange diese gut untereinander ausgerichtet sind. Jede Abweichung, sei es aufgrund eines Überflusses, eines Mangels oder einer Schwächung, schafft hinsichtlich der Formbarkeit, Durchlässigkeit oder auch der Informationsübertragung ein Ungleichgewicht auf den verschiedenen Ebenen und Dimensionen.

Wenn es unsere Intention ist, den Menschen auf allen Ebenen zu behandeln, ist es notwendig, sich tief auf die Entschlüsselung seiner individuellen Spuren einzulassen. Entschlüsselung bedeutet immer, das zu erkennen, was sich fälschlicherweise überlagert, Dinge zu trennen, das zusammenzubringen, was getrennt war oder wurde, und es zur Ausdehnung zu bringen. Es bedeutet auch wahrzunehmen, was verstärkt werden soll, so dass es danach seine Aufgabe besser erfüllen kann.

Ein Beispiel zur Veranschaulichung: die Gangschaltung eines Autos. Jedes Teil davon hat seine Funktion und seine eigenen Mechanismen und wenn sie nicht in perfekter Übereinstimmung funktionieren, dann fährt das Auto nicht.

Die Entschlüsselung bei einem Klienten, einer Klientin muss also ebenso auf psychologischer, energetischer, vibratorischer, medialer und spiritueller Ebene erfolgen. Geschieht das nicht, dann wird das Ergebnis zu wünschen übrig lassen und wir werden den Menschen gerade nur auf Symptomebene verstehen.

Ob richtig oder falsch, diese Interpretation hängt wiederum von der Wahrnehmungsfähigkeit des Menschen selbst ab oder derer, die ihn oder sie wahrnehmen. Es kann vorkommen, dass die Wahrnehmung von TherapeutInnen bei der Entschlüsselung z. B. unter einem Abwehrmechanismus der Realität gegenüber, leidet. Um dies zu vermeiden, müssen sich die TherapeutInnen immer daran erinnern, nicht die eigenen Codes als Ausgangspunkt für die Analyse von anderen heranzuziehen.

Interventionen für die Neuausrichtung eines Menschen in seiner spirituellen Harmonie oder Balance geschehen im primären oder spirituellen Unbewussten. Im Prozess selbst gibt es Zeit und Raum für die natürliche Verarbeitung der dabei entstehenden Informationen, bevor sie in die neue **hervortretende spirituelle Bewusstheit** integriert werden.

Ich bezeichne die neue spirituelle Bewusstheit als »**hervortretend**«, weil das, was »verborgen« war, den Schutzmantel seines Symptoms verloren hat und sich in der spirituellen Bewusstheit des Menschen offenbart. Wenn es einem Menschen spirituell nicht gutgeht, dann ist die Ursache dafür im primären Unbewussten zu finden. Diese Nicht-Übereinstimmung mit seiner spirituellen Bewusstheit führt dazu, dass die Psyche des Menschen ihre gesunde Struktur verliert. Wenn das Problem wieder ausgerichtet bzw. geheilt ist, dann wird der Mensch eine andere spirituelle Sichtweise von sich selbst erlangen. Der Unterschied liegt darin, sich zu kennen (Kenntnis zu haben) und um sich zu wissen (Weisheit). Wenn man sich auf spiritueller Ebene gut fühlt, bedeutet das, sich in der hervortretenden spirituellen Bewusstheit angenommen und zu Hause zu fühlen. So eine Veränderung können wir dann im ganzen Menschen wahrnehmen. Ich sage gerne, dass wir eine physische Repräsentation unseres spirituellen Körpers sind und dass der spirituelle Körper die Quelle all unserer Möglichkeiten ist.

Wenn wir von Spiritualität sprechen, dann gibt es immer einen Orixá oder auch eine Kombination von mehreren Orixás, die auch Elementarkräfte genannt werden, die sich uns als unsere natürliche spirituelle Essenz oder als unsere Natur zeigen. Gemäß der Lehre des Templo Guaracy sind Orixás,

»Kräfte und Energien, die sich in der Natur manifestieren und die, wenn sie miteinander interagieren, die Dynamik von Odudua, d. h. das energetische Leben, seine Vielfalt und Ausbreitung auf unserem Planeten erschaffen. Die Beziehung des Menschen zu dieser Natur ist die, dass er eines ihrer Phänomene ist. Auf diese Art kann er auch dem wunderbaren Pulsieren, welches das Leben selbst darstellt, nicht entkommen. In ihm existiert er und nur durch es kann er seinen Weg weitergehen.«

In der Natur gibt es vier Elemente und jedes Element verfügt wiederum über vier Qualitäten oder Elementarkräfte, die man auch Orixás nennt. Das ergibt insgesamt 16 Orixás und sie werden auf folgende Weise präsentiert:

Die Elemente und die zugehörigen Elementarkräfte im Templo Guaracy

Feuer: Elegbara, Ogum, Oxumarê und Xangô
Erde: Obaluaê, Oxossi, Ossâe und Obá
Wasser: Nanã Buruquê, Oxum, Yemanjá und Ewá
Luft: Iansã, Tempo, Ifá und Oxalá

Es ist wichtig, mit den Elementen und den ihnen zugehörigen Elementarkräften so umzugehen, dass man ihre Reihenfolge im Xirê respektiert, das nennt man auch die Gira oder den Kreis der Orixás bzw. den natürlichen Kreislauf des Lebens. Je nach unterschiedlicher Essenz oder Natur eines Menschen wird er in seinem integrierten System ganz bestimmte inhärente und miteinander kompatible Eigenschaften und Tendenzen aufweisen. Diese Eigenschaften wirken im Menschen wie Modulatoren und genauso wie beim Digitaldruck gibt es keine zwei Exemplare, die sich genau gleichen.

Jeder Mensch hat als Essenz einen Orixá, der einzigartig ist. Auch wenn man eine Essenz gleich benennen kann wie eine andere, so ist jedoch aufgrund von spezifischen unterschiedlichen Kombinationen im primären Unbewussten jedes Exemplar oder jeder Orixá einzigartig und gehört ausschließlich zu diesem einen bestimmten Menschen. Die Ähnlichkeiten von Zwillingskindern zum Beispiel können beeindruckend sein, doch die spirituellen Aufzeichnungen und Prägungen eines jeden Einzelnen von ihnen werden verschieden sein.

Das Individuum, wie der Name schon sagt, erblickt das Licht der Welt mit seiner Lebensgeschichte, seinem eigenen Gepäck, seiner eigenen »DNA« und mit einzigarten diskreten Prägungen. Diese Unterschiede machen die Kraft der Individuation aus. Daher kommt die Wichtigkeit das, was intrinsisch im primären Unbewussten des Menschen vorhanden ist, zu kennen, damit wir es auch in seiner essenziellen Eigenart, in seinem essenziellen Anderssein respektieren und verstehen können.

Um dieses Wissen in einem therapeutischen Setting nutzen zu können, ist es notwendig, die verschiedenen Symptome, die mit jedem einzelnen der sechzehn Orixás zusammenhängen zu kennen, wenn sie sich in einem Ungleichgewicht befinden.

Aufgrund der Individuation dürfen wir diese Symptome aber nicht verallgemeinern, auch dann nicht, wenn das Ungleichgewicht von verschiedenen Menschen ganz offensichtlich im gleichen Element oder in der gleichen Elementarkraft entstanden ist.

Zuallererst ist es notwendig, die Ursachen des Ungleichgewichts zu finden, um sicher zu wissen, ob sie die einzigen Ursachen des Problems sind, oder ob es eine Kombination von Faktoren war, die zur Erschütterung des Menschen führte.

Ich gebe ein Beispiel: Jemand sagt, dass er oder sie sich unmotiviert fühlt. Dann tendieren wir zu glauben, dass das Problem ein Mangel an Feuer ist, oder besser gesagt, wir nehmen an, dass das Element Feuer in diesem Menschen im Ungleichgewicht ist. Aber ist es das wirklich? Oder könnte es auch sein, dass das Element Luft im Menschen aus dem Lot gekommen ist? Oft reicht es aus, dass der Mensch wieder eine Möglichkeit erhält, schöpferisch tätig zu sein oder dafür, sich seine Freiheit wieder zu nehmen, um den Impuls seines Feuers zu erhöhen. Ein Feuer, dass schon fast am Erlöschen ist, wird, wenn es richtig belüftet wird, wieder zu brennen beginnen, wenn es aber zu viel Luft bekommt (also ausgeblasen wird), wird es erlöschen.

Mögliche psychische oder spirituelle Behandlungsvorschläge, die für eine Umorganisation des Menschen geeignet sind, erfordern eine absolute Gewissheit darüber, welchen Weg man dabei einschlagen muss. Deshalb ist hier auch kein Platz für »Ratespiele« oder Weissagungen. Jeder Fehler in der Diagnose kann zu einem sekundären Ungleichgewicht führen, wodurch die Möglichkeit, den Kern des Problems zu erfassen und zu berühren, in weite Ferne rückt.

Eine Überlagerung des ursprünglichen Problems durch ein sekundäres Ungleichgewicht verdeckt die wahre Ursache eines Problems und erhöht die Wahrscheinlichkeit, dass wir uns in einer Vermischung verlieren und das Problem nur oberflächlich behandeln. Um mit dem »integrierten System des primären Unbewussten« umzugehen, benötigen wir zuerst ein umfassendes Verständnis von uns selbst.

Wir müssen wissen, welche angesammelten Erinnerungen und Prägungen unser eigenes primäres Unbewusstes bilden und welche vorherrschenden Tendenzen zu unserer Essenz gehören, aber auch welches Prisma wir selbst heranziehen, um unser Leben zu leben.

Es ist von allergrößter Wichtigkeit, uns selbst besser zu kennen, um zu verhindern, dass unsere Projektionen und Tendenzen unser Orientierungsrahmen bei der Behandlung von anderen werden. Dieses Wissen soll sowohl auf der psychischen als auch auf der spirituellen Ebene vorhanden sein.

Wie viele Menschen gibt es, die ihre eigenen psychischen oder spirituellen Krankheiten und Schmerzen behandeln, indem sie diese in Form einer Projektion auf andere werfen? Da es schwieriger ist, uns direkt mit den eigenen Herausforderungen und Leiden auseinanderzusetzen, neigen wir dazu, diese zu projizieren. So wird unser Umgang damit weniger schmerzhaft und wir müssen auch weniger Verantwortung für unsere Leiden übernehmen, da es ja der andere ist, der sich darum kümmern muss, vor allem, wenn es sich um etwas Negatives handelt. Die wissenschaftliche Psychologie stellt uns viele Werkzeuge zur Verfügung, um uns mit unseren psychologischen Prägungen auseinanderzusetzen. Eine davon ist, uns durch eine Analyse kennen zu lernen, wodurch wir auch erkennen und unterscheiden können, was zu uns selbst gehört und was zu jemandem anderen, bevor wir beginnen als PsychologInnen zu arbeiten.

Dasselbe gilt auch auf der spirituellen Ebene. In die spirituelle Struktur eines Menschen einzutreten und in ihren Gewässern zu navigieren, ohne den anderen dabei auf irgendeine Art und Weise zu zeichnen oder andere Interferenzen zu hinterlassen, die ihn in seiner Einzigartigkeit, seiner Essenz oder Natur kompromittieren, ist eine Grundvoraussetzung dieser Arbeit.

»Nur so kann der Mensch die Unermesslichkeit seines Seins in all seiner Fülle und in der Wahrhaftigkeit seines eigenen Universums leben, ohne sich dabei gestört zu fühlen.«

Wenn jemand zum Beispiel »Kälte« als Teil seiner Quelle in der Natur, seiner Essenz, hat, dann reguliert sein primäres Unbewusstes, wie viel von dieser »Kälte« als passende Reaktion auf die inneren und äußeren Lebensbewegungen dieses Menschen, auf seine anderen Strukturen übertragen werden muss, um sein Leben in den unterschiedlichen Lebenssituationen im Gleichgewicht zu halten. Wenn das primäre Unbewusste zu beeinflussbar wird, dann wird diese »Kälte« den Menschen in seinen physischen und psychischen Reaktionen im Übermaß bestimmen. Wenn umgekehrt das primäre Unbewusste zu starr wird, dann wird der Mangel an »Kälte« den Menschen mit einer Reihe von störenden und meist destruktiven Symptomen konfrontieren.

Da es mit dem integrierten System verbunden ist, können wir auf das primäre Unbewusste über die Bewusstheit und alle anderen psychischen Instanzen zugreifen. Die unterschiedlichen Möglichkeiten, Erfahrungen zu erfassen, zu assimilieren, sie anzunehmen, zu verarbeiten und zu transformieren als auch sie zu übertragen, machen dies möglich. Diese psychischen Abläufe können sowohl positive als auch negative Energien absorbieren.

Wann immer wir mit einer neuen Situation konfrontiert werden, haben wir die Tendenz, bewusst oder unbewusst, Abläufe in einer bestimmten Reihenfolge einzuhalten, auf die ich jetzt genauer eingehen werde.

Die **Captação** (das intuitive Erfassen, Aufnehmen und Begreifen) ergibt sich im ersten Moment, wenn man von einer Erfahrung berührt wird. Sie kann mit der Realität übereinstimmen oder auch nicht. Wenn sie es nicht tut, dann wird auch der ganze darauffolgende Ablauf von dieser Tatsache verzerrt werden.

Die **Assimilação** (Assimilation) integriert die Bewusstheitsebene des Menschen in den Prozess des Erfassens und Begreifens und sichtet das vorliegende Material, das durch die Captação erworben wurde. Nach der Assimilation, ungeachtet ihrer Dimension, ist es notwendig, das Assimilierte auch anzunehmen, denn nur so kann es zu einer inneren Transformation durch die Bewusstheit über das, was erfasst wurde, kommen.

Die **Acomodação** (Annahme und Akzeptanz) ist der Raum, der durch die Bewusstheit über die Harmonisierung zur Verfügung gestellt wird.

Die **Elaboração** (Verarbeitung und Wertgebung) ist die Validierung der Prozesse der Acomodação und der Transformação, d. h. der Wert, der diesen Prozessen zugesprochen wird.

Die **Transformação** (Transformation) ist die Bewusstheit über das Ergebnis des gesamten Ablaufs und der Ausgangspunkt für einen Neuanfang.

Die **Transmissão** (Übertragung) ist der natürliche Ausdruck des Endresultats.

Zum Beispiel: Jeder Mensch, der etwas lernt, kommt bestimmt in folgende Situation: Zuerst muss er die Umgebung der Situation begreifen, in der er sich befindet, z. B. wie das Auto funktioniert, die Pedale, die Schaltung, das Lenkrad etc. Dann muss er die Vorgänge assimilieren, indem er die Funktion der einzelnen Bestandteile verinnerlicht und automatisiert. Anschließend muss er das neu erworbene Wissen mit seinem bereits vorhandenen Wissen in Einklang bringen, um die Abfolge der Vorgänge zu verstehen, so dass er mit dem Auto fahren kann. Das Statische – das stehende Auto – wird zu einem fahrenden Auto, indem er das, was er gelernt hat, anwendet, einsteigt und fährt.

Es gibt aber einen Unterschied zwischen **Captação** (Erfassen/Begreifen) und **Percepção** (Wahrnehmen). Die **Captação** bezieht sich sowohl auf die psychologischen Prozesse, wie z. B. die intellektuellen Fähigkeiten eines Menschen auf horizontaler Ebene, als auch auf die vertikale Wahrnehmungsebene, die subtil und unbegrenzt ist, und nicht von konkreten Strukturen abhängt, um sich einzustellen. Sie steht mit dem Primären Unbewussten in direkter Beziehung.

Für jemanden, der z. B. an einem Ritual teilnimmt, kann die Captação auf der rein psychologischen Ebene bleiben und sich auf die verwendete Kleidung, die Objekte und die teilnehmenden Personen mit ihren Äußerlichkeiten beschränken. Für jemanden, der mit seinem Primären Unbewussten in Kontakt steht, kann sie sich jedoch zur Percepção entwickeln, die das Konkrete der materialisierten Welt transzendiert und weit über die visuelle Teilhabe hinausgeht. Es handelt sich um einen offenen Prozess, neue Prägungen fügen sich zu den schon bestehenden hinzu und erzeugen eine Bewusstheit für das Entstehen einer neuen Dimension. Häufig beschränkt sich das Verstehen, das aus dem Bewussten kommt, auf den psychologischen Kreislauf, dann kommt es zu einer Stagnation, die mit der Kapazität der Transformation dieser Ebene einhergeht (also diese einschränkt, Anm. d. Ü.) und die in weiterer Folge den subtilen Zugang zum »integrierten System des primären Unbewussten« behindert.

Wenn es darum geht, dem Menschen zu einem umfassenderen Gleichgewicht zu verhelfen, dann ist es wichtig festzustellen, was seine natürliche Quelle, sein Element, ist und wahrzunehmen, ob er in Bezug auf diese essentielle Energie in seinem Leben aus dem Lot geraten ist.

Alle Energie, die nicht mit dem energetischen Universum eines Menschen kompatibel ist, verwandelt sich in kleine Körnchen oder energetischen Müll, die sein System aus dem Gleichgewicht bringen. Jedoch ist nicht alle negative Energie schädlich: Es kann sich dabei auch um eine für das energetische und spirituelle Gleichgewicht notwendige Polarität handeln.

Wir dürfen eine uns schwächende negative Energie, die ein Ungleichgewicht erzeugt und von der wir uns reinigen müssen, nicht mit einer negativen Energie aus Elegbara, der ersten Elementarkraft des Feuerelements, verwechseln. Die negative Energie aus Elegbara benötigt in bestimmten Situationen eine Stärkung, um ihre spezifische Funktion ausüben zu können, wird aber leicht mit einer unnötigen irregulären Energie verwechselt.

Stellen wir uns einen Menschen vor, dessen Essenz in der ersten Qualität des Erdelements liegt, das wäre der Orixá Obaluaê, der mit der evolutionären Transformation und der Realität in Verbindung steht. Bei einem Ungleichgewicht müssen wir ihn als erstes zu seinem Ursprung führen, d. h. ihm die Möglichkeit einer neuen Bewusstheit über seine Existenz ermöglichen. In so einer Situation wird dieser Mensch dann tendenziell sich selbst und anderen gegenüber sehr kritisch sein, vor allem dann, wenn er von übertriebenen Projektionen getrieben wird. Das Erdelement steht mit dem physischen Körper in Beziehung. Wir müssen dann an dem Unterschied zwischen seinem »Ich« und seinem »Körper« arbeiten. Für diese Integrationsarbeit stehen uns viele Mittel und Wege zur Verfügung, von der Arbeit mit Ton bis hin zu freier Bewegungsarbeit.

Nachdem wir das Element erkennen, zu dem ein Mensch in seiner Essenz gehört, gilt es auch zu erkennen, von welchen anderen Elementen oder Elementarkräften er beeinflusst wird. Ein Beispiel dafür wäre ein Mensch, dessen Essenz das Element Erde ist, der aber einen hohen Anteil von Wasser aufweist.

Wenn dieser Mensch im Ungleichgewicht ist, dann kann das den Eindruck erwecken, dass es das Wasser ist, das seine Probleme verursacht, während es jedoch sein kann, dass er im Element Erde geschwächt ist: Fehlendes Bewusstsein für die eigenen Grenzen bedeutet hingegen, dass sein Wasser knapp oder im Überfluss vorhanden ist.

In der Praxis sprechen wir hier von Menschen, die nur nach ihren Gefühlen leben (Wasser) und anderen, die nur ihrem Verstand nachgehen (Erde). Wir werden später noch Gelegenheit haben, die Beziehungen der Elemente und der Elementarkräfte mit Situationen des Ungleichgewichts zu vertiefen.

Die Natur ist Licht, Schönheit und Weisheit. Als Kinder dieser Natur können wir in der Tat die Freiheit haben, in die tiefste Essenz unseres Seins einzutauchen. Jede Veränderung darin ist Zeugnis der Wirkungsweise einer Elementarkraft, die durch innere und/oder äußere Faktoren dazu gebracht wurde, das Ich-Zentrum so zu beeinflussen, dass es seine Harmonie von Bewusstheit, Wahrnehmung, Selbstausdruck und Handlung verliert, und so Nuancen der Verletzbarkeit eines Menschen sichtbar werden lässt.

Wir können das Feuer, das vor uns brennt, auf viele verschiedene Weisen bewundern: mit Erstaunen, Bewunderung, Respekt, Abscheu, Angst, Apathie und auf noch viele Weisen mehr. Die Sicherheit dieser Beziehung liegt in der Brücke, die die BetrachterInnen und das Betrachtete verbindet und zugleich auch trennt.

Die große Herausforderung für uns liegt darin, dafür zu sorgen, dass es keine Barrieren mehr zwischen uns als einzelnen Menschen und all dem, was in unserem vielfältigen Universum existiert, gibt. Denn es ist dieses Universum, das wir brauchen, um mit uns selbst in Einklang zu kommen.

»Die Farben und die Bewegungen des Feuers zu bewundern, ohne dabei zu tanzen, ist wie an eine Tür zu klopfen, ohne einzutreten.
Das Mitgefühl des Feuers wärmt uns in seiner Einfachheit und tut uns gut ... das Feuer des Mitgefühls, in seiner Einfachheit, verwandelt unser Leben und taucht es in Liebe.
Mit dem Feuer zu tanzen, offenbart uns den Zauber der Magie.
Den Geist der Erde zu erwecken, bedeutet in ihrem Überfluss zu leben.
Unsere Wasser zu kennen, bedeutet niemals an Durst zu sterben.
Wer seine Luft kennt, der ist für immer frei.
Tanze mit dem Wind und begegne dem Zauber deiner Phantasie.«

Der Prozess der Individuation

Das spirituelle Licht des Individuums, die primordiale Essenz jedes Lebewesens, ist bereits als eigene Größe in der Bauweise der Natur eines Menschen angelegt, lange noch bevor es seinen physischen Körper bewohnt. In dieser Natur existiert es unfragmentiert, da es im universellen spirituellen Bewusstsein einzigartig ist und sich erst später mit den Zeichen, Prägungen und Erinnerungen, die das primäre Unbewusste ausmachen, vermischt. Dies ist der Ausgangspunkt jeder Individuation.

In diesem Initialprozess des physischen und spirituellen Lebens können wir die verschiedenen Phasen des intuitiven Begreifens und Erfassens (captação), der Assimilation (assimilação), Annahme (acomodação), Verarbeitung (elaboração), Transformation (transformação) und Übertragung (transmissão) simultan wahrnehmen.

Die Zusammenführung dieser Phasen bezeichnen wir als Phasen oder Etappen der Zusammensetzung bzw. der Komposition (composição). Der Einfluss des primären Unbewussten auf ein Neugeborenes ist kaum wahrnehmbar, doch bereits vom ersten Moment an wirkt es als integriertes System und interagiert mit allen anderen Ebenen und Dimensionen des Menschen wie eine Spirale in zeitloser Bewegung.

Jeder Mensch hat seine Zeit der Reife, der Erneuerung, der Entleerung, der Transformation und allem, was sonst noch dazu beiträgt, um das spirituelle Bewusstsein und die physische und psychische Existenz miteinander zu harmonisieren und in Einklang zu bringen.

Wenn es zum Moment der Transformation kommt, dann gibt es zwei Möglichkeiten: Entweder der Mensch erlebt die spirituelle Transformation zur gleichen Zeit und im gleichen Raum mit dem, was »schon ist«, ohne die Qualität des Resultats der Transformation dabei zu verändern, oder er taucht in die Tiefen des Ursprungs allen Lebens, um das zu suchen, was für eine wirkliche Transformation unentbehrlich ist.

Das heißt, dass jede Reinkarnation ein lebendiger Ausdruck angesammelter Erinnerungen und Prägungen ist, die im Verlauf des neuen Lebens als eine Art »Hintergrundschablone« für den Erwerb neuer Erinnerungen und Prägungen wirken. Im Laufe des Lebens verschmelzen die neuen Erinnerungen und Prägungen mit den bereits vorhandenen und bewirken so eine Erweiterung der spirituellen Bewusstheit.

Die Verschmelzung ergibt sich durch den Prozess der Zusammenführung der verschiedenen Phasen der Komposition. Das bedeutet, dass sich das spirituelle Licht nach dem physischen Tod eines Menschen neu dimensioniert und ausdehnt, ohne jedoch dabei seine Essenz zu verlieren. An dieser Stelle ist es wichtig, uns daran zu erinnern, dass, was die Größe der Ausdehnung der spirituellen Bewusstheit bestimmt, der Reifegrad der Annahme dieser Verschmelzung ist.

Es existiert eine feine Linie zwischen der bereits erworbenen spirituellen Bewusstheit und der Subtilität bei der Entstehung von möglichen zukünftigen Erinnerungen und Prägungen, die der Mensch eventuell nutzen wird oder auch nicht.

Stellen wir uns eine Fackel vor. Da gibt es einen hell beleuchteten Kreis (die spirituelle Bewusstheit) und ringsum ihn herum einen gräulichen Halbschatten (die Subtilität), der es schwer macht, genau zu sehen, was in seinem Umkreis liegt.

Da ich oft mit dem Zug an die Orte meiner Unterrichtstätigkeit fahre, ziehe ich eine Analogie zwischen einer Zugreise und dem Vorgang der Reinkarnation.

Üblicherweise treten wir unsere Reise mit einem Ziel vor Augen an. Wir packen unsere Koffer und die Tickets und freuen uns – oder auch nicht – auf die Reise, die vor uns liegt.

Der Zug hat einen festgeschriebenen Fahrplan und Haltestellen natürlich und das Ziel, zu einer bestimmten Zeit, weder eine Minute zu früh noch eine Minute zu spät, an einem bestimmten Ort einzutreffen. Manche Passagiere werden aussteigen, und der Ort, wo sie aussteigen, wird für sie das Ende ihrer Reise darstellen. Jeder Passagier kann frei darüber entscheiden, wo er aussteigen wird und sobald er sein Ziel kennt, hat er eine gewisse Ruhe, weil er nicht die ganze Zeit nachzählen muss, wie viele Haltestellen noch bis zu seinem Ausstiegsort fehlen.

Es gibt aber auch Menschen, die einfach in einen Zug einsteigen und die überhaupt keine Ahnung davon haben, warum sie das getan haben und viel weniger noch davon, wohin die Reise überhaupt geht. Vergleichen wir diese Situation mit der Reinkarnation, dann können wir uns vorstellen, dass der Zug das spirituelle Gesetz darstellt, welches die Reise des erweiterten spirituellen Lichts hin zur spirituellen Bewusstheit (der Synthese) ermöglicht.

Ausgehend von dieser Synthese kommt es zur Integration der spirituellen und der körperlichen Bewusstheit durch besagten Prozess des intuitiven Begreifens und Erfassens, der Assimilation, Annahme, Verarbeitung, Transformation und Übertragung. Die Übertragung ist in diesem Fall die Endstation.

Sprechen wir noch einmal über unsere Reisevorbereitungen und das Kofferpacken für unsere Zugreise. Manchmal packen wir Dinge in unseren Koffer, die ihn nur schwerer werden lassen und wenn wir uns dann in einem Moment dazu entscheiden, uns von ihnen zu befreien, dann ist es wichtig zu wissen, wohin damit. Welcher Impuls hat uns überhaupt dazu gebracht, sie mitzunehmen, ohne an die Konsequenzen unseres Handelns zu denken? Nicht jede Reise führt direkt zum Ziel, wir müssen umsteigen oder auch das Transportmittel wechseln. In solchen Situationen merken wir, wie schwer oder leicht wir an unserem Gepäck zu tragen haben.

Wenn wir auf halber Reise feststellen, dass wir etwas außerordentlich Wichtiges vergessen haben, dann ist es besser umzukehren, das zu holen, was fehlt, und uns erneut auf den Weg zu machen. Es kommt immer wieder ein Zug und wir sind es, die auf ihn warten, genauso wie der Zielort, der auch immer da ist, um uns zu empfangen. Es liegt an uns, anzukommen. Es ist wichtig, die Dinge, die bereits etabliert sind, nicht zu verändern.

Wie wäre es, wenn uns die Bahnhöfe entgegenkämen, um uns zu treffen? Zweifellos wäre das viel bequemer, doch in unserer Entscheidungsfreiheit wären wir dann nicht respektiert. Wenn wir an unserem Ziel ankommen und es Zeit ist, aus dem Zug zu steigen, dann ist unser Moment gekommen, wieder geboren zu werden, zu reinkarnieren. Dann beginnt ein weiterer Teil unserer Reise, den wir das inkarnierte Leben nennen. Während unserer ganzen Reise sind wir der Webstuhl unserer spirituellen Bewusstheit über unsere Transformation.

»In diesem Prozess sterben wir, um zu erwachen, nehmen unsere Koffer und machen uns auf, auf eine neue Reise.«

Wie man sich auf andere einstimmt, ohne sich dabei selbst zu verlieren

Wenn wir mit Menschen in therapeutischen oder auch in anderen Situationen arbeiten, dann gibt es mindestens vier Ebenen des Zuhörens oder Lesens: auf körperlicher Ebene, was gesagt und was nicht gesagt wird. Auf psychologischer Ebene: die Annahme der Emotionen unserer KlientInnen. Auf energetischer Ebene: was uns über das elektromagnetische Feld übermittelt wird. Und auf spiritueller Ebene: die Entschlüsselung des primären Unbewussten oder des Spirituellen.

Das physische und psychologische Zuhören oder Lesen (die erste Art des Zuhörens oder Lesens) bereitet uns keine großen Schwierigkeiten, denn sie sind für uns »greifbar«. Das energetische und spirituelle Zuhören und Lesen (die zweite Art des Zuhörens oder Lesens) ist jedoch aus der Perspektive des intuitiven Erfassens und Begreifens, der Transformation und der Übertragung weitaus schwieriger.

Beim Vorgang des intuitiven Erfassens, der Captação oder Absorption, nehmen wir üblicherweise das vom anderen auf, wovon wir selbst zu wenig haben. Ich gebe ein Beispiel: Ein/e Patientin mit einem energetischen »Mangel« wird vom Therapeuten, der Therapeutin das absorbieren, was ihm fehlt und umgekehrt geschieht dies ebenfalls, wenn der Therapeut, die Therapeutin in seiner/ihrer Rolle als Gebende/r geschwächt oder verletzbar ist.

Wenn das Gegebene größer ist als das, was unbedingt nötig war, dann fühlt sich der Gebende entmutigt, erlebt einen Energieverlust, wird, geistig verwirrt und nimmt selbst ebenfalls wahr, dass ihm etwas fehlt. Außerdem wird er das Gefühl einer Schwere haben, die auf ihm lastet, wird aber nicht genau wissen, woran dies liegt.

Menschen suchen TherapeutInnen auf, weil sie glauben, dass diese sie heilen werden. Häufig wissen sie gar nicht, was in ihnen in ein Ungleichgewicht geraten ist, oder was sie als Störung wahrnehmen. Dann ist es wichtig, dass wir TherapeutInnen verstehen, ob es sich um ein körperliches, energetisches, emotionales oder spirituelles Problem handelt, wobei wir nicht vergessen dürfen, dass die erste und zweite Art des Zuhörens und Lesens miteinander verwoben sind. Bei beiden Arten des Zuhörens oder Lesens kommt es zu einem Austausch, was aber nicht bedeutet, dass wir selbst erleben müssen, was unsere KlientInnen erleben und wir müssen dabei auch nicht deren energetische und spirituelle Abladungen absorbieren.

Wir TherapeutInnen sind nicht dafür verantwortlich, Lösungen zu finden, sondern lediglich dafür, die Begegnung der Menschen mit sich selbst zu ermöglichen. Wir filtern, rekonstruieren, was KlientInnen uns geben und geben es ihnen auf leichter zugängliche Weise wieder zurück, damit sie es wieder in ihr Leben integrieren können.

Wenn es dabei zu keiner Veränderung der Bewusstheit auf KlientInnenseite kommt, dann wird das Resultat bestenfalls eine Verhaltensänderung sein, die wahrscheinlich von flüchtiger Natur ist. Das Ziel unserer Arbeit ist es nicht, unsere KlientInnen zur Heilung zu führen, sondern ihnen einen Weg zu zeigen, der sie zu einem Gleichgewicht bringt und das kann durch die Harmonisierung von Körper, Geist und Seele[7] herbeigeführt werden.

Dazu müssen wir mit unserem Gegenüber in eine Übereinstimmung kommen, ohne die eigene Mitte zu verlieren und ohne mit »Gepäck« zu reisen, das uns nicht gehört. Dies erfordert eine harmonische Bewusstheit über unsere eigene Existenz auf physischer, energetischer, emotionaler und spiritueller Ebene, um uns nicht im Universum von anderen Menschen zu verlieren. Es bedeutet auch, anzuerkennen, was sich außerhalb der natürlichen Parameter des Lebens befindet.

---

7 corpo, mente e espírito.

Im Prozess der Transformation ist es wichtig, dass die Bewusstheit Raum für diese Transformation bereitstellt. Transformation ist nicht gleichbedeutend mit der Auflösung von Strukturen, sondern mit einer Erneuerung von dem, was bereits existiert.

Es bringt uns nicht weiter, nur den Prozess des intuitiven Erfassens (captação) und der Transformation (transformação) zu durchleben, wenn es anschließend zu keinem Prozess der Übertragung (transmissão) kommt. Die Übertragung ist das Endergebnis im Prozess des intuitiven Erfassens und der Veränderung, das gilt sowohl für die erste als auch für die zweite Art des Zuhörens und des Lesens.

Die menschliche Essenz

Wenn es sich uns wirklich offenbart, dass wir kleine Fünkchen der Natur sind, dann verstehen wir, dass auch die Quelle unseres Gleichgewichts, die von den Orixás repräsentiert wird, in ihr zu finden ist. Gemäß dem Templo Guaracy

»sind die Orixás Kräfte und Energien, die in der Natur manifest sind und die miteinander und untereinander agieren, wodurch sie die ›Dynamik von Odudua‹ hervorbringen«,

d. h. das energetische Leben unseres Planeten in all seiner Vielfalt und seinen Spielarten. Durch den Effekt des Anthropomorphismus werden die Orixás durch menschliche Verhaltensweisen und Formen beschrieben.

So gibt es auch viele **Legenden**, die von den Orixás erzählen und die ihnen moralische, emotionale, psychologische und mythologische Attribute geben. Die Personifizierung der Orixás kann, wenn sie nicht mit den Persönlichkeiten der Medien verwechselt wird, die sie inkorporieren, dazu beitragen, um Theorien, die die unterschiedlichen energetischen Ebenen und ihre vibratorischen Frequenzen betreffen, zu veranschaulichen. Wenn wir ihre Qualitäten, Polaritäten, Dualitäten und Symptome verstehen, wenn sie sich im Ungleichgewicht befinden und auch erkennen, wie sich all das als grundlegende Quelle unserer eigenen Essenz auf uns Menschen auswirkt, dann kann das ein erster Schritt dazu sein, den Menschen nicht nur als gerade mal das, was wir »sehen« können, zu verstehen, also in physischer oder mentaler Hinsicht, sondern ihn auch in seiner spirituellen Dimension wahrzunehmen. Dafür ist es notwendig, in seine subtilen, primären und einzigartigen Tiefen einzutauchen.

Auf diese Weise können wir sagen, dass unser Weg schon vorgezeichnet ist. Je weiter wir seinem Pfad folgen, desto mehr werden wir von seinen Farben, die sich im Kristall des Lichts des Lebens widerspiegeln, verzaubert. Dort finden wir die meisten Antworten. Häufig bleiben wir jedoch auf der Oberfläche und erwarten uns, dort Antworten zu finden. Sie tauchen dann aber nicht auf, weil sie auf der Oberfläche nicht zu finden sind, sondern nur in den tiefsten Tiefen. Wenn wir sie finden wollen, dann müssen wir tauchen, um sie auch wirklich zu erreichen.

Wenn wir die Orixás und ihre Zeichen in uns kennen, können wir an unseren Ungleichgewichten arbeiten, wie z. B. der Unausgeglichenheit einer Dualität, dem Abnehmen einer Polarität oder an unserer Entfernung aus unserem Ich-Zentrum. Das Wichtigste jedoch ist das Erkennen der Ursachen, die uns zu einem Ungleichgewicht in einer der Eigenschaften einer Elementarkraft in Form eines Mangels oder eines Überflusses oder eines Missverhältnisses von Bewusstsein und Potenz führen.

Die Dualität besteht aus Gegensatzpaaren, die sich gegenseitig ergänzen, wie z. B. das Maskuline und das Feminine, das Rationale und das Irrationale, Bewusstheit und Potenz, dadurch stellen sie ein im Gleichgewicht befindliches Ganzes dar. Nehmen wir einmal das letzte Paar.

Wenn die Bewusstheit das Wasser ist, welches die Wirkung eines zu starken Feuers besänftigt, das den Menschen in ein Ungleichgewicht stürzt, so ist es zugleich auch ein wohltuender Balsam für die Schmerzen seiner Seele[8]. Die Potenz ist das Feuer, das uns Antrieb gibt, das bewegt und erwärmt und das durch die Konzentration von Kräften und Energien entsteht.

Ein Mensch wird in seiner Dualität nur dann ausgeglichen sein, wenn die Potenz, die in seiner Essenz enthalten ist, in einer ihr ebenbürtigen Bewusstheit ihren Ausgleich findet. Die Bewusstheit ihrerseits benötigt ebenfalls eine ihr kohärente Potenz, damit sie in ihrer Essenz nicht die Balance verliert. Potenz und Bewusstheit brauchen einander, damit sie sich in Harmonie manifestieren können.

Die Erde der Bewusstheit ist die Potenz und die Erde der Potenz ist die Bewusstheit. In der konkreten materiellen Welt können wir jedoch nur die Potenz sehen. Ich gebe ein Beispiel für die Bewusstheit in ihrer Dualität mit der Potenz: Ich muss meine Tasche aus dem Auto holen, das in der Garage parkt.

Wenn ich mich nur durch meine Kraft definiere, dann werde ich an nichts anderes als an meine Tasche denken. Ich werde meine physische Kraft anwenden, um die Wand zu durchbrechen, die mich von der Garage trennt und werde erst damit aufhören, wenn ich bei meinem Auto angekommen bin. Wir können uns den Schaden vorstellen, der aus Mangel an Bewusstheit gerade nicht entstanden ist!

Wenn ich in dieser Situation auch meine Bewusstheit als Ressource heranziehe, werde ich die Tür des Zimmers öffnen, zum Auto gehen und die Tasche nehmen. Dieses Beispiel veranschaulicht, wie wir an der Art, mit der wir an Dinge herangehen, an den Auswirkungen unseres Tuns und unserer Haltung, ablesen können, wie es um unsere Beziehung zwischen unserer

8 espirito.

Bewusstheit und unserer Kraft bestellt ist. Wenn sich unsere Bewusstheit und unsere Potenz im Gleichgewicht befinden, dann fließt das Leben besser.

Nehmen wir als Beispiel dieselbe Situation, sagen aber, dass sich meine Bewusstheit in einem Überfluss befindet. Meine Haltung würde mich dann ganz viel darüber nachdenken lassen, wie ich zum Auto kommen könnte, d. h. es würde mir an Entschlossenheit fehlen, die Tasche holen zu gehen, in anderen Worten: Ich käme nicht vom Sofa.

Die Polarität fördert den Zustand des Gleichgewichts, wenn sie ihre Funktion des Negativen ausreichend erfüllt. Ein Beispiel dafür sind die Stromleitungen, in denen der Strom dank eines negativen und eines positiven Pols fließt. Der negative Pol zerstört aber nichts, er ist auf positive Weise notwendig, damit es überhaupt Strom geben kann.

Sowohl die Dualität als auch die Polarität sind Teil unserer psychischen und spirituellen Konstitution und wenn jemandem das Gleichgewicht fehlt und wir ihn dabei begleiten wollen, es wieder herzustellen, dann müssen wir sie beide behandeln. Wenn wir von der Polarität der Elemente und der Elementarkräfte sprechen, dann beziehen wir uns auf ihre Schatten.

Ich gebe noch ein Beispiel: Wenn die Ursache der Depression eines Menschen in der ersten Elementarkraft des Elements Feuers, dem Orixá Elegbara, verortet ist, dann wird eines seiner Symptome sein, dass er auf allen Ebenen und in allen Dimensionen in eine Apathie und in ein tiefes Schweigen fällt. Gleichgültigkeit, Trägheit und vor allem das Schweigen sind dann die Ausdrucksweise für sein Ungleichgewicht, seine Ängste und sein Leid. Er wird für sich selbst und auch für die Welt an sich kein Verständnis aufbringen können, was ihm ebenfalls gleichgültig sein wird. Nichts scheint ihn motivieren zu können. Er wird keine Selbstmordabsichten zeigen, um dem Leben zu entfliehen, aber der Tod wird in seiner Beziehung zur Welt als eine existentielle Seinsmöglichkeit präsent sein.

Ein anderes Beispiel ist, wenn eine Depression mit der zweiten Elementarkraft des Feuers, Ogum, zusammenhängt, die in ihrer Essenz die »kontinuierliche Bewegung« darstellt. Dann wird es keinen Stillstand geben, sondern ganz im Gegenteil ein fortwährendes Voranschreiten. Es wäre nur gut dabei zu wissen, in welche Richtung!

Damit es Bewegung geben kann, ist es wichtig, dass unsere Kraft auf ein Hindernis stößt. Die kontinuierliche Bewegung von Ogum entsteht also, wenn wir so wollen, indem wir Hindernisse überwinden.

Wenn wir im Feld dieser Elementarkraft in ein Ungleichgewicht kommen, dann bleibt der Mensch in der kontinuierlichen Bewegung verhaftet, allerdings in ihre entgegengesetzte Richtung, also rückwärts, d. h. der Mensch wird zu seinem eigenen Hindernis. Je mehr er versucht, aus dieser quälenden Regression herauszukommen, desto mehr schadet er sich selbst. Gleichzeitig beschleunigt sich sein ganzes Leben, er trifft voreilige Entscheidungen und zeigt ein verletzliches Verhalten. Sich aus dieser Situation zu befreien, wird sein einziges wahres Ziel.

Bei dieser Art von Ungleichgewicht, bei der Bewegung eine Rolle spielt, verliert sich der Mensch zwischen zwei ebenbürtigen und konträren Kräften: einerseits dem Willen etwas aufzubauen, weiterzukommen und an etwas zu glauben, und andererseits dem Zwang zu zerstören, sich zurückzuziehen und sich zu vernichten. Wenn diese Bewegungsumkehr stattfindet, dann steigt die Gefahr zum Suizid, da der Mensch den Eindruck hat, die Kontrolle über seine Situation vollends zu verlieren.

In Wahrheit will sich der Mensch ja nicht vernichten, doch da er nicht mehr zwischen sich und seinem Leiden unterscheiden kann, nimmt er schließlich sein eigenes Leben zum Ziel seines Zerstörungstriebs, d. h. die Umsetzung des Suizids wird immer wahrscheinlicher.

In beiden Fällen, Elegbara als auch Ogum, gibt es eine Beziehung zwischen einer äußeren Stille und einer inneren Bewegung. Je größer die innere Bewegung, desto größer auch das Schweigen oder die Stille nach außen. Wenn die innere Bewegung sehr groß ist, dann hat der Mensch keinen Raum mehr für Überlegungen darüber, was seiner Angst entgegenwirken und wie er seiner Depression entgehen könnte, d. h. er kann sich keinen Ausweg mehr vorstellen, weil es dafür keinen Platz mehr gibt.

Durch seine Wahrnehmung über die innerlich angehäuften Vorgänge und die Reibung, die aus dem Ungleichgewicht entsteht und die sich ins Unerträgliche steigert, verschärfen sich seine inneren Konflikte noch mehr und somit auch sein Bedürfnis, nur noch zu schweigen. Es entsteht ein Teufelskreis: Je größer sein innerer Konflikt, desto mehr schweigt der Mensch, und je mehr der Mensch schweigt, desto mehr leidet er.

Ein weiteres Beispiel wäre eine Unausgewogenheit, die mit dem Element Erde in Zusammenhang steht, das unter dem Einfluss des Orixá Obaluaiê steht, in diesem Fall kommt es wieder zu anderen Symptomen.

Ein Mensch in dieser Situation wird tendenziell seine Bewusstheit über die Realität als eine Möglichkeit des Lebens verlieren und deprimiert werden, weil er nicht an seine Fähigkeit glauben kann, etwas zu erreichen. Er wird eine abwertende Haltung den Dingen gegenüber, die er schon erreicht hat, zeigen und sich blockiert fühlen. In diesem Fall sind handwerkliche Tätigkeiten, wie z. B. die Arbeit mit Ton, Zeichnen und Malen, bei der Unterstützung einer Therapie von großem Wert, damit unsere KlientInnen sich wieder als jemand wahrnehmen, der/die etwas umsetzen kann. Essentiell ist, dass sich die KlientInnen in der Zeit, die ihnen zur Verfügung steht, um sich künstlerisch und manuell auszudrücken, wohlfühlen, da sie in konkreter Form, durch die physische Repräsentation dieses Elements, die psychologische Dimension von etwas, das in ihnen aus dem Lot gekommen ist, bearbeiten werden. Das wird den Menschen ohne Zweifel guttun.

Wenn der Entstehungsort eines Ungleichgewichts aber zum Beispiel in der dritten Qualität des Elements Wasser (Yemanjá) liegt, dann wird das folgende Entsprechungen haben: auf der **körperlichen** Ebene ein hormonelles Ungleichgewicht, auf der **mentalen** Ebene die Rückkehr in die Vergangenheit, in dem Versuch, sich an Erfolgen zu orientieren und Gefühle der Frustration aufzulösen, was aber notwendigerweise einen Prozess der Verwirrung auslösen wird, auf der **energetischen** Ebene die Tendenz mit melancholischen Situationen mitzuschwingen, so als ob diese eine Quelle der Nahrung sein könnten, während es auf der **spirituellen** Ebene zu einem fortwährenden Kreislauf, einer Rotation und dem Verlust des Bewusstseins für Transzendenz kommt. Es ist wichtig, dass wir uns der spirituellen Ebene erinnern und für eine gute Ausrichtung zwischen dem Bereich des Bewussten und dem primären Unbewussten oder dem Spirituellen sorgen.

Je nachdem, ob sich das betreffende Element im Menschen im Überfluss oder in einem Mangel, einer Schwäche, befindet, die nach einer Stärkung verlangt, sollte in dieser Beziehung die spirituelle Dimension des Elements und ihre Beziehung zur Bewusstheit des Menschen bearbeitet werden.

Das Studium des »integrierten Systems des primären Unbewussten« bietet so die Möglichkeit, Ursachen von Ungleichgewichten auf den verschiedenen Ebenen zu erkennen, die verschiedenen Symptome je nach ihrem Ursprung (in den 16 Elementarkräften) wahrzunehmen und sowohl auf psychologischer als auch auf spiritueller Ebene mögliche Behandlungsweisen für diese Situation im Menschen zu finden.

 Die spirituelle »Behandlung« wird durch Rituale, Assentamentos[9], Reinigungen u. Ä. durchgeführt und erreicht so das primäre Unbewusste durch seine formbare und durchlässige Membran, wo die Veränderungen und Transformationen, die das Ritual intendiert, stattfinden. Hier soll man wissen, dass jedes spirituelle Ritual, ungeachtet seiner Tradition, mit diesen selben Zielen arbeitet.

Dank der Resonanz im primären Unbewussten wird es zur notwendigen Absorption kommen, um einen spirituellen Ausgleich in dem Element, das die Störung verursacht hat, herbeizuführen. In Folge kommt es dann auch zu einer Resonanz in der materiellen Welt, d. h. auf der horizontalen Ebene. Dabei dürfen wir nicht vergessen, dass diese Dinge auch eine angemesse Zeit brauchen, um sich zu kristallisieren. So wiederhole ich mich, ist es von grundlegender Wichtigkeit, herauszufinden, was das Ungleichgewicht verursacht hat, um davon ausgehend mit einer Behandlung zu beginnen. Manchmal muss diese Ursache dann auch dadurch kompensiert werden, dass man das, was im Mangel ist, verstärkt.

Andere Male muss man das, was im Ungleichgewicht ist, durch eine Stärkung dessen, was im Gleichgewicht ist, verringern. Wenn z. B. die Ursache des Ungleichgewichts eine Unausgewogenheit oder Schwächung des Elements Feuer ist, dann sollte diese mit Ritualen und psychologischer Begleitung dahingehend behandelt werden, dass dieses Element gestärkt wird.

Das Ziel dieser Anpassungsarbeiten ist es, den Menschen aus seinem sekundären Ich-Zentrum hinauszuführen, in dem er sich, wenn er im Ungleichgewicht und außerhalb seiner Achse ist, befindet, und ihn wieder zum wahren Ort seines primären Ich-Zentrums zu begleiten.

---

9 Rituale, in denen eine Verbindung zur spirituellen Ebene verstärkt oder hergestellt wird.

Manchmal verwechseln Menschen ihr sekundäres Ich-Zentrum mit ihrem primären Ich-Zentrum, dank einem vermeintlichen Wohlgefühl, d. h. dank dem irrtümlich entstandenen Eindruck, dass sie dort gut aufgehoben wären.

Je länger ein Mensch in einem Zustand des Ungleichgewichts verweilt, desto verletzlicher wird er in seinem elektromagnetischen Feld, das beginnt, negative spirituelle und/oder psychologische Abladungen anzuziehen, die sich später in psychosomatische Krankheitsbilder verwandeln können. Um den Ursprung psychosomatischer Störungen aufzulösen, ist es ebenfalls wichtig zu erfassen, woher die negativen Abladungen stammen, die den Menschen belasten.

In unser eigentliches Ich-Zentrum bzw. unser primäres Zentrum zurückzukehren bedeutet, an unseren Nullpunkt zu kommen, unseren Ausgangspunkt, dorthin, wo wir uns mit uns selbst und in uns angenommen und gut aufgehoben fühlen, was aber nicht bedeutet, dass wir unseren Sinn für Bewegung oder Richtung hin zu einer Erneuerung und Transformation aufgeben müssen. Wenn Letzteres geschieht, dann deshalb, weil der Mensch in einem Sekundären Ich-Zentrum festsitzt.

Wenn es einem Menschen an Objektivität in seiner Haltung mangelt und er nicht zu einer guten Zeit wieder in sein Ich-Zentrum gelangt, dann entsteht ein Raum, der von zwanghaften Tendenzen eingenommen werden kann. In der extremsten Situation kann der Mensch dann suizidgefährdet sein, da er keinen anderen Weg mehr sieht, seine Ängste zum Schweigen zu bringen.

Wenn wir einen Menschen in seinem Ich-Zentrum stärken und widerstandsfähiger werden lassen wollen, ist es wichtig, den Begriff des »Eledá« zu kennen. Wenn man das Eledá stärkt, dann kommt es zu einer Resonanz zwischen dem »Ich-Zentrum« und dem Eledá. Daher ist es wichtig zu wissen, ob das »Ich-Zentrum« oder das Eledá eines Menschen geschwächt ist.

Es ist wichtig, dass »Ich-Zentrum« oder das »Eledá« nicht mit dem Ego, der Persönlichkeit oder dem Charakter eines Menschen zu verwechseln.

In der afro-brasilianischen Tradition ist das »Eledá« das spirituelle Licht, das den Zustand unseres »Lebendigseins« anzeigt. Wir können sagen, dass es die Achse unseres spirituellen Halts ist, das Licht unserer spirituellen Bewusstheit, das, was uns Bewusstheit über das Leben selbst gibt und unseren physischen und spirituellen Körper belebt. Unser Eledá ist der Bote oder das Abbild der Informationen, die aus dem tiefsten inneren Universum des Einzelnen kommen. So ist es also der Weg oder das Tor, durch das alle möglichen Transformationsfaktoren kommen und gehen. Dieses tiefste Universum steht direkt mit unserer natürlichen Essenz in Beziehung.

Wenn wir, ungeachtet seiner spirituellen Tradition, ein Ritual für jemanden durchführen, dann ist das Eledá immer das erste System, das wir damit berühren. Dies gilt für die Arbeit in allen Traditionen. Das Eledá seinerseits wirkt als Transportmittel, das die Informationen eines spezifischen Rituals zur Essenz des einzelnen Wesens bringt. Dann kommt es zur Expansion oder zur Kontraktion der Membran des primären Unbewussten, je nachdem, was den Bedürfnissen des Menschen, um den es sich handelt, entspricht.

Wir können also sagen, dass unser Eledá der Nullpunkt der formbaren und durchlässigen Membran ist, welche unsere Essenz umgibt, d. h. der Nullpunkt des primären Unbewussten und das Eingangs- und Ausgangstor für das, was einem Menschen übermittelt wird. Sind wir darin geschwächt, dann haben wir die Tendenz, ein wenig »außer uns« zu sein und unser »Ich-Zentrum« zu verlassen, was so viel bedeutet, wie dass unsere Schwächung einer Verletzlichkeit geschuldet war.

»Verletzlichkeit ist das Kind der Unsicherheit«

Im Allgemeinen fühlt sich ein Mensch, dessen Eledá geschwächt ist, wie hinter einem Schleier und alles fällt ihm ein wenig schwerer, weil es ihm nicht gelingt, mit sich selbst, seiner Umwelt und den anderen in Präsenz zu sein. Anstatt anzunehmen, lehnt er ab, er kann nichts integrieren oder akzeptieren. Schließlich verliert er auch seinen Sinn zur Entschlossenheit. Die spirituelle Stärkung des Eledá zieht eine psychologische Resonanz nach sich, d. h. sie hilft, das Selbstbewusstsein des Menschen zu stärken. Nach einem emotionalen Schock neigt der Körper dazu, zusammenzubrechen. Auch ein spiritueller Schock wird von einer ihm entsprechenden, emotionalen und physischen Instabilität begleitet. Wenn wir unser Eledá stärken, stärken wir auch unser Ich-Zentrum.

Wahrnehmungsübung zur Präsenz

Diese Übung hilft Menschen im Hier und Jetzt präsent zu sein, sich in sich selbst sicherer zu fühlen und Fokus zu gewinnen. Wenn wir zerstreut und abgelenkt sind, dann fällt es uns tendenziell schwerer, zu bemerken, was um uns herum geschieht, so als ob wir in einer Märchenwelt leben würden oder in einem Traum.

Zu Beginn der Übung zeigen wir auf die Dinge im Raum: die Stühle, die Lampe, die Blumenvase, das Dekor an der Wand. Dann werden den TeilnehmerInnen die Augen verbunden und sie gehen mit verbundenen Augen eine Weile im Raum umher. Dann bekommen sie eine Aufgabe, z. B. die Lampe einzuschalten, die Blumenvase an einen anderen Ort zu bringen, den Bleistift aufzuheben, der zuvor absichtlich auf den Boden gelegt wurde und so weiter und so fort.

Anfänglich werden sie unsicher sein, weil sie nicht mehr wissen, wo im Raum sie sich befinden und noch viel weniger, wo die Gegenstände sind, die sie finden sollen. Sie werden sich langsam bewegen und mit den Händen im Raum umhertasten, ohne sofort Erfolg zu haben. Beim raschen Gehen werden sie sich verloren und unsicher fühlen, weil sie nicht wissen, welche Richtung sie einschlagen sollen und Angst vor irgendwelchen Hindernissen haben werden. Einigen wird gelingen, was von ihnen verlangt wurde, andere werden sich nicht einmal das Recht erlauben, es versucht zu haben.

Dann wiederholen wir die Übung ohne Augenbinde. Natürlich wird sich die Haltung und die Dynamik der Teilnehmenden verändern. Es kommt zu einer Zielgerichtetheit und alle werden wissen, wo sie hingehen sollen. Jetzt müssen sie den Raum nicht mehr ertasten, sondern sie können direkt dazu übergehen, das zu tun, was ihre Aufgabe ist.

Die Freude darüber, Dunkelheit, Unsicherheiten und Ungewissheit hinter sich zu lassen und wieder man selbst zu sein, ist unvergleichlich.

Mit dieser Übung wollen wir einen Vergleich zwischen einem Leben mit offenen und einem Leben mit geschlossenen Augen herstellen. Dabei ziehe ich eine Analogie zu unserer Beziehung zu unserem Eledá. Wenn das Eledá eines Menschen geschwächt ist, dann lebt er so, als ob er mit geschlossenen Augen leben würde. Um das Leben »sehenden Auges zu erleben« ist es notwendig, aufzuwachen, was nicht nur bedeutet, unsere physischen Augen zu öffnen, wir müssen auch ganz bewusst die Augen zu unserer spirituellen Bewusstheit öffnen.

Dabei verhelfen spezifische Rituale wie z. B. das Assentamento de Eledá mit einer Kerze, Wasser und Ajeum (rohes Maniokmehl mit Honig) das, was real ist, auf natürliche Weise zu integrieren.

XIRÊ

Kreislauf, Tanz des Lebens

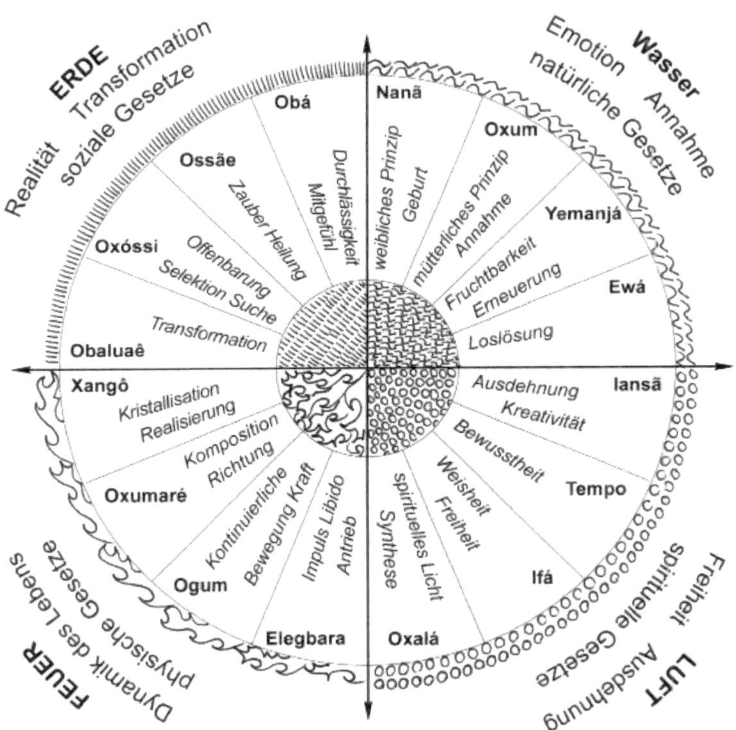

Teil II

Elemente und Elementarkräfte

Orixás oder Elementarkräfte sind gemäß der Lehre von Templo Guaracy Kräfte und Energien in der Natur, die für die Zusammensetzung des Lebens und seiner Dynamik in der Welt der Formen verantwortlich sind. Ausgehend von diesem Konzept verstehen wir die Natur als heiliges Buch, in dem wir alle nötigen Informationen und Lehren für unser Leben finden können.

Während es immer wieder spirituelle Lehrer gibt, die untereinander darüber streiten, wer den schönsten Altar oder die schönste Kirche hat, vergessen sie, was Gott uns gegeben hat, nämlich ausnahmslos die schönsten und wahrhaftigsten Altäre, die Altäre der Flüsse, der Wälder, der Steinbrüche, der Meere ...

Die Natur an und für sich ist uns bekannt und wenn wir uns dieser Natur zuordnen wollen, dann ist es wichtig, zu wissen, wo in ihr unsere Quelle ist, an die wir uns wenden sollen, wenn es darum geht, unsere Schwierigkeiten zu meistern und auszugleichen, was in uns nicht im Gleichgewicht ist.

Um die positiven oder auch negativen Einflüsse der Elemente und Elementarkräfte im Zyklus des Lebens zu verstehen, folgen wir dem Xiré Guaracyano,

»das ist der Name, den Templo Guaracy benutzt, um die Karte der Ursprünge der Welt zu bezeichnen, die aus einer Kombination der Weisheit der spirituellen Entitäten und den Erkenntnissen der modernen Wissenschaften erstellt wurde.«
Luis Pellegrini – Revista Planeta

Jedes Element setzt sich hierbei aus vier Elementarkräften zusammen, das macht insgesamt 16 Orixás:

Elementarkräfte oder Orixás des Elements Feuer
- Elegbara (Libido/Impuls)
- Ogum (Kraft/kontinuierliche Bewegung)
- Oxumarê (Komposition/Richtung)
- Xangô (Kristallisation/Umsetzung)

Elementarkräfte oder Orixás des Elements Erde
- Obaluaê (Transformation)
- Oxóssi (Offenbarung/Selektion/Suche)
- Ossãe (Zauber/Heilung)
- Obá (Durchlässigkeit/Mitgefühl)

Elementarkräfte oder Orixás des Elements Wasser
- Nanã-Buruquê (Weibliches Prinzip/Geburt)
- Oxum (Mütterliches Prinzip/Annahme)
- Yemanjá (Fruchtbarkeit/Erneuerung)
- Ewá (Loslösung)

Elementarkräfte oder Orixás des Elements Luft
- Iansã (Ausdehnung)
- Tempo (Bewusstheit)
- Ifá (Weisheit/Freiheit)
- Oxalá (spirituelles Licht/Synthese)

In jedem von uns gibt es einen vorherrschenden Orixá, die Quelle unseres ursprünglichen Seins. Ausgehend von dieser Quelle können wir uns auf allen Ebenen immer wieder ins Gleichgewicht bringen und wieder neu geboren werden: auf der psychologischen, der energetischen, der vibratorischen, der medialen und der spirituellen Ebene. Und wir können mit den verschiedenen Qualitäten und Dimensionen der Elementarkräfte oder Orixás in Beziehung treten.

Das ähnelt der Begegnung mit einem Menschen. Wir können ihn rein körperlich sehen, die Farbe seiner Haut, wir können seine Energie spüren und seine Spiritualität wahrnehmen. Die Dimension des Eingangsportals unserer Wahrnehmung ist dabei von der Notwendigkeit und dem Ziel abhängig, das wir erreichen wollen.

Wir können also sagen, dass der Mensch ein »Spiegelbild seiner Essenz« ist und dass die »Essenz die Kristallisation seines Wesenskerns ist«.

Wenn es in uns zu einem Ungleichgewicht kommt, dann werden seine Spuren in unserem physischen, psychischen und spirituellen Körper abgebildet, entweder in einer Instanz oder in allen. Anhand dieser Spuren können wir erkennen, woher das Ungleichgewicht stammt, um anschließend die nötigen Informationen darüber zu erhalten, wie wir unseren ursprünglichen und harmonischen Zustand, der unserer Ursprungsquelle entspricht, wieder herstellen können.

Diese Wiederherstellung bzw. diese Neuausrichtung, kann und soll sich auch unterschiedlicher psychologischer, medialer und spiritueller Interventionen (IPSI) bedienen, wie z. B. dem Heiligen Tanz, der Kunst, der Persönlichkeitsentwicklung und anderen Methoden, die im dritten Teil dieses Buches angeführt sind.

Das Element Feuer

Auf der physischen Ebene nehmen wir die Farbe der Flammen wahr und wie hoch sie lodern, auf der psychischen Ebene unsere Libido, den Impuls und die durch ihn entstehende Dynamik, auf der energetischen Ebene unsere Bewegungen, ihre inneren und äußeren Kräfte, die durch sie hervorgerufene Erwärmung

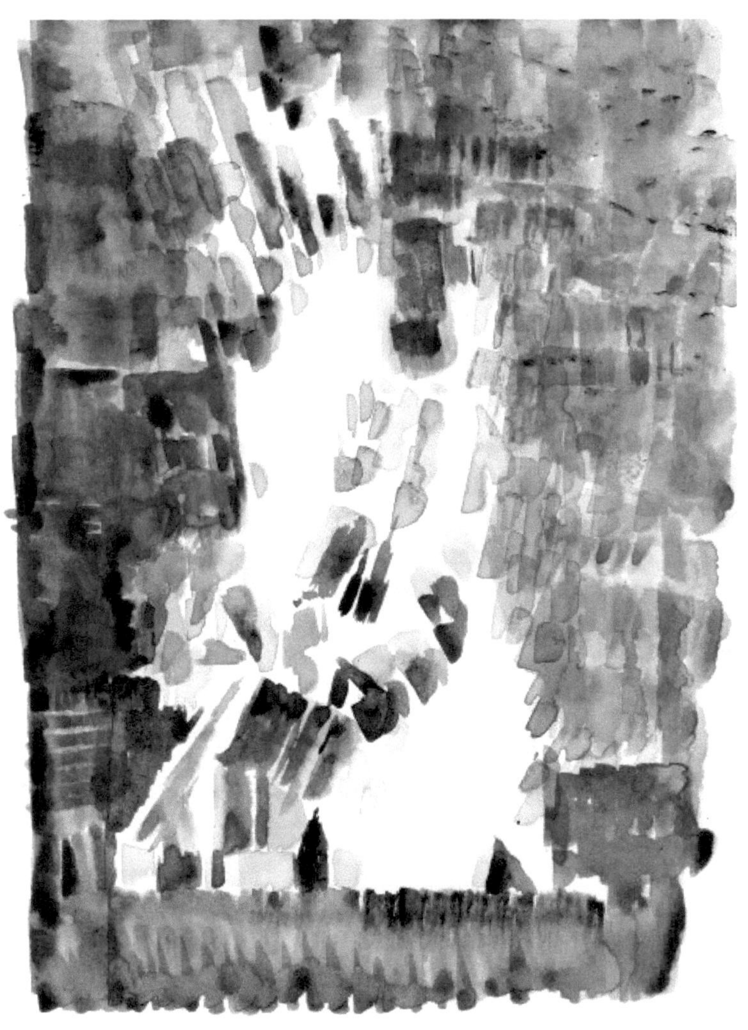

 und auf der medialen/spirituellen Ebene, die Abladungen, unsere Veränderungen, sprich Transformationen und die Klarheit und die Reinigung, die wir durch sie erfahren. Die Ebene, auf der wir arbeiten, hängt von unserer Intention ab.

Wir können Spiritualität nicht als eine Vertikale betrachten, die uns, je höher wir steigen, desto näher zum Licht führt; es geht um eine horizontale Tiefe, zu der uns unsere vertikale Bewusstheit hinführt.

»Das spirituelle Licht der Veränderung ist die Transformation.

Das spirituelle Licht der Bewusstheit ist die Weisheit.

Das spirituelle Licht der Liebe ist die Zärtlichkeit.

Die Kunst ist die Manifestation unserer Inspirationen.

Unsere Hände und Arme sind eine Erweiterung unserer Kommunikation.«

Elegbara: Libido/Impuls

Elegbara ist die erste Qualität oder Elementarkraft des Elements Feuer. Es ist die Antriebskraft des primären Impulses, der Libido, die auf der psychischen, physischen, energetischen, vibratorischen, medialen und spirituellen Ebene wirkt. Es ist unser inneres Feuer, das unseren Körper, Verstand und Geist[10] erwärmt und belebt.

Zum Vergleich können wir das chaotische, heftige und richtungslose Feuer im Erdinneren heranziehen, das sich, ohne Bewusstheit über sich zu haben, ausdehnen und befreien will.

Das Feuer von Elegbara wirkt in uns auf genau dieselbe Wei-

---

10 espirito.

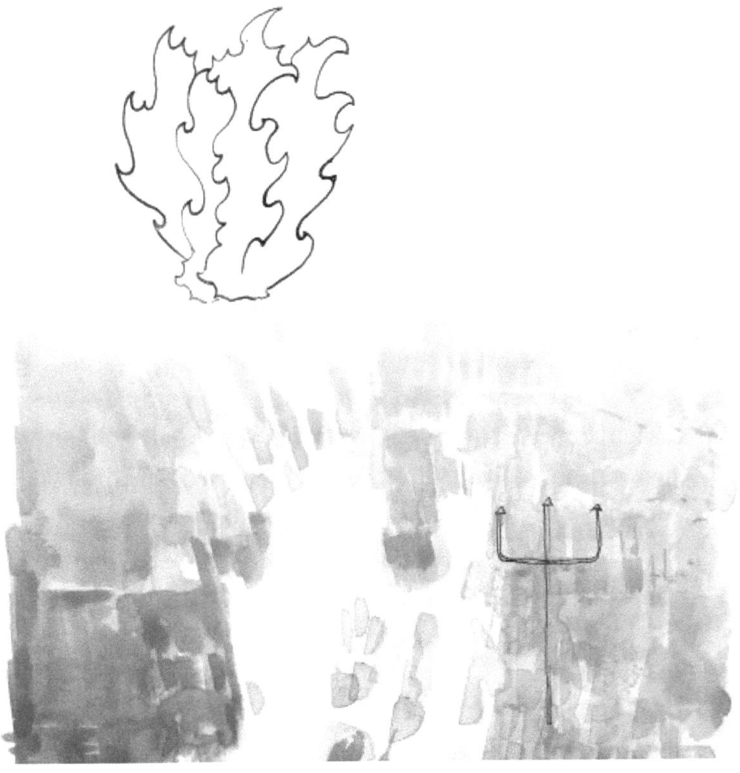

se. Wir haben im Zentrum unserer »Erde«, in unserem Körper, ein Feuer, das uns die Libido als Ressource zur Verfügung stellt und uns darüber hinaus Impulse und die notwendige Wärme gibt, um unsere Körper am Leben zu erhalten, so dass wir unser Leben weiter führen können.

Es ist ein chaotisches Feuer, jederzeit bereit zu explodieren. Es verlässt sich auf den Zufall und ist überzeugt davon, im Zufall und in sich selbst die Bewusstheit zu finden, die ihm seinen Weg zeigen wird. Es ist eine unaufhörliche Explosion, die sich von ihrer Resonanz mit dem Leben selbst und ihrem eigenen, unendlichen Lebenswillen nährt.

Dieses Feuer lebt seinen Wunsch, alle Grenzen niederzureißen, mehr und mehr an Raum zu gewinnen und sich zu befreien. Doch all dies geschieht klarerweise vergeblich und das ist gut so, denn sonst würde Elegbara seine Funktion in unserem Leben verlieren.

So können wir Elegbara auch als das notwendige Chaos verstehen, das uns aus unserer Mitte reißt, um uns das Vergnügen zu ermöglichen, sie später wieder zu finden.

Wenn wir keinen Hunger verspüren oder keine Bewusstheit über das Hungergefühl haben, dann denken wir nicht einmal ans Essen. Aber wenn wir hungrig sind, mit welcher Freude essen wir dann! Unseren Hunger zu stillen bedeutet Freude zu empfinden, unseren Unmut zu verlassen und in die Mitte unseres Quadranten, in unser Gleichgewicht, zurückzukehren.

Wer das Dasein im Zentrum seines Quadranten mit einem abgeklärten Trott und wohliger Bedürfnisbefriedigung verwechselt, dem fehlt es höchstwahrscheinlich an Bewusstheit über die notwendigen Polaritäten, die unsere Werte in Frage stellen und uns die Freuden des Lebens erfahrbar werden lassen.

Wir können den Einfluss dieses Feuers auf unser Leben immer wieder wahrnehmen, wie es uns, manchmal auch ganz subtil, zu Veränderung führt, uns Geborgenheit gibt und uns Hindernisse aus dem Weg räumt.

Die Libido als Willens- und Lebenskraft auf allen Ebenen (körperlich, geistig und spirituell) stellt eine notwendige Polarität dar, die es uns ermöglicht, Unterschiede wahrzunehmen, und die somit auch die Urkraft des Neubeginns in sich birgt.

Elegbara ist das notwendige Negativ für ein Gleichgewicht im Positiv, mit anderen Worten, es repräsentiert den Schatten, der dem Licht seine Gültigkeit verleiht und vice versa. Denn in Wahrheit gibt es nichts wirklich Negatives, sondern nur Dinge, die nicht an ihrem Platz sind.

Wenn eine Schlange in unser Haus kommt, dann haben wir die Tendenz, sie zu vertreiben, weil das nicht der passende Ort für sie ist und sie an diesem Ort als etwas Negatives angesehen wird. Wenn sie jedoch in ihrem natürlichen Lebensraum wäre und wir durch unsere Präsenz diesen mit ihr teilen würden, dann sind wir es, die fehl am Platz wären.

In unserer Innenwelt repräsentiert Elegbara unseren Impuls, unseren Antrieb. Und es kommt vor, dass es uns genau an diesem Impuls fehlt, um zur Verwirklichung unserer Pläne, Xangô, die vierte Qualität des Feuerelements, zu erreichen.

Andere Menschen hingegen haben einen Impuls, können ihre Wünsche aber nicht umsetzen, weil sie sich unsicher fühlen, was nach der Erreichung ihres Ziels, das im Impuls von Elegbara seinen Ausgang nahm, geschehen soll. In diesem Fall ist entweder der Impuls, ans Ziel zu gelangen, nicht stark genug bzw. es fehlt die Kraft, um den Leerraum zu überwinden, der unweigerlich entsteht, wenn wir unsere Ziele erreichen.

Das Gegenteil davon wäre, dass der Impuls zu stark ist, es also zu viel davon gibt. In diesem Fall zerstört sich der Mensch selbst, weil er zu den Auswirkungen seines Handelns keinen Bezug herstellen kann, da Elegbara selbst über keine Bewusstheit verfügt. Dann sprechen wir von impulsiv handelnden Menschen.

Als Beispiel können wir uns einen Menschen auf einem Berggipfel vorstellen, der durch einen rein von Elegbara ausgelösten Drang einen Sprung wagt, ohne an die Lebensgefahr zu denken, in die er sich dabei eventuell begibt, so hingerissen ist er von seiner Lust an der Gefahr.

Die Pausen und Zeiten des »Wartens«, die wir zwischen unseren Impulsen erleben, können nicht an der chronologischen Zeit gemessen werden. Sie hängen vom Reifegrad der Bewusstheit des Menschen über den jeweiligen Raum für neue Aktivitäten ab.

Das Feuer auf spiritueller Ebene hat eine männliche Bewusstheit, die Exu (Macht, Kraft) genannt wird, und eine weibliche Bewusstheit, Bombogira oder Pombagira (Bewusstheit, Annahme). Was wir Elegbara nennen, setzt sich aus diesen beiden Bewusstheitsaspekten zusammen. Es ist nur natürlich, dass Menschen auch eine Dominanz in einer dieser Bewusstheitsebenen aufweisen: der Kraft und der Macht (Exu) oder der Bewussstheit und der Annahme (Bombogira).

Die Farben von Elegbara sind rot und die Kombination aus schwarz und rot und gelb und schwarz. Diese dichten Farben verstärken die spirituelle Dimension und den vibratorischen Zustand des Menschen. Fühlen wir uns nicht gut, ist es angeraten, diese Farben zu vermeiden. Wir verwenden rote Nelken für Exu und rote Rosen für die Bombogiras. Zusätzlich zu den Farben verwenden wir bei den Ritualen Lieder und Rhythmen, um die vibratorische Ebene von Elegbara zu erreichen.

Die Erfahrung hat gezeigt, dass es für Menschen mit Depressionen schwieriger sein kann, Bewusstheit über diese dichte Schwingungsebene zu erlangen, da sich der Mensch dann unter Umständen dabei nicht wohlfühlt.

Im Fall von M. A., über die in Teil 1 berichtet wurde, kann man sich fragen, ob sich der Mensch schwarz kleidete oder ob es die Depression war, die von ihm eingekleidet wurde.

Elegbara hilft uns, die Schwelle zwischen unseren Wünschen und unseren Bedürfnissen abzuklären, etwa wenn wir verreisen wollen, dafür erst aber gesund werden müssen, um überhaupt reisen zu können.

In unserer Harmonie, also wenn wir uns in unserem Gleichgewicht befinden, sind wir ganz in der Präsenz und weder in der Vergangenheit noch in der Zukunft zu Hause.

Das große Mysterium besteht darin, weder das eine noch das andere zu verleugnen. Unser Zentrum ist die Mitte des Quadranten, wo sich die Vertikale (das spirituelle Leben) und die Horizontale (das Leben auf der Erde) in Harmonie begegnen.

Wenn wir in der Vergangenheit leben und von ihr gefangen

sind, weil wir etwas bewahren oder wieder herstellen wollen, dann neigen wir stark dazu, in Depressionen zu fallen, wie wir an dem Beispiel sehen können, das ich zu Yemanjá gegeben habe.

Wenn wir in der Zukunft gefangen sind, dann können wir uns nicht auf die Gegenwart konzentrieren, diese Widersprüchlichkeit führt dann dazu, dass unsere Ängste spürbar zunehmen. Beide Situationen führen uns aus dem Zentrum unseres Quadranten in ein Zentrum aus Gegensätzlichkeiten und Widersprüchen.

Wenn dieser Missstand sehr lange anhält, dann merken wir überhaupt gar nicht mehr, dass wir nicht mehr in unserer Mitte sind und nicht mehr in Harmonie mit uns selbst leben. Wir fühlen uns dann in unserem Zentrum, obwohl wir uns lediglich im Zentrum unseres Ungleichgewichts befinden. Wir können dann auch im Hier und Jetzt keine Lebensfreude mehr verspüren. Wir sind in A, denken aber an B, d. h. in Wahrheit sind wir ja gar nicht in A, weil wir ja B denken und in B sind wir aber auch nicht, weil wir ja in A sind. So leben wir in einer Scheinwelt, ›auf dem Mond‹, oder besser gesagt geben uns große Mühe und bauen aber doch nur Luftschlösser und kauen an besagten »Bonbons aus Papier«.

Elegbara und das psychische Ungleichgewicht

Der depressive Aspekt von Elegbara zeigt sich darin, dass der betroffene Mensch in ein Schweigen fällt. Innerlich möchte er allem und jedem ein Ende setzen, aber nach außen findet nichts von alldem einen Ausdruck.

Der Verstand wird zu einer mächtigen Kraft und im Falle einer gestörten Bewusstheit in Elegbara entwickelt sich die Sinnlichkeit zu Promiskuität.

Je nach Notwendigkeit wird sich in Elegbara die Dominanz einer der beiden Bewusstheitsebenen, Exu oder Bombogira/

 Pombagira, zeigen. Dies besagt aber nicht, dass wir es bereits mit einem Ungleichgewicht zu tun haben – dass ein Aspekt von Elegbara vorherrscht, dient gerade dazu, den Menschen in Elegbara ins Gleichgewicht zu bringen. Bei dem Defizit des einen wird der Überfluss des anderen dazu benutzt, den Mangel zu kompensieren bzw. das, was fehlt, zu akzentuieren. So wird der Überschuss verringert, womit beide, Mangel und Überschuss, aufhören zu existieren.

In diesem Kontext darf der physische Körper nicht mit dem spirituellen Körper verwechselt werden. Daraus folgt, dass auch das spirituelle Licht eines Mannes nicht unbedingt mit dem Licht einer männlichen spirituellen Bewusstheit gleichgesetzt werden darf. Die spirituelle Entwicklung der beiden Bewusstheitsebenen von Elegbara kann man sich zum Beispiel folgendermaßen vorstellen:

Person X stirbt und sein oder ihr spirituelles Licht geht den Weg seines spirituellen Wachstums weiter. Stellen wir uns das spirituelle Universum als in Klassenzimmer eingeteilt vor. Da gibt es ein Klassenzimmer, wo man alle Lehren der Bombogiras erfahren kann und ein anderes zu den Lehren der Exus.

Unsere Freiheit der Wahl führt dazu, dass sich das spirituelle Licht von X für eines dieser beiden Klassenzimmer entscheidet. Der Lernstoff dieser Klassenzimmer hat das Gleichgewicht von Elegbara zum Ziel.

»Ich werde hier meine Bewusstheit über Kraft und Macht entwickeln«, entscheidet das Licht von X. Folglich geht es in die Schule der Exus.

Und neben dem theoretischen Unterricht gibt es auch ein Praxisfeld, wenn man so sagen kann, indem die spirituelle Bewusstheit von Exu jemandem Schutz gewähren wird (sagen wir, dieser jemand ist Y). Dadurch hilft dieser Exu der Person Y, ihren Mangel an Bewusstheit, den sie vielleicht in Zusammenhang mit der männlichen Bewusstheit (Exu) hat, auszugleichen.

Er unterstützt den Menschen (Y) dabei, seinen energetischen Müll abzuladen, den dieser vielleicht kraft seiner Aufnahmefähigkeit angezogen oder auch selbst erzeugt hat.

Stellen wir uns weiter vor, dass Y ein Inkorporationsmedium ist. Y inkorporiert den Exu, der aus dem spirituellen Lernweg der verstorbenen Person X kommt und der in seinem spirituellen Entwicklungsweg eine männlich dominierte Ausrichtung in Elegbara hat. Die Inkorporation geschieht auf dem Weg der Trance, d. h. durch die Zusammenführung des spirituellen Lichts von X und Y. Der spirituelle Reinigungsprozess bzw. die Abladung von negativen Bewusstheitsrückständen geschieht dabei primär im elektromagnetischen Feld des Menschen, der inkorporiert.

Wenn diese Abladungen nicht an ihren Ursprungsort zurückgeführt werden, bleiben sie tendenziell in Erwartung eines fragilen Moments eines anderen Lebewesens und kehren dann an ihren sekundären Ursprungsort zurück, nämlich zu dem Menschen, der sie loswerden wollte und behindern erneut seinen energetischen, vibratorischen, medialen und spirituellen Fluss. Daher die Wichtigkeit, Abladungen an ihren ursprünglichen Platz zurückzuleiten oder sie zu einer negativen Basis zu transformieren, welche für die Transformation unserer Bewusstheit nötig ist.

Da Y ein Inkorporationsmedium ist, muss er oder sie einen Exu inkorporieren, um seinen oder ihren medialen Kanal von Blockaden zu reinigen und Abladungen zu ihrem jeweiligen Entstehungsort zurückzuführen. Nehmen wir an, der mediale Kanal ist eine Arterie. Mit der Zeit wird diese Arterie durch überschüssiges Cholesterin so blockiert, dass der Blutfluss beeinträchtigt ist. Wenn das über lange Zeit geschieht, führt es unweigerlich zum Herzinfarkt.

Die Funktion von Elegbara ist es, die Polarität, mit der wir nicht umgehen können, zu absorbieren und unsere »Arterien«, also unseren medialen Kanal, zu reinigen.

Das Licht bringt den Schatten zur Geltung und der Schatten das Licht. Wenn wir eine Kerze dort anzünden, wo es schon Licht gibt, dann werden wir keinen Unterschied wahrnehmen, aber wenn wir sie dort anzünden, wo kein Licht ist, dann wird der Unterschied evident; der Schatten offenbart das Licht. Es gilt: Je intensiver der Schatten, desto wahrnehmbarer wird auch das Licht. Wenn wir in der Lage sind, uns auf 20% des Schattens einzulassen, können wir um genau diese 20% das Licht besser wahrnehmen. Dann können wir sagen, dass wir uns mit beiden im Gleichgewicht befinden. Wenn unser Wunsch darin besteht, unsere Wahrnehmung des Lichts um 50% anzuheben, dann müssen wir auch mit einer 50%igen Intensität unseres Schattens umgehen können. Womöglich wollen oder können wir diese 50% der Polarität aber gar nicht ertragen.

Wenn ich mir zum Beispiel ein Auto kaufen möchte und dieser Kauf 50% des Lichts darstellt, die Polarität dazu aber wäre, dass meine Katze sterben würde (50% Schatten), ich es aber nicht ertragen könnte, meine Katze zu verlieren und so tief in meinen Schatten, in diese Dichte der anderen 50% einzutauchen, nur um an ein Auto zu kommen, dann wäre es mir vielleicht möglich, 30% meines Schattens zu ertragen und dann wäre die Funktion von Elegbara in diesem Fall, die restlichen 20% von dem mir Unerträglichen für mich auszugleichen, damit ich auf diese Weise die 50% im Licht erreichen kann. Der Polarität wäre auf diese Weise Genüge getan, aber auf eine für mich erträgliche Weise, und meine Katze käme vielleicht mit einem leichten Schnupfen davon.

Elegbara gibt uns die Möglichkeit, unsere Bewusstheit und unsere Wahrnehmung von Problemen zu ändern. Mit der Veränderung unserer Bewusstheit bleibt vielleicht das Problem dasselbe, aber die Art und Weise, wie wir damit umgehen und uns konfrontieren, ist dann eine andere. Wir wollen den Symbolismus der beiden Bewusstheitsaspekte von Elegbara ein wenig genauer betrachten.

Bombogira war die Frau von 7 Exus. Ihr ist die Sinnlichkeit und Bewusstheit über die weibliche Magie anheim. Sie absorbiert einerseits das, was am Frausein zu viel ist, und verstärkt andererseits das Vergnügen, Frau zu sein in all seiner Fülle. Sie ist die Bewusstheit der Macht, so dass diese in all ihrer Tiefe existieren kann.

Exu repräsentiert die Macht, die der Bewusstheit Bewusstheit über sich selbst gibt. Er ist der Beschützer der 7 Bombogiras. Er hat die Fähigkeit sich zu verbinden, ohne sich zu vermischen, zu verschmelzen, ohne seine Eigenheit zu verlieren.

Elegbara ist für uns im Gleichgewicht, wenn wir es gar nicht wahrnehmen, denn wenn es in unserer Bewusstheitsebene des Lichts vibriert, dann vibriert es außerhalb seiner eigenen dichten Ebene, die der Dimension des Schattens angehört.

In der symbolischen Darstellung des Quadranten zeigt die obere Hälfte der Vertikalen den positiven Bereich, die untere Hälfte der Vertikalen den negativen Bereich und die horizontale Linie steht für die Dualitäten. Wenn positiv und negativ weit voneinander entfernt und die Dualitäten nah beieinander liegen, dann sind wir, wie bereits beschrieben, in unserem Gleichgewicht. Oft merken wir allerdings gar nicht, dass wir einen negativen Einfluss von jemandem oder von einer Situation »eingefangen« haben. Wenn wir nicht gut für uns sorgen, kann es dazu kommen, dass sich dieser Einfluss in unserem Körper als Krankheit manifestiert. Daher ist es wichtig zu wissen, was wir aufnehmen, was wir mit uns tragen und was gar nicht zu uns gehört.

Die körperliche Manifestation von Krankheit folgt in ihrer Entstehung dem Zyklus des Feuers. Sie beginnt mit einem Impuls in Elegbara, wo sie sich von ihrem Entstehungspunkt löst. In Folge durchläuft sie die kontinuierliche Bewegung von

 Ogum. Dann findet sie in Oxumaré ihre Komposition und Richtung in Bezug auf den physischen Körper und manifestiert sich in diesem schlussendlich in Xangô.

Wenn die Krankheit einmal im Körper manifest ist, setzt sich der Prozess im Quadranten der Erde fort und weiter durch alle Elemente. Da die Krankheit negativ ist, trachtet sie nach dem Positiven. Solange sie sich im elektromagnetischen Feld des Menschen befindet, ist sie noch nicht greifbar, doch auf eine gewisse Art und Weise fühlt sich der Mensch unwohl und hat den Eindruck, »dass etwas in der Luft liegt«. Unsere natürliche Tendenz ist dann, dieses Etwas, das uns beunruhigt, zu verdrängen.

Wenn ein Dorn oder Stachel in unseren Körper eindringt, dann reagiert dieser zum Beispiel mit einer Entzündung. Diese Reaktion ist normal und notwendig. Sie ist die Art des Körpers, aufzuzeigen, dass ein »Fremdkörper« eingedrungen ist, der entfernt werden soll. Wir spüren den Schmerz und das Unbehagen dann körperlich konkret.

Auf der subtilen feinstofflichen Ebene sind der Schmerz und das Unbehagen gleichzusetzen mit psychischen Veränderungen, wie z. B. erhöhter Reizbarkeit, Mutlosigkeit oder Übereifer, Merkmale, die oft mit Depression, Angststörungen, Hyperaktivität und Ähnlichem verwechselt werden.

Die Reinigung des menschlichen elektromagnetischen Feldes muss dem Ausgangspunkt der Abladung, welche die Krankheit hervorgerufen hat, entsprechen, d. h. wenn die Krankheit aus dem Element Feuer kommt, dann ist es notwendig, die positive Polarität dieses Elements zu verwenden, um die Krankheit zu entkräften oder zu transformieren.

Und wir müssen gar nicht direkt zu diesem Element ›gehen‹, damit das durchgeführte Ritual ganz tief wirken kann. Wir können stattdessen das Feuer, das Meer, die Flüsse, den Regen, den Wald, den Steinbruch, die Winde mit einem einfachen Ritual zu uns holen.

Wenn wir z. B. mit einer Kerze arbeiten und sie anzünden, dann aktivieren oder rufen wir die vier Elemente in uns selbst, denn schließlich und endlich sind wir ja nichts anderes als genau diese Elemente.

Die Flamme der Kerze ist unser Lebensfeuer, unsere Libido, unsere Körperwärme, unser Lebenswille. Die physische Beschaffenheit der Kerze repräsentiert unseren Körper und alles, was uns trägt und hält. Das geschmolzene Wachs steht für das lymphatische System, unsere Emotionen. Der Sauerstoff ist der Atem des Lebens, der für unser Überleben unentbehrlich ist.

Wie könnten wir auch nur ohne eines dieser für unsere Existenz essentiellen Elemente leben? Wenn sie als Spiegelbild der Natur in uns angelegt sind, bedeutet das, dass die Natur unsere Quelle ist, die uns durch ihre natürlichen Elemente ernährt.

Deshalb finden wir unser Gleichgewicht auch in dieser Wechselbeziehung zwischen der Natur und unserem Körper. Wir müssen lernen, unsere eigenen Codes zu entschlüsseln, um den Zugang zu unserer ursprünglichen Quelle zu finden.

Wenn ein Mensch entmutigt ist, dann muss er vielleicht sein Feuer erhöhen, doch es kann auch sein, dass er einfach nur mehr Luft braucht, um sein Feuer anzufachen, oder hat er vielleicht zu viel Erde oder Wasser?

In anderen Fällen, wo das Feuer außer Kontrolle geraten ist, kann man Wasser und Erde hinzufügen, um so die Kontrolle wieder herzustellen und die Situation zu entschärfen oder man kann eine Explosion herbeiführen, um neuen Raum aufzumachen und vom Nullpunkt aus einen neuen Impuls von Elegbara wahrnehmbar werden zu lassen.

Elegbara ist als vitale Energie Teil unseres Lebens, in ihm verdichtet sich in jeder Hinsicht alles, was unser Leben betrifft.

Die Reibung dieser Lebensenergie, die sich aus ihrem Prozess der horizontalen und vertikalen Ein- und Ausatmung ergibt, ist der Antrieb des primären Impulses des spirituellen Lichts und seiner Energie, um auf körperlicher, psychischer, energetischer und spiritueller Ebene wirken zu können. So ist Elegbara von unumstrittener Wichtigkeit für unser Gleichgewicht, denn es bietet uns eine fortwährende Chance des Neuanfangs. Elegbara ist die Flamme der Hoffnung, wir können auch sagen, der Leidenschaft für das Leben.

Ein Mensch, der in diesem Feld seiner Elementarkraft im Ungleichgewicht ist, hat ein verändertes Verständnis von sich selbst, den anderen und der Welt. Alles scheint ihm sehr schwierig und er verharrt in einem gleichgültigen Zustand, in dem der Antrieb zum Leben fehlt. Er fühlt den Drang loszustarten, weiß aber nicht wohin.

Sein Leben nimmt er als eine Leere wahr, einen Raum, in dem er keine Resonanz zum eigenen Menschsein finden kann. Da er dies weder sprachlich noch körperlich zum Ausdruck bringen kann, wird sein Denken zur zentralen Schaltstelle all seiner unglücklichen Emotionen. Auf der körperlichen Ebene neigt er dazu, in der Art, wie er mit seinem Körper umgeht, zu einem radikalen Ausdruck der Macht zu finden. Energetisch fehlt ihm die Konzentration. Auf der vibratorischen Ebene funktioniert der Ausgleich zwischen Überschuss und Mangel bei der Übertragung nicht mehr richtig. Und auf der spirituellen Ebene erlebt er aufgrund seines fehlenden inneren Friedens eine Regression.

Wir können in diesem Prozess einer Störung das nach außen getragene Schweigen als direkten Ausdruck eines Versuches sehen, das, was man denkt, fühlt und weiterträgt, in ein Gleichgewicht zu bringen. Je größer die innere Bewegung, desto stärker wird die Präsenz des Schweigens nach außen hin. Hier gilt es noch hervorzuheben, dass dieses Schweigen nicht einfach verbales Schweigen ist, sondern ein sehr tiefes, sich in sich selbst zusammenziehendes, das sich der Wahrnehmung der Welt entzieht.

Da gibt es keinen inneren Raum, um Überlegungen in Bewegung zu setzen, die unter Umständen die Angst verringern und aus der Depression herausführen würden. Und so kommt es zum genauen Gegenteil: Man nimmt so lange immer mehr Missstände wahr, bis sich alles ins Unerträgliche steigert. Mit jedem Tag, der vergeht, und in dem Maß, mit dem sich die Konflikte anhäufen, verspürt der Mensch eine immer stärkere Notwendigkeit, sein Schweigen zu verstärken und auszusenden. Wenn all das den Höhepunkt des Missstandes erreicht, tendiert der Mensch dazu, die innere und äußere Bewusstheit über sich selbst zu verlieren. Das will sagen, dass es sogar bis zu einem Gedächtnisverlust kommen kann.

Auf der reinen Absichtsebene stellt all dies einen Versuch des Menschen dar, sein Leben neu zu beginnen und von null auf Raum für neue Möglichkeiten zu schaffen. Es handelt sich um den Versuch, Leiden zu verringern.

Aber neue Möglichkeiten in einem leeren Raum zu schaffen sind illusorische Rettungsgedanken zum eigenen emotionalen Trost und Wohlbefinden. Leere erlaubt keine Alternativen, die ermöglichen könnten, dass sich Harmonie einstellt.

Das bedeutet, dass die Bewusstheit der Leere durch neue Möglichkeiten noch verstärkt wird und diese zu antagonistischen Kräften im Prozess der Neuausrichtung werden, wodurch es zu noch größeren Angstgefühlen kommt.

Wenn die Beziehung von Elegbara und einem Menschen aus dem Lot ist, dann werden die daraus resultierenden Symptome der Energie von Elegbara, oder besser gesagt seiner Qualität, entsprechen.

Damit wir die Symptome von derartigen Abweichungen verstehen können, ist es immer wichtig herauszufinden, welches Element dazu geführt hat, dass der Mensch sein »Ich-Zentrum« verlassen hat und auf welche Art auch immer eine Kompensation dafür sucht.

In einer Situation, in der wir die Ursache eines bestehenden Ungleichgewichts oder einer Störung nicht erkennen können, kann uns der Versuch, aus diesem Leiden, für das wir keine offensichtliche Erklärung haben, zu entkommen, wirklich verzweifelt werden lassen. Dann versinken wir in einer Welt der Ungewissheit und können die Bedeutung der Zeichen, die zum Ausgang führen, nicht mehr entschlüsseln.

Einfluss der Elemente in Elegbara

Elegbara und Feuer

Wenn das Feuer in Elegbara zu stark ist, werden wir von Gedanken nahezu überschwemmt und verhalten uns dadurch ambivalent. Wir sind unsicher und neigen dazu, alles, was wir nicht ertragen können, auf andere zu projizieren. Unser Geist entwickelt immer schnellere Bilder und wir versuchen, in einer Art Selbstverteidigung im Schweigen Zuflucht zu finden, um unserem Leiden ein Ende zu setzen. Wir neigen dann auch dazu, uns durch unvernünftige Impulshandlungen selbst zu schaden, den Bezug zur Zeit und zu uns selbst zu verlieren, und kennen unsere Prioritäten nicht mehr. Körperlich kann es in dieser Situation zu unerklärlichen Temperaturschwankungen, erhöhtem Blutdruck und Rötungen sowie Rissen in der Haut kommen. Auf der emotionalen Ebene repräsentieren Schweigen und Gleichgültigkeit unsere Emotionen und Gedanken. Wir können uns vorstellen, wie viel Kraft es den Menschen kostet, seine Gefühle auf diese Art zu kontrollieren.

Auf der spirituellen Ebene fühlt sich ein Mensch in dieser Situation tendenziell stark, aber ohne eine Anwendungsmöglichkeit für seine Kraft zu haben. Er fühlt sich also seiner Funktion beraubt.

In der therapeutischen Arbeit kann man hier Linderung suchen, indem man mit den echten Prioritäten des Betroffenen arbeitet, was so viel bedeutet, wie einzelne Ziele in den Fokus zu nehmen und zu integrieren.

Die Präsenz der Therapeutin ist sehr wichtig, auch wenn es nur darum geht, die Stille des Menschen wahrzunehmen. So kann der Betroffene sprechen, ohne sich kritisiert zu fühlen und zugleich in der Stille eigene Antworten finden, die seiner eigenen Wahrheit entsprechen.

In der spirituellen Arbeit gibt es mehrere Wege, die wir anbieten können, um in diesem Kontext ihr spirituelles Gleichgewicht wieder zu erlangen. Beispiele dafür sind, ihn oder sie zu einer Katharsis einzuladen; zu einem Tanz, mit der Absicht, energetischen Müll und Ballast abzuladen; den Menschen zu einem Feuerplatz zu führen, um sich vor dem Feuer zu reinigen und seine spirituelle Bewusstheit zu transformieren; Körperarbeit, um seine Erde wieder in Ordnung zu bringen. Dabei ist es von wesentlicher Bedeutung, die spirituelle Überzeugung der Menschen zu respektieren, denn nur so werden sie sich sicher fühlen und dem vertrauen, was geschieht.

Wenn der Mensch keiner spirituellen Überzeugung oder keinem Glauben folgt, dann arbeitet man direkt mit seiner Bewusstheit über die Elemente der Natur.

Elegbara und Erde

Wenn es dem Feuer von Elegbara an Erde fehlt, dann verliert der Mensch an Realitätsbewusstsein für seine eigenen Möglichkeiten im Leben. Er hört dann auf, an seine Fähigkeit zu glauben, Dinge auch umzusetzen und zu verwirklichen, wertet den eigenen Körper ab und fühlt sich deprimiert, weil er nicht an seine Umsetzungsfähigkeiten glauben kann und sich als unfähig empfindet. Es kommt zu einer starken Stagnation, die aber anders ist als der Prozess des Schweigens im Ungleichgewicht von Elegbara und dem Feuer. Der Mensch in dieser Situation schweigt, um besser hören zu können, was in seiner Umgebung geschieht, und fällt üblicherweise in einen Zustand der Paranoia. Die Anwesenheit von anderen wird als Versuch gedeutet, ihn auszuforschen, etwas von ihm zu verlangen und vor allem, ihn zu zerstören. Deshalb tendiert er dazu, immer und zu jeder Zeit für einen »Angriff« gewappnet zu sein und sich dabei doch geschwächt bzw. schwach zu fühlen.

Auf der körperlichen Ebene hat der Mensch Schwierigkeiten, sich auszudrücken, so als ob er keine Übereinstimmung zwischen verbalem, körperlichem und emotionalem Ausdruck finden könnte. Emotional gesehen ist seine Unzufriedenheit groß. Er hört immer mehr auf, Dinge zu verwirklichen, es fehlt ihm das Interesse und er verliert seine Identität.

Es ist möglich, die Balance zwischen Feuer und Erde durch manuelle Arbeiten, wie z. B. die Arbeit mit Lehm oder Ton, zu reorganisieren. Der Lehm steht dabei für das eigene Leben. Um mit ihm umzugehen, muss man sich in Bewegung setzen; Feuer ist Bewegung. Die Erde mit dem Feuer der eigenen Absicht umzuwandeln, ist schon der halbe Weg zum Ziel, da die Deutung bzw. das Verständnis dessen, was dadurch entsteht, schon eine Richtung zu einer neuen Bewusstheit darstellt. Die Arbeit mit Lehm kann sowohl die Harmonisierung zwischen dem Unbewussten und dem Bewussten herstellen als auch Umsetzung und Transformation herbeiführen.

Auf spiritueller Ebene kann man dem Menschen durch den direkten Kontakt zur Weisheit der Naturelemente helfen, wie z. B. dem Vorgang der Verwandlung eines Samens bei der Entstehung von neuem Leben und Wachstum. Für einen Menschen der Umbanda gibt es nichts Besseres als eine Gabe an die Preto Velhos, um ihre Weisheit in ihm selbst zum Leben zu erwecken.

Elegbara und Wasser

Das Ungleichgewicht von Elegbara im Element Wasser bringt ein tiefes Gefühl von Schuld und affektiver Verwundbarkeit mit sich. Der Mensch hat das Bedürfnis, immer mit etwas Neuem zu beginnen, kann sich aber auf nichts wirklich einlassen. Es besteht ein Ungleichgewicht zwischen dem, was er denkt, fühlt und ausstrahlt. Seine Tendenz ist, sich als Opfer der ganzen Welt zu fühlen. Es ist eine Depression, die von einem Leiden gekennzeichnet ist, das aus Schuldgefühlen entstanden ist. Während der therapeutischen Arbeit ist es notwendig, seine tiefen und unstrukturierten Gefühle herauszuarbeiten, die mit dem Thema der Zuneigung in Zusammenhang stehen. Dann müssen wir den Menschen wieder zu sich selbst führen. Dabei ist es essentiell, seine Werte als Mann oder Frau zu heilen. Sich »ent-schuldigt« zu fühlen, bedeutet, integriert zu sein, wahrgenommen zu werden und Anerkennung und Wertschätzung für die eigenen Werte zu bekommen. Dem Menschen in dieser Hinsicht zu helfen bedeutet, ihn daran zu erinnern, dass er sich nicht durch ein quälendes Schuldgefühl identifiziert, sondern durch andere Werte; Musik z. B. kann dabei eine gute Hilfe in Richtung Neuorganisation sein. Über die Emotionen können wir eine Brücke zwischen seinem Körper, seinem Geist und seiner Seele[II], hin zu einer Integrität seines »Ich-Zentrums« bauen.

Auf spiritueller Ebene müssen wir den Menschen zuerst im Wasserzyklus ›verorten‹, d. h. wir müssen herausfinden, wo genau seine Wasser stagnieren oder besser gesagt in welchem Moment im Zyklus der Elementarkräfte sie ihren Prozess nicht vollendet haben. Ausgehend von dieser Erkenntnis müssen wir den Menschen dann zur Essenz des spirituellen Lichts der Wasserqualitäten führen, damit er dort sein Gleichgewicht wiederfinden kann.

Elegbara und Luft

Der Mangel an Luft führt zu einem Verlust unserer Träume, unserer Inspiration, unserer schöpferischen Kraft und auf-

II espirito.

 grund von Zerstreutheit zu einem Verlust unserer Objektivität. Ein Mensch in dieser Situation ist von anderen abhängig, um sich gut zu fühlen. Er erlebt eine extreme Leere in einem Raum, den er nicht einmal mit seinen Gedanken oder den einfachsten Wünschen des Lebens ausfüllen kann. So rettet er sich in ein schmerzhaftes Schweigen, während er immer auf etwas wartet, von dem er nicht einmal weiß, was es ist. Alles, was das Weiterleben betrifft, wird sehr schwierig. Er muss sich das Recht zu träumen wieder erobern. In diesem spezifischen Fall ist einer der wichtigen Punkte in einer eventuellen Therapie, zu ermöglichen, dass der Mensch sich wieder auf seine Träume stützt, ihn also wieder zum Träumen zu bewegen.

Immer wenn wir auf horizontale Schwierigkeiten stoßen, die uns aus dem Träumen reißen, ist es notwendig, das Übermaß an Erde in uns zu reduzieren.

Auf spiritueller Ebene können wir einen Menschen im Quadranten der Luft ins Lot bringen, indem wir ihn dabei begleiten, den Ausgangspunkt seiner Harmonie wieder zu finden. Anschließend müssen wir dann im natürlichen Prozess der Elementarkräfte der Luft mit speziellen Ritualen weiter arbeiten.

Übung zu Elegbara

Das Ziel dieser Übung zu Elegbara liegt darin, dass die Teilnehmenden ihr energetisches und spirituelles Feld ganz bewusst reinigen. Damit dies geschieht, müssen wir ein wenig Orientierungshilfe geben:

In einem Kreis, in dessen Mitte ein Feuer brennt, bitten wir jede Person, ein wenig über die Dinge zu sprechen, die sie in ihrem Leben bereinigen möchte, etwa negative Emotionen, unangemessene Verhaltensweisen u. Ä. Oft sagen die Menschen, dass sie nicht ganz sicher sind, was sie wirklich ins Reine bringen müssen. In diesem Fall ist es wichtig, sie nicht zu zwingen herauszufinden, was sie brauchen, sondern mit dem zu arbeiten, was sie in diesem Moment annehmen können. Wir wissen, dass jedes psychologische Ungleichgewicht eine Korrespondenz auf der energetischen und spirituellen Ebene hat, so wie ein Parfum, das von unserer Haut ausströmt. Auf der psychologischen Ebene spricht der Mensch über seinen Wunsch, etwas, das ihn stört, zu bereinigen, aber in der Realität handelt es sich dabei nur um das Symptom. Wichtig ist immer, mit der Ursache zu arbeiten und nicht nur mit ihren Auswirkungen.

Alle im Kreis erhalten ein weißes Blatt Papier (etwa eine Serviette) mit einigen Tropfen Lavendel oder Kölnischwasser. Dieses Papier sollen sie anschließend über ihren ganzen Körper führen, mit der Absicht, sich von dem zu reinigen, was sie stört. Diese Reinigung sollen alle gleichzeitig durchführen. Wenn sie damit fertig sind, beginnt der energetische und spirituelle Prozess.

Einer nach dem anderen tritt in die Mitte des Kreises zum Feuer, um dort sein eigenes Ritual durchzuführen; das können ein Tanz oder einfache Körperbewegungen sein, mit denen sich der Mensch mit der Energie verbindet, die Teil seiner Schwierigkeiten ist. Üblicherweise werden zur Unterstützung solcher Rituale geheiligte Rhythmen der afro-brasilianischen Tradition verwendet. Bevor der Mensch das Papier dann in das Feuer wirft, so dass es von den Flammen verzehrt wird, muss man sich noch einmal die Absicht, mit der man es den Flammen übergibt, ins Bewusstsein führen: das Negative ins Positive zu transformieren, seine Gedanken, Gefühle und alles andere, was das Wohlbefinden stört oder unausgewogen ist, zu reinigen. Diese Arbeit muss absichtsvoll und mit Bewusstheit durchgeführt werden.

Auf der spirituellen Ebene geschieht die Verbrennung des Papiers in einer anderen Dimension, d. h. es ist die Essenz oder das Licht der Absicht, das sich ausdehnt, wodurch sich die Bewusstheit in Weisheit wandelt. Einer nach dem anderen führt sein Ritual aus und kehrt wieder in den Kreis zurück, um die anderen zum Zug kommen zu lassen, so lange, bis alle mit ihrem Ritual fertig sind.

Zum Abschluss tanzen alle frei um das Feuer. Jede Bewegung zeigt die Absicht der Bewusstheit und die Zufriedenheit in der Ausführung der Bewegungen verwandelt sich in die Weisheit über ihre Realisierung.

Vertrauen und Entschlossenheit bei der Verwirklichung, das sind die Gefühle eines im »Ich-Zentrum« befindlichen Selbst.

Übung – Der menschliche Knoten

Das Ziel der Übung ist es, den Teilnehmenden das Vergnügen zu bereiten, aus ihrem Chaos herauszukommen.

Die Gruppe stellt sich in einen Kreis. Alle halten sich an den Händen, schauen auf die Person zu ihrer Rechten und merken sich ihr Gesicht. Dann werden sie aufgefordert, die Hände loszulassen und sich frei durch den Raum zu bewegen. An einem bestimmten Punkt werden alle aufgefordert, stehen zu bleiben und sich nicht mehr zu bewegen.

Jetzt soll jeder mit seiner rechten Hand die linke Hand des Menschen nehmen, der rechts von ihm war, bis sich wieder alle an den Händen halten. Das Ergebnis ist ein Geflecht aus Händen, Armen und Menschen. Wichtig ist dabei, dass niemand loslässt.

Die Aufgabe ist es, den Knoten zu entwirren, ohne die Hände loszulassen. Während dieses Vorgangs öffnet sich der Kreis langsam wieder zu seiner Ausgansposition. Während sich die Teilnehmenden auf beste Weise bemühen, den Kreis wieder herzustellen, werden sie eine innere emotionale Bewegung durchmachen, die sie nicht vergessen werden.

Diese Übung ermöglicht, dass sich unbewusste »Knoten« in den Menschen zeigen können, und während die Teilnehmenden versuchen, den physischen menschlichen Knoten aus Händen und Armen zu lösen, kann sich ihr Wille zur Auflösung auf ihre inneren Knoten übertragen.

Wie schon erwähnt, besitzt eine Intention immer eine energetische und schwingungsmäßige Entsprechung, genauso wie der Duft der Blumen. Jasmin hat einen anderen Geruch als eine Nelke.

OGUM

Kraft/Kontinuierliche Bewegung

Allen Dingen des Universums wohnt eine ständige Bewegung inne, was bedeutet, dass sich das Feuerelement in seiner Ver-

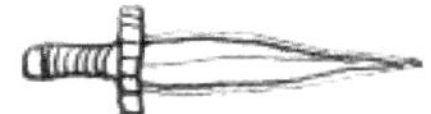

 wirklichung befindet. Präzise ausgedrückt handelt es sich hier um Ogum, der nach dem guaracyanischen Xirê die zweite Qualität dieses Elements repräsentiert.

Wir können sagen, dass Ogum das spirituelle Licht der kontinuierlichen Bewegung ist, und zwar nicht nur im physischen Prozess, sondern auch auf der subtilen Ebene der Spiritualität. Wir finden die Präsenz von Ogum in allen Schichten, Ebenen und Dimensionen unserer Dualitäten. Er steht für die Kraft in allen Bewegungen, z. B. beim Auflösen von Blockaden, in progressiven, regressiven oder kreisförmigen Bewegungen, die einander begleiten oder auch nicht, in der Ausdehnung und im Rückzug, der Einatmung und Ausatmung, der Kontraktion und der Entspannung, in der spirituellen, medialen und psychologischen Entwicklung, in der imaginären, realen oder konkreten Welt, in der Transformation von Körper und Geist, in der emotionalen und kognitiven Entwicklung, im Fließen des Wassers in einem Fluss, im Keimen eines Samens, im Blut in unseren Adern, im Wechsel der Jahreszeiten, in der Rotation und Translation der Erde, in der Transformation unseres Körpers und in vielen anderen Bewegungen mehr. Wenn es ein Ungleichgewicht in einer dieser Bewegungen gäbe, wäre das Ergebnis eine Katastrophe.

Um die kontinuierlich fortschreitende Bewegung besser zu verstehen, können wir an das Wasser eines Flusses denken, das in ewiger Bewegung über und durch die Erde gleitet, um seinen Weg zum Meer zu finden. Die kontinuierliche Rückwärtsbewegung wäre dann z. B. das Altern oder die natürliche Rückbildung der Gebärmutter nach der Geburt eines Kindes. Wenn wir auf das Beispiel des Wassers in einem Fluss zurückkommen, dann gibt es darin nicht nur eine physische Bewegung, sondern etwas, das noch weit darüber hinaus geht.

Es ist eine Kraft, die den physischen Blick transzendiert und die in die spirituelle Dimension hinein reicht.

»Dem, was deine Augen erblicken, kannst du misstrauen, aber dem, was deine Seele[12] wahrnimmt, niemals!«

Jedes Element der Natur verfügt über ein ihm angeborenes Gleichgewicht. Menschen greifen immer wieder in die Natur ein und vergessen dabei oft und zu ihrem eigenen Vorteil, dass für jede Veränderung des Natürlichen Kunstgriffe angewandt werden, die Konsequenzen haben, was bedeutet, dass immer mehr Kunstgriffe gebraucht werden und je mehr Kunstgriffe eingesetzt werden, desto weiter entfernen wir uns vom Natürlichen. Wir müssen uns nur vorstellen, was geschieht, wenn das Wasser eines Flusses gestaut und an seinem Fließen gehindert wird – es ist dann kein Fluss mehr, sondern ein See, das ist nicht mehr dasselbe. Die Veränderung geschieht ja nicht nur im physischen Bereich des Flusses, der zu einem See wird, es kommt dann zu einem Missverhältnis zwischen der Essenz oder dem spirituellen Licht des Flusses und seiner physischen Transformation zu einem See. Da dieser See nicht natürlich ist, wird es keine Entsprechung zwischen seinem Wesen oder seinem spirituellen Licht und der primären Essenz eines Sees geben.

Bevor ich diesen Fall aus der Natur auf den Menschen übertrage, will ich ein praktisches Beispiel geben, um die Dynamik von Elegbara und Ogum zu veranschaulichen. Wie gesagt, Elegbara ist der Impuls, der eine Explosion auslöst, und Ogum ist die kontinuierliche Bewegung, die aus dieser Explosion hervorgeht. Elegbara verursacht z. B., dass ein Stein geworfen wird. Es ist der Impuls des Wurfes. Die kontinuierliche Bewegung von Ogum gewährleistet, dass der Stein, entsprechend der Kraft des Impulses, weiter seine Bahn nimmt. Ohne die kontinuierliche Bewegung würde der Stein die Stelle, an der er geworfen wurde, nicht verlassen. Sogar beim Fallen gibt es eine kontinuierliche

12 alma.

 Bewegung, bis etwas den Boden erreicht. Damit die Bewegung weitergeht, muss ein Gleichgewicht zwischen der Kraft der Vorwärtsbewegung und der entgegengesetzten oder antagonistischen Kraft bestehen. Dieses Gleichgewicht hängt mit der Stärke der auf den Antagonisten einwirkenden Kraft zusammen. Wenn die Kraft der Bewegung gleich der ihr entgegengesetzten Kraft wäre, würde nichts seinen Platz verlassen. Die Kraft von Ogum ist proportional zu dem zu überwindenden Hindernis. Wenn das Hindernis den Wert »2« hat, muss die Kraft von Ogum »2,1« betragen. Wichtig ist zu wissen, wann wir die Kraft von Ogum erhöhen oder die eines Hindernisses verringern müssen.

Zurück zum Beispiel von dem Fluss, der zum Stausee geworden ist.

Das gleiche Missverhältnis wie das der spirituellen Essenz des Flusses in der physischen Form eines Sees tritt auf, wenn die psychologische Welt eines Menschen durch innere oder äußere Prozesse dermaßen verformt wird, dass sich sein natürliches Wesen abändert. Der Mensch kann sein Verhalten ändern und oft sind diese Veränderungen wichtig und notwendig, aber wenn es um die Essenz eines Menschen geht, dann ändert sich diese nicht, sondern sie verbessert sich. Und eine Verbesserung kann es nur dann geben, wenn sich ein Mensch seiner Veränderung bewusst ist. Verbesserung ist die Kristallisation der Transformation.

Wir können das mit der menschlichen Psychologie vergleichen. Es gibt Menschen, die eine enorme Fähigkeit zur Führung haben, sie können gut mit Herausforderungen umgehen, haben ein inneres Feuer, das sie immer wieder motiviert, ihren Zielen weiter nachzugehen. Jedes Hindernis stellt für sie eine noch größere Antriebskraft dar.

Wenn wir ein Gleichgewicht suchen, müssen wir wissen, ob wir unsere Kraft entsprechend dem Hindernis erhöhen oder das Hindernis verkleinern müssen, damit wir einen für uns guten Umgang finden. Es gibt Menschen, die ewig Hindernisse in ihrem Leben erschaffen, um auf diese Weise aktiv zu bleiben. Die Kraft der kontinuierlichen Bewegung, die sie zur Beseitigung ihrer Schwierigkeiten einsetzen, wird jedoch von ihrer inneren Kompensation überschattet, die in Wahrheit die Aufgabe erfüllt, eine Leere zu füllen, die durch ihre verrückten Versuche, ihr inneres Feuer zu aktivieren, entstanden ist. Das Ungleichgewicht in Elegbara ist der fehlende Impuls, während in Ogum das Ungleichgewicht in Form von Stagnation oder einem Mangel an Kraft auftritt.

Je größer das Hindernis oder die Schwierigkeit, desto mehr Kraft benötigen wir. Kontinuierliche Bewegung im Ungleichgewicht bedeutet, dass das Ausmaß der Bewegung höher oder geringer als notwendig ist, um die Kontinuität zu halten. Die Richtung der Bewegung kann dabei sowohl nach vorwärts als auch nach rückwärts zeigen. Ist Letzteres der Fall, neigt der Mensch dazu, sich ganz gegen die Bewegung zu wenden, weil er glaubt, dass sie das eigentliche Problem ist. Dann wird das Leiden so unerträglich, dass das einzige Ziel des Menschen nur noch ist, es zu beenden.

Die progressive Bewegung wird regressiv, das heißt, sie richtet sich gegen sich selbst und zerstört was und wen sie vorfindet, und das ist in diesem Fall der Mensch selbst.

Die Tendenz, das zerstören zu wollen, was sich ihm in den Weg stellt, führt den Menschen in die Autoaggression, indem er sich z. B. ohne bewusste Absicht körperlich selbst verletzt. Dabei ist es so, als ob er, wenn er sich selbst angreift, sich gegen AngreiferInnen wehren würde. Dieses Verhalten wird von Depressionen und Angstzuständen im Wechsel verstärkt. Selbstmorde werden häufig durch die Umkehrung der kontinuierlichen Bewegung im Menschen verursacht. Es ist wichtig, zu bewirken, dass ein Mensch, der sich in solch einer Situation befindet, aufhört, sich selbst zur Zielscheibe zu machen. Dafür müssen wir seine Werte stärken und seine kontinuierliche Bewegung reduzieren, denn das ist essenziell dafür, dass der Mensch die nötige Zeit bekommt, um sich in seinem Inneren neu zu organisieren. Zu wie vielen Fällen von Selbstmord ist es aufgrund von veränderten Bewusstseinszuständen schon gekommen?

Aber auch **emotionale Aggressionen** können auftreten. Wenn ein Mensch z. B. Probleme mit seinen Grenzen hat und dazu neigt, zu viel von sich selbst zu verlangen, und glaubt, dass er selbst das Hindernis ist, warum er nicht vorankommt, dann geht es nicht darum, die Kraft von Ogum, sondern die Größe des Hindernisses zu reduzieren, und zwar durch die Veränderung der Bewusstheit des Menschen über sich selbst.

Wenn wir über ein Hindernis sprechen, sprechen wir über das Element Erde und wenn wir über die Bewusstheit sprechen, sprechen wir über das Element Wasser. Wir müssen dann also das Feuer des Wassers, das Wasser der Erde und die Luft des Feuers reorganisieren. Wenn wir einer Pflanze zu viel Wasser geben, dann ist das wie bei den Menschen, nämlich so, dass sie durch ein Übermaß oder Ungleichgewicht in ihrem Wasser oder ihren Emotionen »stirbt«. Darauf werde ich später noch zurückkommen.

In so einem Fall verstärken Antidepressiva, je nach emotionaler Fragilität des jeweiligen Menschen, die kontinuierlich regressive Bewegung noch weiter, anstatt bei einem Ausstieg aus der belastenden Situation zu helfen.

Die Medikation heizt das innere Feuer die Gedanken wieder auf, weshalb es wichtig ist, eine kohärente psychologische und spirituelle Begleitung zu haben, damit diese der Kraft der kontinuierlich progressiven – und nicht regressiven – Bewegung der **Gedanken** die Richtung weist.

Spirituell ist Ogum die Kraft, die Herausforderungen meistert. Psychologisch gesehen steht er für die innere Kraft, die die Bewusstheit des Menschen in Bezug auf ein Problem verändert, d. h. dass die Bewegung, die den Menschen durchdringt, und das Problem Wegbereiter zu einer neuen Perspektive auf eine Situation sind. Das Problem kann genau so weiterbestehen wie zuvor, was sich aber ändert, ist die Art und Weise, wie der Mensch damit umgeht, d. h. es ist notwendig, dass es zu einer Bewusstheitsveränderung kommt und nicht nur zu einer Veränderung des Verhaltens.

Auf der **psychischen Ebene** kommt es zu einer Stagnation. Der Mensch verliert den Sinn des Lebens und ist großen Qualen ausgesetzt, weil er sich unfähig fühlt und seine Handlungen und Gedanken widersprüchlich sind. Wenn sich die Depression vollständig in ihm eingenistet hat, dann neigt er zum Selbstmord, um seinen Qualen ein Ende zu setzen. Er bewertet seine Situation falsch und beginnt zu denken, dass er selbst die antagonistische Kraft sei, die seinen natürlichen Fortschritt behindert, wie ich es bereits beschrieben habe. Die Bewegung einer progressiven Expansion kehrt sich um und wird zur Bewegung einer destruktiven Kontraktion, das können z. B. Selbstmordgedanken sein oder ein Mangel an Objektivität. Auf der physischen Ebene kommt es zu Selbstbestrafungstendenzen. Auf der energetischen Ebene entstehen Unregelmäßigkeiten in der Dichte des Energiekörpers. Auf der vibratorischen Ebene wird der Mensch verletzlich, da er sich in der Schwingung von anderen verliert. Auf der spirituellen Ebene kommt es zu einer Durchtrennung der spirituellen Anbindung.

Was führt nun dazu, dass sich so ein Prozess des Ungleichgewichts einstellt? Das »Ich-Zentrum«, wie wir uns erinnern, ist die Schnittstelle zwischen der imaginierten horizontalen Linie, die unser physisches Leben repräsentiert, und der imaginierten vertikalen Linie, die unsere spirituelle Ebene darstellt.

Am Anfang der horizontalen Linie von links nach rechts haben wir die Vergangenheit, am Mittelpunkt die Gegenwart und am Ende der Linie die Zukunft. Wie wir am Beispiel der Zugfahrt gesehen haben, befinden wir uns beim Verlassen des Bahnhofs in der Gegenwart und während der Zug fährt, wird das, was unsere Gegenwart war, zu unserer Vergangenheit und das, was unsere Zukunft war, zu unserer Gegenwart. Die vertikale Linie kreuzt die Gegenwart und die Transzendenz geht in ihrer Tiefe in Richtung der Extreme, die mit unseren Polaritäten (positiv/negativ) in Beziehung stehen. Erinnern wir uns, dass das Negative positiv und für das Gleichgewicht des Menschen notwendig ist. Wenn wir den Schnittpunkt zwischen der horizontalen und der vertikalen Linie betrachten, haben wir von der Kreuzung an aufwärts die Darstellung der geistigen Ebene des Lichts in ihren verschiedenen Dimensionen und Intensitäten, auch bekannt als positive Polarität.

Vom Schnittpunkt abwärts haben wir die Darstellung des Schattens dieses Lichts, ebenfalls mit verschiedenen Dimensionen und Intensitäten, bekannt als negative Polarität. Wir können weder das reine Licht noch den reinen Schatten wahrnehmen. Schatten und Licht können wir nur als Gegensatz wahrnehmen. Das bedeutet, dass die Polaritäten notwendige Kontrapunkte für das Gleichgewicht des »Ich-Zentrums« sind. Am Schnittpunkt der beiden Linien befindet sich das Zentrum des Quadranten, in dem der Mensch zum gegenwärtigen Moment lebt. Hier ist der Mensch in seinem Gleichgewicht. Ogum ist die kontinuierliche progressive Bewegung in ihrem Gleichgewicht, wobei zu beachten ist, dass die kontinuierliche regressive Bewegung ebenfalls Ogum darstellt. Damit die kontinuierliche Bewegung beginnen kann, muss ein Impuls vorhanden sein. Die Kraft der Bewegung hängt von dem ihr entgegengesetzten Widerstand ab. Das kohärente Bewusstsein zwischen diesen beiden Faktoren ist, was das Gleichgewicht zwischen diesen beiden Punkten bestimmt.

Dualität und Polarität dieser Elementarkraft sind für das Gleichgewicht der Bewegung Ausschlag gebend; wenn es in einer von ihnen zu einer Schwächung kommt, verlässt der Mensch das Zentrum seines Quadranten und seine Bewegung wird zu einer Rotation. Der Mensch bleibt dann in dieser Rotation, was nicht nur eine Bewegung bedeutet, sondern auch Emotion. Beides zusammen verursacht dann große Angst.

Wenn die Bewegung fragmentiert wird, dann verharrt sie im Wechsel von Überfluss und Mangel, Fülle und Leere, Erregung und Trägheit, Angst und Depression, Dynamik und Statik, Entspannung und Kontraktion, Ausrichtung nach außen und Ausrichtung nach innen, offen und geschlossen, voll und leer, alles und nichts.

In der vertikalen Ebene gibt es auch einen Weg aus der Mitte, der entweder in die Ebene des Lichts (positiv oder rechts) führt oder in die entgegengesetzte Richtung in die dichte Ebene (negativ oder links). Wir alle haben Ogum in unserer Essenz, entweder existentiell, als unseren Wesenskern, oder in einer seiner Kompositionen. Es ist immer wichtig, dass wir uns daran erinnern, dass Symptome Folgen und nicht Ursachen eines Ungleichgewichts sind.

Wenn das Ungleichgewicht in der **Polarität** auftritt, kommt es tendenziell zu einer Schwächung der Libido. Der Mensch kann die einfachsten Tätigkeiten nicht mehr ausführen, weil er jedes Interesse an ihnen verliert. Das Leben wird zu einem »so, als ob«, und die objektive Wahrnehmung ist geschwächt. Je nachdem welches Element der Ausgangspunkt des Ungleichgewichts war, kann es dann zu Varianten von Symptomen kommen.

Einflüsse der Elemente auf Ogum

Ogum und Feuer

Wenn ein Übermaß an Feuer vorhanden ist, bedeutet das, dass sich die Kraft der kontinuierlichen Bewegung ungeachtet ihrer

 Richtung, progressiv oder regressiv, in Bezug auf ihr Hindernis verstärkt.

Wenn das Feuer erhöht ist, kann es z. B. zu folgenden Symptomen kommen: steigende Aggression sich selbst gegenüber und eine Tendenz, sich auf missbräuchliche Weise aufzudrängen. Eine Depression würde dann die Frustration darüber ausdrücken, dass sich der Mensch an falscher Stelle aufgedrängt hat.

Eine therapeutische Intervention kann zum Ziel haben, die Selbstzerstörungstendenzen zu mildern, so dass die Aggressivität abnimmt und der Mensch sich selbst und seine vermeintlich vergessenen Werte wieder erlangt. Im Allgemeinen erschaffen sich Menschen, die auf diese Weise deprimiert sind, mächtige Barrieren, so dass ihre Depressionen unüberwindbar werden. Die Potenzierung der Bewegung, sei sie nun progressiv oder regressiv, die mit dem Hindernis zusammenhängt, muss auf spirituellem Weg einen Ausgleich finden. Ein Bad im Meer bringt Bewusstheit über die Wasserqualitäten und wird die Dualität von Ogum ausgleichen können. Oder aber man arbeitet mit der Bewusstheit des Feuers.

Auf psychologischer Ebene sollte man mit den vergessenen oder nicht entwickelten emotionalen Werten des Menschen arbeiten. Es ist wichtig, dass wir dabei auch das Thema der Extreme berücksichtigen und bearbeiten, damit der Mensch seine Ängste abbauen kann. Dies kann geschehen, sobald er seine Grenzen klarer und besser wahrnimmt. Ein Mensch in solch einer Depression befindet sich zunächst in einem Exzess. Er möchte alles tun, kann es aber nicht, wodurch seine Angst noch größer wird. Die Intervention besteht darin, ihm zu helfen, aus dem »alles oder nichts«, also aus dem Oszillieren zwischen Überfluss und Mangel herauszukommen und zu verstehen, dass er ohne all das leben könnte, was aber nicht bedeutet, dass er ohne all das leben muss.

Ogum und Erde

Hier kommt es zu einer Desorganisation davon, wie sich das Leben auf natürliche Weise entwickelt, weil der Mensch an zu großer Angst leidet. Er weist dann eine Tendenz auf, alles, was er für wahr hält, zu zerstören, wodurch der evolutionäre Prozess seiner Realität stagniert. In diesem Fall können wir mit der vermeintlichen Befriedigung, die das Zerstören mit sich bringt, arbeiten und hinterfragen, welchen Wert sie dem Leben des Menschen geben kann. Oder wir arbeiten an der spirituellen Bewusstheit über die Bewegung der Transformation und führen Rituale durch, damit sich der Mensch mit dem spirituellen Licht des Elementes Erde verbinden kann. In diesem Fall ist es wichtig, die Angst im Menschen zu verringern, indem man ihm hilft, sich der Gegenwart bewusst zu werden, was so viel bedeutet wie ihn ins reale Leben zurückzubegleiten.

Das Ungleichgewicht in diesem Element wird oft davon erzeugt, dass der Mensch die Realität, in der er lebt, nicht akzeptieren oder nicht wertschätzen kann; somit kommt es zur Tendenz, nicht im Heute, sondern im Morgen zu leben, denn so braucht er für die Herausforderungen des jetzigen Moments keine Lösungen zu finden.

Wenn der Mensch die Verantwortung für sich selbst übernimmt, bedeutet das, dass er eine Bewusstheit über seine Existenz (Feuer) erlangt, darüber, was um ihn herum ist (Erde), wie er sich in Bezug auf dieses Reale fühlt (Wasser) und was er in Bezug auf die Übertragung oder Erweiterung des Bewusstseins über dieses Reale (Luft) zu tun beabsichtigt.

Was einen Menschen dazu bringt, dieses Reale zu verlassen, ist das Bedürfnis, seinen natürlichen Lebensprozess zu beschleunigen. Dies führt dazu, dass er beginnt, die Zukunft so zu leben, als ob sie die Gegenwart wäre, was jedoch seine Angst erheblich verstärkt. Mit einem Ritual in einem Garten mit Obstbäumen können wir, dank der natürlichen Entfaltung des Lebens, die kontinuierliche Bewegung von Ogum sehr gut darstellen, vom Keimen eines Samens bis hin zum Obstbaum. Das Ritual beinhaltet energetische Bäder, bei denen Kräuter verwendet werden, die spezifisch für die Ursachen sind, welche den Menschen in den Prozess der Rotation versetzt haben.

Wenn ein Mensch in Rotation ist, bedeutet das, dass sein »Motiv«, welches immer das auch ist, geschwächt ist, folglich hat er keinen Grund mehr, in »Aktion« zu gehen. Deshalb reinigen wir zuerst sein elektromagnetisches Feld bzw. führen eine Abladung herbei, sei es durch Bäder oder durch das Abklatschen mit Pflanzenblättern, das klärt die spirituelle Bewusstheit, die wir auch Eledá nennen, was psychologisch gesehen das »Ich-Zentrum« ist.

Wenn sich das elektromagnetische Feld eines Menschen entlädt, ist es häufig so, dass sich bei ihm ein Gefühl der Erleichterung einstellt, weil er mehr Raum bekommt. Wenn aber keine weitere psychologische Behandlung, auch in Hinblick auf den Prozess der Rotation, erfolgt, dann wird es nicht zur notwendigen Ausrichtung hin zu einer tatsächlichen Harmonie unter den verschiedenen geistigen, psychologischen und physischen Dimensionen und Bewusstheitsebenen kommen. Es ist diese Ausrichtung, die für das Verschwinden der Angst sorgt. Der Prozess der Rotation, also die umgekehrte oder regressive Bewegung, wird dann auf natürliche Weise schwächer, wodurch wieder Raum entsteht, damit sich eine kontinuierlich progressive Bewegung einstellen kann. Aus ritualistischer Sicht ist es wichtig, Materialien oder Gegenstände zu verwenden, die die Bewusstheit für die notwendige Qualität der Elementarkraft repräsentieren, zum Beispiel weiße Blumen.

Ogum und Wasser

Die Symptome dieses Ungleichgewichts sind Inkonsequenz und affektive Verletzlichkeit, die Neigung, sich in einem Übermaß oder in einem Mangel der Emotionen zu verlieren. Der Mensch nimmt die Gefühle von anderen, insbesondere solche der Zuneigung, als aggressive Invasion seiner eigenen Gefühlswelt wahr. Generell fasst er Zuneigung gerne falsch auf, egal ob diese ihm oder anderen entgegengebracht wird.

Dass er unfähig ist, den vollen Liebeskreislauf zu erleben, ruft natürlich eine Reaktion der Kompensation hervor, die sich durch emotionale Unbeständigkeit und Verletzlichkeit auszeichnet, entweder als ein Zuviel oder als ein Zuwenig. Die Kraft der kontinuierlichen Bewegung ist vorhanden, aber sie folgt keiner Richtung und das fragmentiert die Bewegung. Hier kann man den Menschen darin begleiten, seine affektiven Werte zu überdenken, wenn er Signale empfängt und weitergibt. Es ist wichtig, darauf zu achten, ob hier Störungen vorliegen. Häufig nehmen Gefühle eine regressive Dynamik an, so kommt es z. B. dazu, dass Vergangenheitserinnerungen widersprüchlich werden, wenn sich die Richtung der kontinuierlichen Bewegung umkehrt und regressiv wird. In diesem Fall verliert das Wasser seine Funktion, die darin liegt, eine Bewusstheit für das Ungleichgewicht zwischen regressiver und progressiver Bewegung zu schaffen. Je nach Art des Ungleichgewichts können wir dann wahrnehmen, welche Dualität sich verkehrt hat. Dann ist es notwendig, die negative Polarität der Dualität umzukehren, da sie sonst ihre eigentliche Funktion nicht ausüben kann, die darin besteht, die Kraft und Qualität dieses Elements auszugleichen.

Ogum und Luft

Wenn der Mensch hier im Ungleichgewicht ist, neigt er zu impulsiven Handlungen und Gedanken, die kein Ende finden, sowie zum Verlust des Gefühls für seine Grenzen. Seine Impulsivität wird zu einem Ausdruck von Inkonsequenz. Weil er sich andauernd unsicher fühlt, zweifelt er an seiner Konstitution und wenn das nicht gestoppt werden kann, neigt er dazu, sich in existentiellen Fragen zu verlieren. Die so genutzte Impulsivität wird zum Alibi für seine Unzufriedenheit, die daraus resultierende Depression ist also Wirkung und keine Ursache. Auf der therapeutischen Ebene kann man an der Verletzlichkeit des Menschen arbeiten und an seiner Beziehung zur richtigen Zeit und zum richtigen Raum.

In der spirituellen Arbeit können Rituale gemacht werden, die den natürlichen Zauber und die Magie der Erde mit sich bringen (z. B. mit Farben und Düften etc.).

Übung zu Ogum

Hier arbeiten wir mit Paaren. Jeweils zwei Personen liegen auf dem Rücken auf dem Boden, mit den Köpfen zueinander. Sie legen ihre Arme seitlich ausgestreckt auf den Boden und fassen sich an den Händen. Von oben betrachtet würde das wie ein Quadrant aussehen, wobei die Körper die vertikale Linie darstellen und die Arme die horizontale.

Zu Beginn ist es wichtig, dass sich alle entspannen; ein paar hilfreiche Sätze dafür könnten z. B. sein: »Fühlt, wie eine Kraftwelle, die bei den eigenen Füßen beginnt, bis zu den Füßen eurer Partnerin/eures Partners durch euch durch geht. Sie kennt kein Hindernis und keinen Druck, es ist ein fortwährendes Kommen und Gehen.« Das Ziel dieser Übung ist es, den Teilnehmenden die Kraft der kontinuierlichen Bewegung körperlich erfahrbar werden zu lassen.

Wir begleiten diese Erfahrung mit Kommentaren und verstärken so einige Minuten lang das Bild und die Vorstellung der kontinuierlichen Bewegung, damit die Teilnehmenden diese Erfahrung leichter in ihren Verstand und in ihr energetisches und spirituelles Feld integrieren können. Dann fordern wir die Paare auf, die Kraft der kontinuierlichen Bewegung auf einen bestimmten Körperbereich zu lenken, der mehr von ihr benötigen könnte.

Das soll in einem Moment geschehen, in dem die PartnerInnen ihre gegenseitige Energie gut wahrnehmen können, so dass sich die Energien von beiden Menschen summieren können, wodurch sich das Ergebnis der Erfahrung potenziert.

Während der ganzen Übung sollten die Paare ihre in Quadranten liegenden Positionen nicht verändern. Was die Dauer der Übung anbelangt, so sollte man auf das Wohlbefinden der Teilnehmenden achten, da diese auf dem Boden liegen, was vielleicht nicht für alle gleichermaßen bequem ist.

Bevor sich die Paare trennen und aufsetzen, weisen wir darauf hin, dass sie auch ihre Energien wieder trennen sollen, damit sie nur das, was ihnen gehört, mit sich nehmen.

Dazu legen wir unsere rechte Hand auf die eigene Stirn, das ist eine Weise, uns von der Energie unseres Partners oder unserer Partnerin zu trennen. Anschließend setzen sich die Paare auf und sitzen Rücken an Rücken. Wenn alle fertig sind, drehen sich alle zur Mitte und bilden wieder einen Kreis. Wichtig ist, dass alle Paare auch untereinander Zeit bekommen, um über ihre Erfahrungen mit der Übung zu sprechen. Durch diesen Austausch ist es möglich, wichtiges Feedback für die weiteren Entwicklungsschritte der einzelnen Menschen zu bekommen.

Es kann etwa sehr aufschlussreich sein, wie sich ein Mensch in Bezug auf Geben und Annehmen fühlt, welches Bild er von sich selbst hat, welche unbewussten Blockaden sein Leben beeinflussen, ganz zu schweigen von den spirituellen und energetischen Aspekten, die durch diese Dynamik lebendig werden können.

OXUMARÊ: Komposition/Richtung

Oxumarê[13] ist die dritte Elementarkraft des Feuers. Es ist das spirituelle Licht der Ausrichtung, Zusammensetzung und Inte-

---

13 Oxumarê hat der Legende nach zwei Geschlechter (Anm. d. Ü.).

 gration; sein/ihr Symbol ist der Regenbogen und die Schlange. Oxumarê verfügt über den Charme der Farben des Regenbogens und die Klugheit der Schlange; er/sie bewegt sich immer vorwärts, auch bei ihrer/seiner Rückkehr an einen Ort. Sie/er ist das im Feuer enthaltene Wasser oder das im Wasser enthaltene Feuer.

Wir können die vier Qualitäten des Feuers in einem Vulkan deutlich erkennen. Im Zentrum der Erde wird das Magma durch die Kraft von **Elegbara** nach außen getrieben.

Dann setzt sich die Explosion des Feuers durch die kontinuierliche Bewegung von **Ogum** fort. **Oxumarê** ist dann der so genannte Fluss des Feuers, der seinen Weg in Richtung des Meeres einschlägt. Wenn sich die Lava abkühlt und kristallisiert, sehen wir **Xangô** vor uns. Aus psychologischer Sicht repräsentiert Oxumarê unsere Freude am Tun. Wir können sagen, dass wir gut im Element Feuer sind, wenn wir z. B. unsere Libido spüren, aber wenn wir keine Befriedigung erleben oder keine Bewusstheit über das, was wir tun, haben, dann ist das ein Zeichen dafür, dass wir unsere Wasserkräfte in Oxumarê ausgleichen müssen.

Aus psychologischer Sicht ist es notwendig, die Gespenster aus unserem Unbewussten zu entfernen, die uns zwischen der Freiheit, uns zu integrieren und der Freiheit, ohne eine Bedrohung wahrzunehmen, überfallen zu werden, in Verwirrung stürzen.

In Hinsicht auf das spirituelle Ungleichgewicht können wir Rituale durchführen, die Wasser und Feuer harmonisieren. Wenn das Ungleichgewicht von einem Mangel an Wassers ausgeht, dann kommt es bei dem Menschen zu einer affektiven Ablehnung von anderen, weil sie ihn in seiner Andersartigkeit nicht zu akzeptieren scheinen, was oft ein Hinweis darauf ist, dass sich der Mensch selbst ablehnt.

Bei einem Wasserüberschuss hat der Mensch vermeintlich gute Absichten, verspricht vieles, kann es aber nicht umsetzen, weil der geringe Anteil von Feuer in ihm im Verhältnis zum Wasser nicht die nötige Dynamik zulässt, damit die Dinge geschehen können. Wenn sein Feuer zu stark ist, überschreitet er die Grenzen der anderen, weil er seine Bewusstheit für seine eigene Grenzen verliert. Wenn der Mensch zu wenig Feuer hat, dann wird er mutlos und traurig und kann sich keinem Ort oder keiner Situation anpassen. Daraus entsteht ein Gefühl der Unfähigkeit. Fehlt das Wasserelement, fühlt sich der Mensch unfähig, sich selbst und andere affektiv anzunehmen, wenn er zu viel Wasser hat, verliert er sich oft in vielen Erklärungen. Er lebt

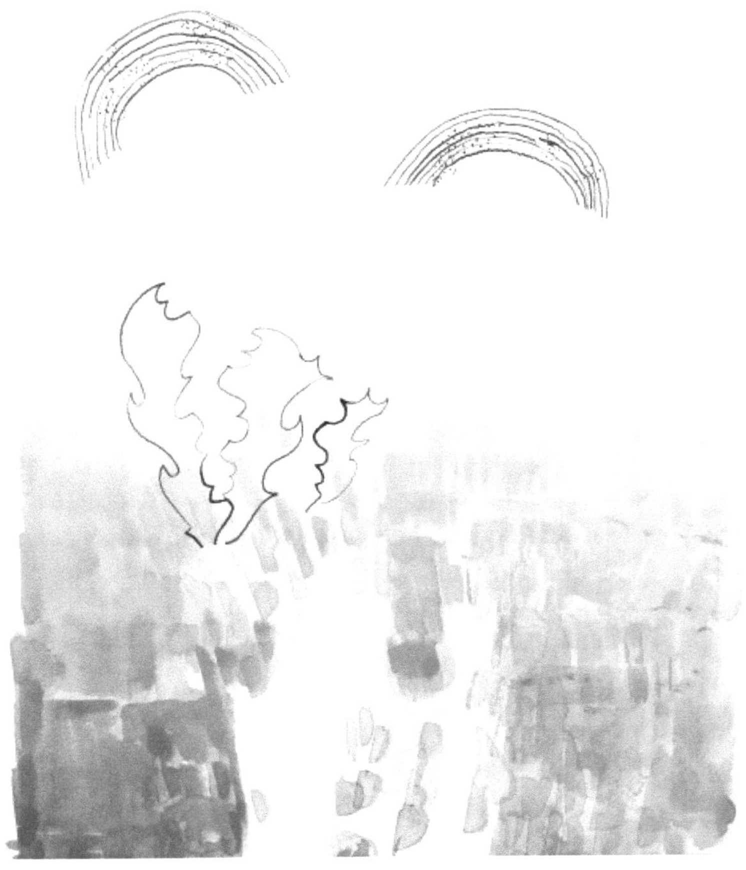

 dann in einer Rotation, die dem Ungleichgewicht des Feuers geschuldet ist.

Immer wenn wir von Bewusstheit, von Empfangen können, Annehmen und von Vergnügen sprechen, sprechen wir von den **Emotionen**, die den **Wasserqualitäten** innewohnen. Einfach gesagt reduzieren wir das Feuer bei einem Mangel an Wasser, so dass das Wasser wieder zunehmen und ins Gleichgewicht kommen kann, oder wir erhöhen das Feuer, wenn das Wasser unnötigerweise zu hoch ist. Auf diese Weise wird sich jedes Element seiner Funktion bewusst und damit konstituiert sich Oxumarê in seiner/ihrer ganzen Fülle.

Es kommt vor, dass Paare heiraten und sich die EhepartnerInnen nicht verheiratet fühlen, das heißt, sie können diese neue Lebensrealität nicht in ihr Leben integrieren.

Den anderen in unser Leben zu integrieren bedeutet nicht nur das zu integrieren, was wir sehen, sondern das ganze Gepäck zu integrieren, das der andere Mensch mit sich bringt. Wir sind nicht immer bereit, das Gepäck eines anderen in unser Leben zu integrieren, andererseits ist unser Gepäck auch nicht immer leicht zu tragen. So eine Integration ist, wenn sie geschieht, ein Beispiel für die Wirkung von Oxumarê.

Wenn Wasser und Feuer in Oxumarê im Gleichgewicht sind, erleben wir die Harmonisierung des spirituellen Lichts der Komposition, nämlich Integration und Richtung. Diese Harmonisierung wird sich auf der psychologischen Ebene auswirken, denn der Mensch fühlt sich dann tief mit dem Leben verbunden.

Stellen wir uns Wasser oder Feuer in einem Ungleichgewicht vor. So sehr sich der Mensch auch bemühen wird, sich mit dem Leben zu verbinden, sich in das Leben zu integrieren, Lust und Freude an dem zu empfinden, was er tut, er wird nicht in der Lage sein, über die Ebene eines flüchtigen Empfindens hinauszukommen.

Wenn die rationale Bewusstheit keinen Raum schafft, um das von der spirituellen Bewusstheit Gelernte als Quelle der Transformation und des Wachstums zu integrieren und zu transformieren, werden die Dinge nicht summiert und der Mensch läuft Gefahr, in einer unnötigen und inkohärenten Dichotomie zu leben.

Das Vergnügen der Wasserqualitäten von Bombogira oder Pombagira und der Wasserqualitäten von Oxumarê ist unterschiedlich. Das Feuer der Wasserqualitäten der Bombogiras lässt unsere Bewusstheit eine andere Beziehung zu unserem Vergnügen haben. Der Impuls (Feuer) ist das Vergnügen, während das Vergnügen der Wasserqualitäten darin liegt, die Bewusstheit des Feuers zu sein.

Wenn der Mensch Kontinuität und Vergnügen dabei empfindet, etwas zu tun, heißt das, dass er ein Feuer hat, das sich bewegt und progressiv ist und natürlich auch ein Wasser, (wenn Vergnügen vorhanden ist), was wiederum heißt, dass die Wasserqualitäten des Feuers das, was getan wird, annehmen (Akzeptanz) und harmonisieren (Balance).

Manchmal wird die Kontinuität durch andere sich bietende Möglichkeiten und Alternativen beeinträchtigt.

Wenn es viele Möglichkeiten gibt, sollten wir prüfen, ob sie nicht geschaffen wurden, um die Leere eines Mangels zu füllen. Wenn dies der Fall ist, ist es wichtig, innezuhalten, um wahrnehmen zu können, welche Rolle wir in dieser Dynamik spielen. Handelt es sich um Möglichkeiten, die die Kontinuität eines Projekts gewährleisten, oder sind es imaginäre Möglichkeiten, die die Realität blockieren?

Das Leben offeriert uns bestimmt vieles an Möglichkeiten oder Dingen, die wir tun könnten, deshalb ist es wichtig zu wissen, was uns zusteht und was jemandem anderen. Wenn sich eine Möglichkeit auftut, bietet sie uns auch genügend Freude und Vergnügen, um dabei zu bleiben und die Kontinuität ihrer Ausführung gewährleisten zu können?

»Uns mit Oxumarê in tiefer Harmonie zu befinden bedeutet, unser Leben mit der Freude darüber zu tanzen, wir selbst zu sein.«

Wenn wir auf der spirituellen Ebene arbeiten, müssen wir eine spezielle Dynamik einhalten. In den Pausen eines Seminars z. B. können wir eine Tasse Kaffee trinken, ein Telefonat führen, uns in der Gruppe unterhalten, das schadet dem Fortgang des Seminars nicht im Geringsten.

Wenn wir uns zu einer spirituellen Arbeit treffen, dann darf es keine derartigen Zerstreuungen geben, auch wenn wir uns in manchen Momenten ausruhen. Den Fokus zu behalten und sich nicht ablenken zu lassen, ist von allerhöchster Wichtigkeit, um das erhoffte Ziel einer solchen Arbeit zu erreichen.

In Bezug auf Oxumarê können wir sagen, dass es das die Rituale bewegende und intensivierende Feuer ist, das das Wasser der Bewusstheit über die Freude an der Kontinuität in sich trägt. Auch hier geht es um die Beziehung zwischen der Lust und dem Vergnügen, der Freude daran, Rituale auszuführen.

Häufig verwechseln Menschen die Art und Weise sich mit jemanden zu verbinden, mit dem Zustand in der Essenz eines anderen Menschen zu leben und in dieser aufzugehen.

Von meiner Cabocla Indaiá habe ich gelernt:

»Wenn du jemandem helfen willst, knie dich nicht zu ihm hin, sondern steh auf und reiche ihm die Hand.«

Folgende Übung hilft uns, eine Reflexion darüber anzustellen.

In einer Paarübung spricht »A« mit »B« über seine Gefühle, Wünsche, Widersprüche und Ähnliches. Dann setzt sich »A« hin und »B« zeigt pantomimisch, also durch wortlose Bewegungen, die Gefühle, die in dem enthalten sind, was er von »A« gehört hat.

Wir können die Kommunikation von »A« und »B« in Bezug auf das Thema der Übertragung (transmissão) und des intuitiven Erfassens (captação) reflektieren oder wie die jeweilige Bewusstheit von »A« und »B« ihr Verständnis des Gesagten sowohl auf der verbalen als auch auf der nonverbalen Ebene beeinflusst hat.

Wenn »B« im Moment der Übertragung, die in der Kommunikation enthaltenen Emotionen von »A« nicht integrieren kann, dann werden seine Bewegungen lediglich mechanisch sein und die Wasser von »A«, d. h. die Gefühlsebene von »A«, nicht erreichen.

Die Berührung der Wasserqualität von »A«, soll diesem dabei helfen, seine eigenen Gefühle und sich selbst anzunehmen. Das soll aber nicht bedeuten, dass »B«, wenn er die Emotionen von »A« zum Ausdruck gebracht hat, die Überreste dieser Emotionen, die nicht seine eigenen sind, in sich behalten soll. Damit keine emotionalen Überreste bei »B« von der Geschichte übrigbleiben, umarmen sich beide am Ende der Übung, um das, was »A« ausmacht, wiederherzustellen, d. h. sie sammeln ihre Emotionen und akzeptieren sie auch. Dann wechseln sie ihre Rollen und »B« erzählt und »A« hört zu.

Während der Zeit der pantomimischen Kommunikation kann es interessant sein, eine Hintergrundmusik zu verwenden, um die Ausdrucksfähigkeit der Teilnehmenden zu unterstützen und größer werden zu lassen.

Diese Übung zeigt uns auch, wie es um unsere Fähigkeiten der Übertragung (transmissão), des intuitiven Erfassens und Begreifens (captação), des Zuhörens und der Annahme von anderen uns selbst bestellt ist.

Oxumarê steht auch für Richtung. Wenn ich zum Beispiel ein Auto kaufen möchte, gibt es im ersten Moment, in dem ich diesen Wunsch habe, einen Impuls (Elegbara), der mich aufstehen und zum Autohaus gehen lässt (Ogum). Wenn das Autohaus im Süden der Stadt liegt, hat es keinen Sinn, in den Norden zu fahren, ich brauche eine Bewusstheit darüber, wo der Süden und das Autohaus liegen (Oxumarê). Wenn ich meine Richtung verfehle, komme ich nicht dorthin, wo ich hin wollte.

Wenn dieser Fall eintritt, dann können wir ihn folgendermaßen deuten: Entweder meine Richtungsabweichung hat mit meiner unbewussten Angst vor dem Autofahren oder vor anderen Herausforderungen zu tun, die mit dem Kauf eines Autos einhergehen, oder ich gebe mir nicht das Recht, Freude am Besitz eines Autos zu empfinden.

Und das sind nur ein paar kleine Hindernisse, die mich dazu bringen könnten, die Richtung zu verlieren. Es ist sehr wichtig, an unseren Emotionen zu arbeiten und unsere Wasser zu reinigen, damit diese uns nicht daran hindern, neue Möglichkeiten anzunehmen und zu ergreifen. Es gibt sogar Feuer im Wunsch danach, ein Auto zu haben, aber es muss immer ein Gleichgewicht zwischen der Richtung und der Freude darüber, an einen Ort zu gelangen, bestehen, d. h. mit der Kristallisation oder dem Erreichen des Ziels, in diesem Fall, die Autoschlüssel in der Hand zu halten.

Oxumarê ist die Zusammensetzung von Wasser und Feuer. Mit dem Wasser haben wir Emotion und Annahme. Das Feuer gibt uns Libido, Impuls, kontinuierliche Bewegung und Dynamik. Damit die Komposition von Wasser und Feuer in uns in Balance, also ausgeglichen sein kann, ist es notwendig, beide in sich zu integrieren, indem man eine Bewusstheit über ein jedes an sich entwickelt.

Wenn wir etwas im Leben tun (Libido) und Freude (Emotion) darüber empfinden, sind wir gut in Oxumarê, das heißt, unser Feuer und unser Wasser sind ausgeglichen. Wenn wir hingegen Lust haben, aber keine Befriedigung empfinden und auch keine Bewusstheit über das haben, was wir tun, müssen wir unsere Wasser in Oxumarê ins Gleichgewicht bringen.

Stellen wir uns einen Menschen vor, der keinen Tag seiner Arbeit versäumt. Er hat genug Libido, um jeden Tag aufzustehen und zur Arbeit zu gehen, aber er empfindet keine Befriedigung oder Freude daran, es gelingt ihm nicht, diese Arbeit in sein Leben zu integrieren. Dann ist es wichtig, seine Wasser ausgleichen. Dafür müssen wir nicht immer die Wasser erhöhen, sondern manchmal auch das Feuer reduzieren, wie ich schon an anderer Stelle erwähnte.

Da Oxumarê die Elementarkraft ist, die das Wasser des Feuers umfasst, erschüttert jedes Ungleichgewicht von Oxumarê sowohl die Wasser als auch das Feuer.

Ohne Wasser gibt es keine Komposition und ohne Feuer ist die Komposition ebenfalls im Ungleichgewicht.

Wie können wir etwas in unser Leben integrieren, wenn wir nicht das geringste Interesse an dieser Integration haben? Wenn wir Gefühle als unerträgliche Reibung und Irritation wahrnehmen? Diese Reibungen können in Wahrheit vergebliche Kompositionsversuche sein und oft entstehen Kompositionen auch dadurch, dass man Dinge nebeneinanderstellt, d. h. die Bestandteile sind vorhanden, werden aber nicht integriert. Wenn es zu einem Ungleichgewicht in dieser Elementarkraft im Menschen kommt, besteht die Tendenz, dass der Mensch allem, was für ihn zuvor von großer affektiver Bedeutung war, keinen Wert mehr gibt. Er beginnt also seine Gefühle dafür abzubauen. Zunächst ist er sich dieses Bruchs bewusst und vollzieht ihn sogar absichtlich. Auch Liebesbeziehungen, sogar solche über mehrere Jahre, werden zu einer Bedrohung für ihn. Er ist sich selbst auch gar nicht sicher, warum er diesen unkontrollierbaren Wunsch hat, mit den früher so wichtigen emotionalen Beziehungen zu brechen. Er weiß nur eines, nämlich dass er den Wunsch hat, sich nicht von den Gefühlen anderer bedrängt und angegriffen zu fühlen. Anders gesagt bedeutet das auch, dass, wenn der Mensch ein Übermaß an Wasser hat, er sich dahin entwickelt, dass er die Grenzen von anderen nicht respektiert und übergriffig wird, oder, wenn er zu viel Feuer hat, er die Gefühle von anderen nicht mehr wahrnehmen kann.

Zu Beginn des depressiven Zustandes, der durch ein Ungleichgewicht in Oxumarê hervorgerufen wird, fühlt sich der Mensch gespalten und weiß nicht genau, warum er so wild entschlossen ist, affektive Beziehungen zu beenden, um bei diesem Beispiel zu bleiben. Dann kommt die Angst. Die Gedanken werden zu Aktionen und da der Mensch Bewusstheit über sein Tun hat, wird es in Folge sehr schwierig für ihn sein, die inneren Konflikte, die daraus entstehen, zu ertragen.

Er denkt, dass Trennung seine einzige Möglichkeit ist, sich nicht überwältigt fühlen zu müssen und wieder frei zu sein, fühlt aber auch Schmerz über die Auflösung seiner emotionalen Bindungen.

Zwischen dem Moment der Entscheidung, eine Beziehung zu beenden und der Umsetzung der Trennung gibt es einen Zeitraum, in dem die mentale Verwirrung zwischen dem eigenen Unverständnis dem Trennungswunsch gegenüber und dem Zwang, es dennoch tun zu müssen, eine Drehbewegung erzeugt. Der Mensch bleibt in der kontinuierlichen Bewegung, dreht sich aber immer im gleichen Kreis. In seiner Innenwelt wiederholen sich die Gedanken und als Konsequenz erhält seine Angst mehr Kraft und setzt sich fest. Je mehr der Mensch versucht, die Beharrlichkeit seiner sich wiederholenden Gedanken zu verstehen, die ihn eigentlich dazu veranlassen müsste, diesen Prozess zu unterbrechen, desto mehr Leid und Angst stellt sich ein. Es ist diese ständige Drehbewegung, die es dem Menschen unmöglich macht, seiner Angst zu entkommen.

Wir dürfen auch nicht vergessen, dass das Aussteigen aus der Rotation eine Bewusstheit über die Leere mit sich bringen kann. Durch die Brille der Angst gesehen, wird der leere Raum zu einem wahren Lager von zerstörerischen Gefühlen. Am häufigsten kommt es zu Reue und zu Frustration. Die Räume der inneren Leere sind unerträglich, wenn sich die Wasser von Oxumarê in einem Mangel befinden.

Ein Beispiel für ein Ritual zur Wiederherstellung des Gleichgewichts der Struktur von Oxumarê, dem Feuer und dem Wasser, damit sich die Emotionen des Menschen wieder ausgleichen können, ist Folgendes. Wenn zu viel Feuer vorhanden ist, dann stellen wir eine weiße Kerze in ein Glas. Dieses Glas füllen wir dann bis zu zwei Zentimeter unter seinen Rand mit Wasser. Hier wollen wir, dass das Wasser dominiert und die Flamme der Kerze rasch im Wasser ankommt und erlischt. Das Erlöschen der Flamme im Wasser führt zu einer Integration der Bewusstheit über die Sanftheit des Wassers.

Wenn zu viel Wasser vorhanden ist, dann geben wir nur ein paar Zentimeter Wasser in das Glas. Die Absicht ist, dass das Feuer dominiert, länger brennt und erst zur richtigen Zeit vom Wasser gelöscht wird, so wird das Wasser »warm« und lebendiger. Zuvor müssen wir aber wissen, welches der beiden Elemente aus dem Gleichgewicht geraten ist, das Feuer oder das Wasser.

Eine Anmerkung: Wann immer wir ein Ritual durchführen, müssen wir unbedingt eine klare Absicht haben. Bei den angeführten Beispielen geht es um das Wiedererlangen der Libido (Feuer) und des Vergnügens (Wasser).

Einfluss der Elemente in Oxumarê

Oxumarê und Feuer

Die Gegenwart des Elements Feuer verstärkt und energetisiert das Wasser immer. Bei Oxumarê sorgt die Bewusstheit der Wasser für das Gleichgewicht des Feuers und die Dynamik des Feuers für das Gleichgewicht der Wasser.

Sind die beiden Elemente jedoch im Ungleichgewicht, dann ist das Verhalten des Menschen aus psychologischer Sicht von der Tendenz geprägt, andere und ihre Gefühle nicht anzuerkennen und sie schon gar nicht zu akzeptieren.

Es gibt einen Zusammenhang zwischen der »Richtung« in Oxumarê und dem Lebensziel eines Menschen. Wir können sagen, dass, wenn ein Mensch kein Ziel hat, sein Leben keinen Sinn macht, was so viel heißt, wie dass das Feuer dieses Menschen praktisch vom Wasser, also von den Emotionen, die mit den natürlichen Erwartungen, die ein Mensch an das Leben hat, nicht einhergehen, ausgelöscht worden ist. Darüber hinaus muss man sich fragen, was es wohl sein kann, das das Feuer der Libido in Bezug auf unser Ziele blockiert?

Denken wir einmal nach: Wenn die Erde eines Menschen z. B. im Luftelement liegt und im Übermaß auf das Feuer einwirkt, dann wird der Mensch sehr wankelmütig und verliert sich in seiner Phantasie. Im entgegengesetzten Fall, dem einer Knappheit oder eines Mangels, kommt es zu fehlender Motivation und der Mensch wartet darauf, dass die Dinge von sich aus geschehen.

Häufig ist es so, dass wir, wenn wir diesem Menschen helfen wollen, an einen früheren Zeitpunkt in sein Lebens zurückgehen müssen. Ist er 50 Jahre alt, kann es z. B. sein, dass er im Alter von 18 oder 20 Jahren ein Problem in seinem Leben hatte, das ihn dazu brachte, seine Träume und Wünsche aufzugeben. Von da an lebte er nur noch, weil er es eben tat. Therapeutisch gesehen muss der Mensch in einer emotionalen Regression in der chronologischen Zeit zurückgehen, besser gesagt, eine Brücke zu seiner eigenen Rettung in die Vergangenheit bauen, so dass er die Essenz oder das Gefühl jener Träume und Sehnsüchte, die er im Alter von 18, 20 Jahren hatte, aussprechen und wieder erleben kann. Das bedeutet natürlich nicht, dass der Mensch wieder 18 oder 20 Jahre jung wird, sondern nur, dass er das Feuer der Träume und Wünsche des jungen Menschen, die er damals hinter sich zurückgelassen hat, in sein jetziges Leben integrieren können soll. Es bedeutet auch nicht, dass er sich diese Träume und Wünsche von vor so vielen Jahren in der Jetztzeit erfüllen muss, weil die Zeit jetzt eine andere ist, doch er wird sich den natürlichen Raum wieder erobern, wo die Träume der Träume zu Hause sind und die Wünsche danach, die realen Aspekte des Gewünschten wahrzunehmen.

Das spirituelle Licht von Oxumarê und seine emotionale Auswirkung in unserem Leben zu würdigen, zu integrieren und zu verstehen, ist wie das Zusammenspiel eines kleinen Tautropfens und eines Blatts, die ohne zu sprechen so gut harmonisieren!

Oxumarê und Erde

Das Element Erde hat mit Realität zu tun, mit dem, was uns eine Grundlage, Kriterien und Grenzen gibt. Die Beziehung von Oxumarê zum Element Erde bewirkt, dass sich das in Oxumarê enthaltene Feuer mehr auf das reale Leben als auf das Imaginäre richtet. Die Wasser von Oxumarê bewirken unter dem Einfluss des Erdelements, dass wir unsere Emotionen rational begrenzen und besser kontrollieren können.

Wenn die Erde eines Menschen das Element Erde selbst ist und durch einen Überschuss in ein Ungleichgewicht kommt, neigt der Mensch dazu, extrem starr, kritisch und pessimistisch zu werden, und zwar nicht nur mit sich selbst, sondern darüber hinaus auch mit allen anderen Menschen. In der umgekehrten Situation, also bei einem Mangel, wird der Mensch verletzlich, hat gar keine Meinung mehr und, was das Allerschlimmste ist, er gibt dann allen anderen die Schuld dafür, dass er in so eine Situation geraten ist, wobei wir uns daran erinnern müssen, dass diese Erde hier die Erde des Wassers ist und nicht das Element Erde an sich.

Wenn sich das Feuer hingegen zu einem sehr starken Feuer entwickelt und die Wasser immer mehr werden, sich also ihr Auftreten und ihre Intensität in ein unnötiges Extrem entwickeln, dann ist der Moment gekommen, wo man die Erde in Oxumarê reduzieren muss, damit sich die beiden zuerst genannten Elemente integrieren können, so dass sich die Erde beider Elemente zu einer Grundlage entwickelt, die den Menschen trägt. Wenn sich das Feuer und die Wasserqualitäten zu einem Strang verflechten, dann ist das ein Zeichen dafür, dass der Mensch in Oxumarê in Harmonie ist und dass seine Wahrnehmung der Welt durch das Prisma seines »Ich-Zentrums« erfolgt.

Oxumarê und Wasser

Richtung und Komposition von Oxumarê werden, wenn das Wasser im Überfluss vorhanden ist, durch das Prisma der Emotionen verzerrt, und zwar in Einklang mit Gefühlen der Bequemlichkeit, was so viel bedeutet, wie dass sich der Mensch in sich selbst verlieren kann. Er hat dann viel Gefühl und wenig Antrieb.

Bei einem Mangel an Wasser neigt der Mensch dazu, in einer Rotation des Feuers gefangen zu sein, jedoch ohne dass er emotional am Geschehen beteiligt ist. Er gerät in einen Exzess von Impulsivität und kann diesen erst beenden, wenn er wahrnimmt, dass er sich oder anderen durch sein Verhalten schadet.

Oxumarê und Luft

Das Luftelement in Oxumarê gibt sowohl dem Feuer als auch dem Wasser Raum zur Ausdehnung. Wenn es zu viel Luft im Feuer gibt, dann neigt der Mensch dazu, seine Impulse als »Pflicht, etwas tun zu müssen« zu interpretieren und das macht ihn müde und frustriert zugleich, weil er an dem, was er tut, keine Freude mehr haben kann.

Fehlt es jedoch an Luft, dann herrschen die Emotionen über den Menschen, sind dabei aber richtungslos und ablehnend zugleich. Die Konsequenz, die sich daraus ergibt, ist Verletzlichkeit und eine Bewusstheit, der es mehr und mehr an Boden fehlt.

Übung zu Oxumarê

Diese Übung zielt darauf ab, das Feingefühl des Menschen in Zusammenhang mit den Schwierigkeiten zu wecken, die ihn möglicherweise daran hindern, dorthin zu gelangen, wohin er kommen soll. Alle Teilnehmenden erhalten eine Augenbinde und werden aufgefordert, sich so schnell oder langsam durch den Raum zu bewegen, wie sie können.

Es ist wichtig, dass alle genügend Platz haben, um sich gehend oder langsam laufend so zu bewegen, dass es keine Zusammenstöße gibt. Begleitend können wir entweder Musik spielen oder klatschen, um die Menschen bei der Übung zu begleiten.

Die Aufgabe lautet, dass sie nicht stehen bleiben dürfen, immer den Rhythmus beibehalten müssen und allen Hindernissen ausweichen sollen. Natürlich werden sie ineinander laufen und sich berühren, das ist auch ganz bewusst Teil der Übung. Manche Menschen werden, wenn sie auf Hindernisse treffen, unsicher, andere werden durch Hindernisse in ihrem Willen weiterzugehen und an ihrem Ziel anzukommen bestärkt. Genau diese Themen werden in Kleingruppen im Anschluss an die Übung reflektiert und diskutiert.

Zuvor aber wird der Rhythmus schneller. Es ist ganz normal, dass die Sorge davor, jemanden oder sich selbst zu verletzen, zunimmt und so werden alle immer bessere Strategien entwickeln, wie sie mit dieser Herausforderung umgehen. Nach einer Weile geben wir ein Signal, dass alle stehen bleiben sollen und ihre Augenbinde abnehmen können. Dann bitten wir sie, dorthin zu gehen, wo sie zu Beginn der Übung gestanden sind. Nun machen wir dieselbe Übung noch einmal, aber diesmal sehenden Auges. Ohne Zweifel wird es so viel einfacher und vergnüglicher sein, immerhin sehen sich alle und können sogar laufen, ohne dass sich die anderen Menschen in ein Hindernis verwandeln, es wird ein Spaß!

Am Ende der Übung bekommen die Teilnehmenden Raum, sich über die gemachte Erfahrung auszutauschen.

Viele werden dann von ihren Unsicherheiten beim Gehen im »Dunkeln« berichten und davon, wie sich die Wahrnehmung in einem Raum verändert, wenn man die Augen verbunden hat, aber auch von der anschließenden Zufriedenheit und Erleichterung, die sich einstellten, als sie die Übung mit offenen Augen machten.

Je nach Bedarf kann man der Gruppe dann auch noch den einen oder anderen Hinweis für ihr psychologisches oder spirituelles Gleichgewicht mitgeben. Das Ziel dieser Übung ist es, den Menschen die kontinuierliche Bewegung des Feuers erfahrbar werden zu lassen. Das ist die Metapher für das ständige Laufen, von der Weisheit der vielen Wasser zu lernen, die ihre Hindernisse umspülen, und ohne zurückzublicken, weiter auf ihrem Weg in Richtung Meer fließen; Oxumarê auf psychologischer Ebene zu begegnen. Und auf spiritueller Ebene? Das können wir erleben, wenn wir unsere Feitura[14] machen und unser Orixá Oxumarê heißt!

XANGÔ: Kristallisation/Umsetzung/Realisierung

Der Orixá Xangô ist das spirituelle Licht, das von den Mineralien ausgeht. Er steht für das spirituelle Licht der Gerechtigkeit bzw. all das, was sich in Balance und Harmonie befindet. Wir können ihm in den Steinen eines Flusses, im Ökosystem eines Waldes und in unseren Körpern begegnen. Wenn wir uns in unserem Körper wohlfühlen, sind wir auf physischer Ebene ausgeglichen. Dieses physische Gleichgewicht hat eine spirituelle Entsprechung, das heißt, einen feinstofflichen Körper, den es repräsentiert.

---

14 Einweihung, in der der Mensch in einem Ritual seiner natürlichen Essenz, seinem Orixá, begegnet und in seiner Verbindung mit diesem rituell bestätigt wird.

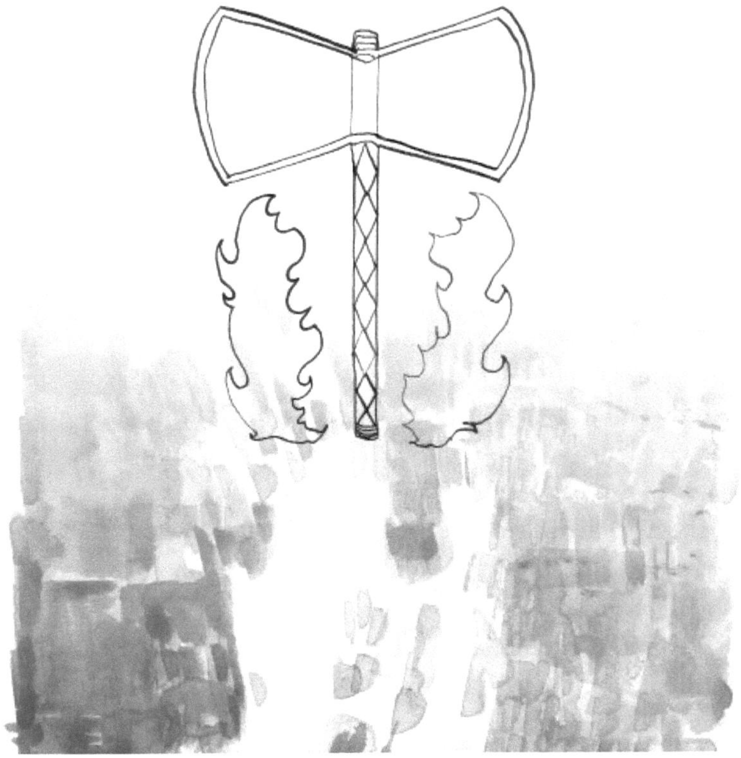

Ein spirituelles Ungleichgewicht kann sich auf den physischen Körper auswirken. Daher ist es wichtig, die Ursache eines jeden Ungleichgewichts zu kennen, um es behandeln zu können. Auch wenn wir vor einem Steinbruch stehen, haben wir nicht nur die physische Form der Steine vor uns, sondern zugleich auch ihre spirituelle Form. Dann können wir uns von der physischen Schönheit vor uns verzaubern lassen, oder aber wir können im spirituellen Licht des Steinbruchs baden.

Xangô steht für das spirituelle Licht der Verwirklichung oder die Kristallisation unserer erreichten Ziele. Wenn wir etwas realisieren, erreichen oder kristallisieren, können wir auf psychologischer Ebene unsere Freude über dieses Geschehen, diese Realisierung wahrnehmen. Durch den Einklang zwischen der körperlichen und der spirituellen Verwirklichung wird die Freude an der Kristallisation umfassend und profund.

Eine Nicht-Kristallisation (Xangô) hängt jedoch nicht immer mit einem Mangel an Fähigkeiten und Kompetenzen zusammen; es kann auch ein fehlender Impuls (Elegbara) dafür verantwortlich sein, der notwendig gewesen wäre, um an unser Ziel zu gelangen. Wenn ich einen Ball werfe und möchte, dass er einen bestimmten Ort erreicht, dann muss die Stärke des Impulses meines Wurfs der Strecke, die zu überwinden ist, entsprechen. Ist sie das nicht, dann wird der Ball entweder über sein Ziel hinausschießen oder auf halber Strecke liegen bleiben. Das Problem, das ein Impuls zu stark oder zu gering ist, wäre in diesem Falle bei Elegbara zu suchen und nicht bei Xangô. Ein solches Problem kann aber auch seine Ursache in der Richtung (Oxumarê) haben oder sogar in der erforderlichen kontinuierlichen Bewegung (Ogum).

Es gibt Menschen, die in der Umsetzung ihrer Vorhaben großartig sind, denen aber die Freude über die Resultate ihrer Arbeit aus einem Mangel an der Fähigkeit, Vergnügen zu empfinden (Oxumarê), verloren gehen.

Hier muss ich auch erwähnen, wie es ist, wenn das Ausbleiben der Kristallisation, der Realisierung, mit der ersten Qualität des Erdelements Obaluaê zusammenhängt. Üblicherweise gebe ich folgendes Beispiel: Ein Mensch verbringt sein ganzes Leben damit, die Finanzierung für einen Hausbau zu bewältigen. Endlich ist alles fertig! Es fehlt nur noch der letzte Ziegelstein und dann kann er schon in das neue Haus einziehen, auf das er so lange gewartet hat. Es vergehen Monate, aber der Mensch schafft es nicht, sein Werk zu vollenden. In diesem Fall wird das Haus nicht wegen Problemen in Xangô nicht fertiggestellt, sondern aus Angst vor der Transformation, der Veränderung. Immerhin würde das Haus fertigzustellen bedeuten, allein leben zu müssen, Rechnungen zu bezahlen etc. und diese vielen kleinen Situationen verursachen, dass dieses Haus nie fertig wird, ungeachtet, ob der Mensch sich darüber im Klaren ist oder nicht oder ob er einfach nur nicht weiß, was er nach der Realisation seines Projekts machen soll.

Das sind nun sehr einfache Beispiele, doch sie erzählen von den Wechselwirkungen unter den Elementarkräften. Wenn wir in einem geschlossenen Raum sind, der sehr heiß ist, dann brauchen wir Luft oder Wasser, in der Luft brauchen wir Erde und so geht das weiter. Ein Stein lebt in den Wassern eines Flusses, ein anderer in einem Wald, im Meer oder in einem Steinbruch. Nicht alle haben dieselbe Schwingung, nicht alle dieselbe Vibration. Die Verbindung zu den anderen Elementen, z. B. Süß- oder Salzwasser, den Bäumen oder sogar anderen Steinen, macht einen Unterschied in Bezug auf die Qualität eines jeden Steins, die Art, wie er schwingt und die spirituelle Qualität, die er mit sich bringt. Und genau dasselbe geschieht bei uns Menschen; die Art und Weise, wie das spirituelle Licht von Xangô in unserem primären Unbewussten wirkt, hängt von unserer Komposition oder der Verbindung ab, die wir mit den anderen Elementen haben.

Es gibt Menschen, die dazu neigen, das Gleichgewicht der Dinge zu fördern und andere, die Dinge direkt ausbalancieren. Wir können also sagen, dass, wenn ein Mensch auf diese Art und Weise wirkt, wir es dann mit den Wassern von Xangô, die ihre Wirkung entfalten, zu tun haben.

Der Einfluss der Elemente in Xangô

Xangô und Feuer

Wenn der Mensch zu viel Feuer hat, dann werden seine Kristallisationen starr. In diesem Fall können wir dieses Feuer als ein Feuer betrachten, welches das Feuer potenziert.

Im alltäglichen Leben des Menschen wird die Umsetzung von Projekten zur Verpflichtung und er verliert seine Freude daran. Häufig ist der Mensch auch nicht mehr in der Lage an etwas, das bereits kristallisiert ist, weiterzuarbeiten, so, als ob es gar nie zu diesem Punkt gekommen wäre und die Kristallisation gar nie stattgefunden hätte.

Wenn das Feuer in Xangô hingegen fehlt, so geht z. B. das Vergnügen an der Kristallisation oder der Verwirklichung von Träumen schon in der Wahrnehmung darüber verloren, weil ihr Ergebnis, also die Verwirklichung des Traums, nur in der oberflächlichen Bewusstheit des Menschen verankert ist.

Xangô und Erde

Wenn ein Zuviel an Erde die Ursache eines Ungleichgewichts in Xangô ist, dann ist die Tendenz, dass der Mensch mit den erreichten Ergebnissen seiner Arbeit nicht zufrieden sein kann. Er hat dann eine überaus kritische Haltung sich selbst gegenüber und dem, was er geschafft hat. Nichts, was er tut, wird angesichts seiner übertriebenen Kritik daran jemals gut genug sein.

Wenn ein Mangel an Erde in Xangô Ursache für sein Ungleichgewicht ist, dann neigt der Mensch dazu, zu glauben, dass die Dinge besser sein hätten können und hat dann grundsätzlich Schwierigkeiten, Leistungen in seinem Leben anzuerkennen.

Xangô und Wasser

Wenn das Wasser Xangô negativ beeinflusst, dann kommt es zur Tendenz, dass der Mensch seine Leistung, sein Werk, also die Kristallisation seines Bemühens oder seiner Träume, dazu verwendet, um andere anzugreifen, anders gesagt, er erreicht etwas mit der Absicht, seine Fähigkeiten oder sein Können unter Beweis zu stellen und damit die Bewunderung der anderen für sich zu wecken. Da diese Leistungen dann aber wie in ein »Bad« mit schmutzigem Wasser getaucht sind, reagieren die anderen Menschen in seiner Umwelt nicht entsprechend seiner Erwartungen und das Erreichte verwandelt sich so in emotionalen, negativen Abfall im Leben von dem, der es vollbrachte, was sehr oft von langem emotionalem Leiden begleitet ist. Bei einem Zuviel an Wasser hat der Mensch also ein großes Bedürfnis nach Anerkennung seiner Leistungen, was eine Möglichkeit darstellt, sein emotionales Ungleichgewicht zu kompensieren.

Gibt es aber zu wenig Wasser in Xangô, dann fordert der Mensch die Beteiligung der anderen an seinen Projekten mit Vehemenz ein, weil er alleine nicht in der Lage wäre, diese zu verwirklichen. In der Folge macht er dann die anderen für seine eigene Unzufriedenheit verantwortlich.

Xangô und Luft

Wenn die Luft in Xangô fehlt, dann führt das dazu, dass das, was der Mensch realisiert, begrenzt und willkürlich scheint. Er schafft, um des Schaffens willen. Das Bild, das der Mensch vom Ziel seiner Verwirklichungen hat, wird immer schwächer und langsam wird es mit dem Resultat der eigenen Bemühungen inkompatibel. Wenn sich hingegen der Mensch hier in einem Gleichgewicht befindet, dann gereichen ihm seine Leistungen und Realisierungen zu einer Inspiration für immer neue Projekte. Dann ist die Beziehung des Menschen zu seinen Werken von Optimismus und Stolz getragen. Er empfindet eine tiefe Gewissheit darüber, dass er etwas vollbringen kann und zugleich gelingen selbst die kleinen Dinge, die er umsetzt, auf großartige Weise, weil sein Bewusstsein von der Freude und dem Vergnügen an der eigenen Ausdehnung getragen wird.

Übung zu Xangô

Mit dieser Übung können wir die psychologische und spirituelle Kristallisation von Xango besser verstehen. Die Teilnehmenden suchen sich ein Objekt in der Natur, das nicht unbedingt ein Stein sein muss, als Repräsentation von etwas, das sie in ihrem Leben bereits erreicht haben oder noch erreichen wollen. Dann sprechen alle einzeln im Kreis über ihr Objekt und warum sie es ausgewählt haben. Während sie sprechen und das Objekt in der Hand halten, wird deutlich werden, ob es eine Kohärenz zwischen dem gibt, was sie sagen und fühlen, und dem, was sie erreicht haben oder von dem sie sagen, dass sie es erreichen wollen. Während sie sprechen, können wir auch ihre spirituelle Beziehung zur Kristallisation oder Nicht-Kristallisation von Xangô, zu ihrem Ziel und seinem Erreichen oder Nicht-Erreichen, wahrnehmen. Oft ist es eindeutig, dass es keine spirituelle und psychologische Übereinstimmung mit der potentiellen Umsetzung gibt. Dann müssen wir das bearbeiten, was hier ins Ungleichgewicht geraten ist.

Wenn der Impuls in Elegbara nicht groß genug ist, von Ogum nicht weitergeführt wird, die Komposition, Integration und Richtung von Oxumarê nicht ausreicht, dann kann der Mensch nicht zu Xangô gelangen. Eine Kristallisation verläuft nicht immer so, wie wir sie uns wünschen.

Es gibt noch eine **weitere Übung** zu Xangô, mit der wir pantomimisch darstellen können, wie sich die Elemente gegenseitig komplementieren. Die Gruppe soll diese Übung mit derselben Schwingung, demselben Tempo und ohne Pause durchführen, bis sie für alle beendet ist.

Die Komposition oder Kompensationen der Elemente untereinander haben immer das Ziel, ein Gleichgewicht herzustellen. Es gibt auch Kompensationen, die der Mensch herbeiführen muss, um sich ausgeglichen zu fühlen und es auch bleiben zu können. Feuer kann verschiedene Zwecke haben, es transformiert, reinigt, energetisiert, bewegt, führt, zerstört usw., je nachdem, was seine Intention ist.

Wir befinden uns dabei in der ewigen Bewegung des Verlassens einer Elementarkraft, die wir gerade durchlebt haben, um in einen neuen Prozess in der nächsten Elementarkraft einzutreten. Erinnern wir uns daran, dass der Ausgangspunkt einer

Bewegung immer in Elegbara liegt und ihr Ende immer in Oxalá, was in Wirklichkeit die Kristallisation des Prozesses der Kontinuität darstellt.

Eine **dritte Übung** besteht darin, dass die Teilnehmenden den Mythos von Xangô in Bezug auf die Themen Gleichgewicht, Gerechtigkeit und Kristallisation theatral interpretieren. Dafür werden sie in drei Kleingruppen eingeteilt, und jede Gruppe soll an einem der oben genannten Themen arbeiten. Dabei können sie das von ihnen gewählte Thema sowohl durch Tanz, Pantomime, sprachlich oder musikalisch und mit anderen kreativen Ausdrucksformen inszenieren.

Am Ende der Übung ist es wichtig, die Beziehungen, die zwischen Gleichgewicht und Harmonie, Gerechtigkeit und Zufriedenheit, Kristallisation und Realisierung bestehen, sichtbar zu machen. Die Beziehungen, die zwischen diesen Konzepten bestehen, zu vergleichen, hilft, die Beziehung zwischen Feuer und Wasser in Xangô besser zu verstehen.

Das Element Erde

Das Element Erde ist aus psychologischer Sicht die Grundlage für die Nachhaltigkeit unseres menschlichen Gleichgewichts, sowohl physisch als auch emotional ist der Körper oder die Erde das, »was uns trägt«.

Wenn jemand nun die Erde, »die ihn trägt«, im Element Feuer hat, dann sind für diesen Menschen seine Libido, sein Enthusiasmus und Bewegung wichtig, um sich lebendig zu fühlen. Wenn aber die Erde, die ihn trägt, tatsächlich im Erdelement liegt, dann sind zum Beispiel der Körper und die Arbeit wesentliche Faktoren für sein Gleichgewicht und schon der Anflug einer Grippe oder ein Stirnrunzeln seines Vorgesetzten können ausreichen, dass er die Fassung verliert.

Liegt die Erde eines Menschen im Element Wasser, dann ist er seinen Emotionen ausgeliefert. Wenn es ihm emotional nicht

gutgeht, neigt er dazu, in den Gewässern bzw. Emotionen von anderen nach seinem Gleichgewicht zu fischen, indem er seine Ängste und seinen Gram mit ihnen teilt. Menschen, die das Element Luft zur Erde haben, müssen unbedingt ihre Kreativität zum Ausdruck bringen, damit der Kummer nicht ihr Leben beherrscht. Die Quelle ihrer Inspiration als auch ihre Identifikation liegt in der Freiheit, »frei zu sein«.

Das Element Erde besitzt vier Qualitäten, Elementarkräfte oder Orixás: Obaluaê, Oxóssi, Ossãe und Obá. Die Symptome jeder dieser Elementarkräfte, wenn sie im Ungleichgewicht sind, sind unterschiedlich.

OBALUAÊ: Transformation

Obaluaê steht für das spirituelle Licht der Transformation. Transformation geschieht immer auf verschiedenen Ebenen: auf der psychologischen, der energetischen, der vibratorischen, der medialen und der spirituellen Ebene.

Wenn wir etwas in unserem Leben zurecht-»schleifen«, gibt es immer auch einen notwendigen Verlust und eine diesem Verlust entsprechende Veränderung, also eine Transformation. Wenn Transformation und Verlust ein harmonisches Gleichgewicht halten, dann sieht der Mensch den notwendigen Verlust als Freiraum für neue Möglichkeiten und nicht als Verlust von etwas, dem er anhaftet.

Manchmal können wir eine nötige Transformation nicht zulassen, weil wir Angst vor dem Leiden haben, das wir mit diesen Verlusten verbinden, da wir sie als Tod, Verlassenwerden und Ablehnung interpretieren. Alle diese unnötigen Anhaftungen nehmen natürlich wiederum Raum ein, der somit unnötig besetzt ist. Trotzdem kommt es in jedem Loslösungsprozess zu einem emotionalen, sentimentalen oder gefühlsmäßigen Bruch, auch wenn dieser noch so minimal ist.

Eine Möglichkeit, einem Menschen auf psychologischer Ebene dabei beizustehen, ist, ihm zu helfen, sich die Bedeutung und Relevanz der jeweiligen Veränderung in seinem Leben bewusst zu machen. Denn wenn die Veränderung bzw. Transformation nicht wie erhofft stattfinden kann, dann entsteht im Menschen ein Energiefeld, das mit seiner Frustration über diesen Umstand einhergeht. Es handelt sich hier um eine sehr dichte, begrenzende und stagnierende Energie, d. h. es fehlt ihr an der Bewegung zur

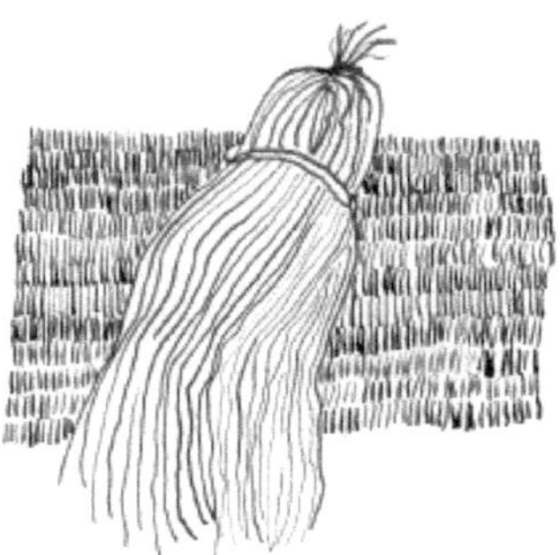

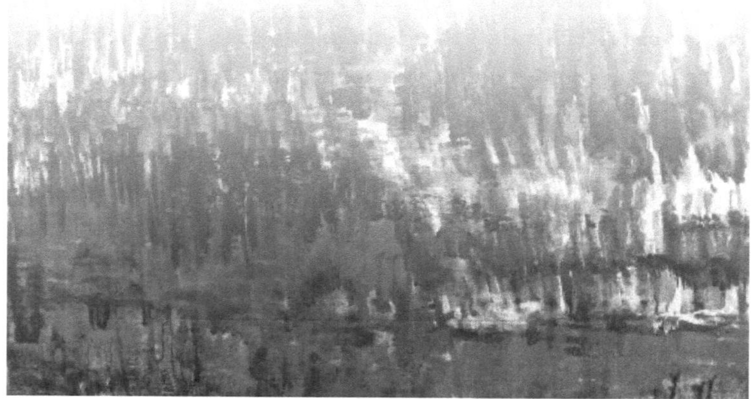

Erneuerung, die ein gesundes Gleichgewicht brauchen würde.

Obaluaê ist der Orixà, der für die Essenz und Harmonisierung unserer Bewusstheit über die Transformation in unserem Leben verantwortlich ist. Es ist wichtig, dass wir uns daran erinnern, dass jede Transformation auch ihre spirituelle Korrespondenz hat und auch auf psychologischer Ebene assimiliert und angenommen werden will, oder eben auch nicht. Es kommt häufig vor, dass wir meinen, etwas zu transformieren, aber dabei lediglich etwas verändern, indem wir es von hier nach dort schieben, was so viel heißt, wie dass wir uns nur selbst befriedigen, indem wir einen Mangel mit vermeintlichem Vergnügen zudecken, das durch diese Verschiebung entsteht.

Solch eine oberflächliche Verschiebung als Veränderung ist für gewöhnlich an die Grenzen unseres rationalen Bewusstseins gebunden, während eine wirkliche Transformation eine ihr zugehörige Entsprechung in der spirituellen Bewusstheit über sich selbst aufweist. Darüber hinaus unterliegen wahre Transformationen auch strikt dem Prozess der spirituellen Entwicklung eines Menschen und der Bandbreite derselben, auch wenn diese von niedriger Frequenz sein sollte.

Ein Ungleichgewicht in Obaluaê, ungeachtet auf welcher der physischen, psychischen, energetischen, vibratorischen, medialen oder spirituellen Ebenen es seinen Anfang nahm, wird immer auch eine gleichzeitige Resonanz im Spirituellen und Psychischen hervorrufen. Wenn der Mensch in Obaluaê im Ungleichgewicht ist, dann neigt er dazu, unfähig zu sein, die Kontinuität des Lebens unabhängig von seinem Alter betrachten zu können, dann wird die Zukunft für ihn zu einem leeren Raum, gleichbedeutend mit dem Tod.

Aufgrund seiner Angst vor Veränderungen wird der Mensch dann neuen Möglichkeiten gegenüber extrem pessimistisch, er verliert sich in der zeitlichen Diskrepanz zwischen seinem physischen und seinem mentalen Körper, hat Angst vor dem Alter und stellt andauernd Vergleiche zwischen der Vergangenheit und der Gegenwart an. Menschen in dieser Situation brauchen psychologische Hilfe, um diese Gespenster loszuwerden, und spirituelle Hilfe, um ihre spirituelle Bewusstheit durch ganz spezifische Rituale zu stärken. Dabei ist es wichtig, das Psychologische, die rationale Bewusstheit und das Spirituelle in Einklang zu bringen, damit Transformationen vonstattengehen können und auf natürliche Weise in das Leben integriert werden und auch den Raum einnehmen können, den sie brauchen, um ihre Funktion in unserem Leben auszuüben.

Manchmal findet die Kristallisation aufgrund von psychologischen oder spirituellen Blockaden gar nicht statt, aber sogar in diesem Fall kommt es zu einer Transformation, auch trotz der fehlenden Kristallisation. Wenn ich z. B. eine Reise plane, dann wird diese Reise mein Leben verändern. Denn angenommen, die Reise findet nicht statt, dann wird die Frustration darüber mein Leben auf eigene Weise verändern. In diesem Fall geschieht die Transformation auf der Basis der Frustration, die durch die Nicht-Kristallisation, das Nicht-Geschehen der Reise, verursacht wird.

In wieder anderen Situationen kann die Nicht-Kristallisation, das Nicht-Geschehen von etwas, ein Grund zur Freude sein.

Wenn ich in ein anderes Land ziehen will, was dann aber nicht geschieht, dann ist das eine Kristallisation, die nicht stattgefunden hat; folglich wird auch die mit diesem Umzug verbundene Transformation nicht stattfinden. Nehmen wir an, es gab eine positive Wendung in meinem Leben, die dazu führte, dass ich mein Land doch nicht verlassen habe. Die Transformation, zu der es deshalb nicht kam, wird aufgrund ihrer ausbleibenden Kristallisation wiederum zu einer Transformation, aber diesmal aufgrund einer angenehmen, nicht geschehenen Veränderung. Die Qualität einer Transformation kann positiv oder negativ sein, je nachdem wie ich den Wert der Kristallisierung, die mit ihr zusammenhängt, einordnen kann.

Obaluaê und Feuer

Der Einfluss des Elements Feuer auf Obaluaê besteht darin, dass es die spirituelle Essenz des Menschen aktiviert und beschleunigt. Die Qualität, mit der das Feuer hier einwirkt, also ob mit der Qualität von Elegbara, Ogum, Oxumarê oder Xangô, prägt den Einfluss, den es auf eine Transformation nimmt. Wenn wir eine Analogie zwischen der Transformation und dem Prozess eine Rosenknospe herstellen, die dabei ist, sich zu einer vollen

Blüte zu entwickeln, dann kommt in dem Moment, in dem die Knospe aufbricht, um der Rose Raum zu geben, der Impuls von Elegbara zum Tragen.

Der weitere Vorgang des Aufbrechens und Weiterblühens entspricht dann der kontinuierlichen Bewegung von Ogum, aber zugleich auch der Komposition von Oxumaré, nämlich im Rosenstrauch als Ganzes und in der Richtung, wie er zur Sonne steht. Erst wenn der ganze Strauch in voller Blüte ist, kommt es zu seiner Kristallisierung in Xangô. Wenn es hier zu einem Ungleichgewicht kommt, weil das Feuer zu schwach ist, dann kommt es vor, dass die Transformation nicht ihre notwendige Tiefe erreicht, d. h. sie geschieht zwar, ist aber kaum merkbar. Das Gefühl, das damit einhergeht, ist ein »Ich will mehr«. Ist das Feuer zu stark, dann kommt es zur Tendenz, dass es der Transformation an der notwendigen Zeit zur Kristallisation fehlt, sie geht dann in der Luft verloren. Wenn es in einem Prozess zu mehreren Transformationen zu gleicher Zeit kommt, dann bedeutet das, dass sich die Wirkung von Elegbara mit den Auswirkungen der anderen Feuerqualitäten überschneidet.

Obaluaê und Erde

Wir sprechen von Erde in Erde. Hier geht die Transformation sehr direkt, realitätsbezogen und unmittelbar vor sich, d. h. ohne viele Umwege, da es schon in der Natur dieses Elements liegt, nur in der Realität zu wirken. Ein Mensch, der hier aufgrund von zu viel an Erde im Ungleichgewicht ist, neigt dazu, seine Möglichkeiten zur Transformation und Veränderung durch ein Übermaß an Perfektionismus und Starrheit einzuschränken.

In manchen Fällen müssen wir diese Starrheit mit Hilfe des Wassers in einen Ausgleich bringen, d. h. wir arbeiten dann an den Emotionen des Menschen, damit er eine andere Bewusstheit über den gesamten Prozess, von seinem Anfang bis hin zur Kristallisation der Transformation, entwickeln kann. Gibt es hingegen zu wenig Erde, so ist das Element Luft von großem Wert, weil uns das Imaginäre dabei hilft, der Transformation ihre notwendige Zeit einzuräumen, um sich zu verwirklichen, wodurch wir der Frustration entgegenwirken können, für den Fall, dass die Transformation nicht unseren Erwartungen entspricht.

Obaluaê und Wasser

Die Wichtigkeit des Gleichgewichts dieses Elements mit dieser Elementarkraft offenbart sich in der Art und Weise, wie der Mensch eine Transformation auf- und annimmt und diese auch verstehen kann. Wenn es hier zu einem Ungleichgewicht kommt, weil zu viel Wasser vorhanden ist, dann wird die Transformation äußerst emotional sein, d. h. der Mensch erlebt eine Transformation, die ihren Weg über seine Emotionen findet, was den wirklichen Wert einer Transformation häufig zunichte macht. Wenn dies der Fall ist, dann läuft der Mensch Gefahr, dass die Transformation für ihn zu einem emotionalen Problem wird und das führt dann häufig dazu, dass er auf ihre Auswirkungen oder Ergebnisse mit Ablehnung reagiert. Wenn das Ungleichgewicht auf zu wenig Wasser zurückzuführen ist, dann bemerkt der Mensch die Transformation gar nicht und verhält sich so, als ob nichts geschehen wäre, was ein Gefühl von Frustration und Abgehobenheit hervorruft.

Ein Ungleichgewicht in diesem Element, entweder aus Mangel oder Überschuss, beeinflusst die emotionale Bewusstheit des Menschen direkt und auch seine Fähigkeit, eine Veränderung in seinem Leben annehmen zu können oder nicht.

Obaluaê und Luft

Wenn das Element Luft im Menschen hier im Gleichgewicht vorhanden ist, dann reguliert es die Ausdehnung, Dimension und Tiefe, die eine Transformation haben wird. Der Begriff der Transformation ist dabei immer Synonym für verschiedene Möglichkeiten und nicht nur etwas, das einmal geschieht und dann vorüber ist. Das Luftelement hat die Eigenschaft, sich auszudehnen, Neues zu erschaffen, zu erträumen und immer weiteren Transformationen innerhalb der ursprünglichen Transformation Raum zu geben.

Wenn das Element Luft im Menschen im Ungleichgewicht ist, sind die Einschränkungen, die er bei einer Transformation erlebt, offensichtlich und leicht zu erkennen. Er neigt dann dazu, die positiven Erwartungen, mit denen die Transformation ursprünglich verknüpft war, bedeutungslos werden zu lassen und diese sogar in Frage zu stellen, weil es zu einer Kontraktion bzw. Negativität kommt, die sich in der Polarität von Expansion, Kreativität, Träumen und Raum für neue Möglichkeiten zeigt.

Übung - Obaluaê

Wenn es möglich ist, dann sollten wir diese Übung für Obaluaê (die Transformation, die zum Leben führt) immer in der Natur durchführen.

Zuerst sprechen wir in der Gruppe über die Bedeutung des spirituellen Lichts der Transformation und sensibilisieren so unsere Bewusstheit dafür. Dann bitten wir alle, einen Spaziergang zu machen und etwas in der Natur zu finden, das diese Transformation repräsentiert. Wenn alle mit einem Objekt, das sie gefunden haben, zurückgekehrt sind, setzen wir uns in einen Kreis. Eine/r nach der/dem anderen spricht und erzählt, warum er/sie genau dieses Objekt gewählt hat. Das ist der Moment, in dem wir an der Beziehung arbeiten können, die ein Mensch zwischen einem Objekt und seinem Leben herstellt. Dabei folgen wir ähnlichen Regeln, die bei der Übung für Xangô beschrieben worden sind.

Wenn es ein Feuer gibt, legen alle ihre Objekte im Kreis um das Feuer herum. Eine Zeit lang sitzen wir in Stille, damit es

 Zeit gibt, die Objekte und unseren Prozess mit ihnen zu würdigen und damit die Teilnehmenden das, was sie von der Repräsentation des von ihnen ausgewählten Objekts erfahren oder lernen können, in sich aufnehmen können. Nach einer guten Weile nehmen dann alle ihre Objekte und tragen sie an den Ort, wo sie gefunden wurden, zurück. Zum Abschluss trifft sich die Gruppe noch einmal im Kreis und jeder sagt ein Wort, das für die in dieser Übung angesprochene Transformation in seinem Leben steht.

OXÓSSI: Offenbarung/Selektion/Suche

Die Elementarkraft von Oxóssi steht für das spirituelle Licht aller Vegetation und der Biodiversität, die in ihr enthalten ist. Der Archetyp Oxóssi ist ein berühmter großer Jäger und ein unermüdlich Suchender. Seine Weisheit lässt ihn niemals ermüden und immer weiter suchen. Er steht mit den Begriffen Offenbarung, Fülle, Jagd und dem Prinzip der natürlichen Selektion in Verbindung.

Wenn man mit Oxossi, d. h. mit einem Wald oder Urwald, in Beziehung treten will, dann gibt es dazu mindestens drei verschiedene Möglichkeiten.

Zuerst können wir den Wald auf der physischen Ebene ganz rational betrachten. Dann sehen wir seine vielfältige Vegetation, nehmen wahr, ob es ein dunkler, dichter Wald ist oder nicht, ob ein Fluss durch ihn hindurchläuft und ob wir uns in ihm wohlfühlen können.

Zweitens auf der energetischen Ebene. Hier können wir die Dynamik oder die subtilen Bewegungen eines Waldes als Zeichen seiner Lebendigkeit wahrnehmen.

Und drittens, wenn wir die rationalen Grenzen unseres Denkens und unserer Wahrnehmung transzendieren und Oxóssi als spirituelles Licht eines heiligen Waldes, der Macaia, wahrnehmen, die dann kein herkömmlicher Wald mehr ist.

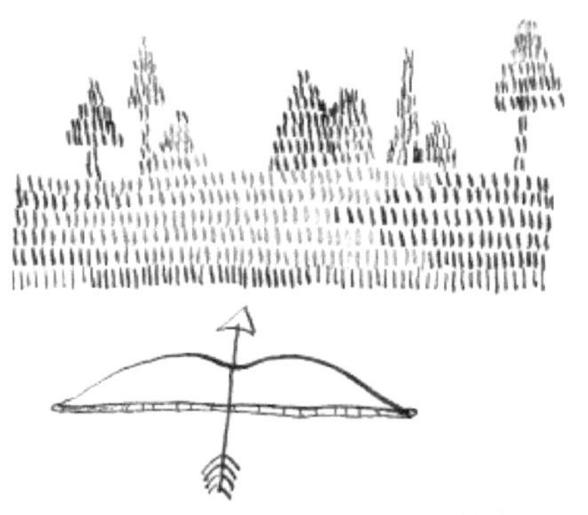

Dem Licht von Oxóssi begegnen wir auf der Erde, auf dem Grund des Meeres, in den Flüssen, zwischen den Felsen, in den Gebirgen, auf den Berggipfeln, um nur einige der Orte zu nennen, wo es zu finden ist.

Formen von Oxossi können viel oder wenig Feuer beinhalten, d. h. es gibt Pflanzen, die bei sehr niedriger und bei sehr hoher Temperatur überleben usw. Dazu gehören auch jene, die auf einem hohen Berg oder am Rande eines Wasserfalls beheimatet sind.

Und mit all diesen vielen Formen von Oxóssi können wir uns auf den zuvor genannten drei Weisen in Beziehung setzen, jedoch wird jede Form physisch, energetisch und spirituell, entsprechend der ihr ganz spezifischen Komposition von Oxóssi schwingen. Wenn wir die Vegetation des Flussbettes mit der eines Meeresbodens vergleichen, dann weisen die beiden nicht dieselbe Zusammensetzung, Vibration, Energie oder dasselbe spirituelle Licht auf. Und es sind genau diese Unterschiede und Feinheiten, welche die Möglichkeiten der psychologischen, energetischen, vibratorischen, medialen und spirituellen Ausrichtung des Menschen erweitern. Je genauer wir »zuhören« und über die verschiedenen Einflüsse der unterschiedlichen Kompositionen lernen, desto besser werden wir in der Lage sein, einen Überschuss oder einen Mangel in dieser Elementarkraft in unserem täglichen und spirituellen Leben auszugleichen.

Wenn wir wählen müssten, welcher Baum in einem Wald der schönste ist, dann müssten wir uns erst einmal alle Bäume ringsum ansehen. Wenn wir uns immer, wenn wir in unserem täglichen Leben eine Wahl treffen müssen, an diese Bedingung erinnern, dann wird uns bewusst werden, dass es auch im Leben immer mehr als nur eine Möglichkeit gibt.

Aber wenn wir unsere Entscheidungen lediglich mit Vernunft, aber ohne Bewusstheit treffen, dann werden sie ein Schuss ins Blaue sein.

Wenn wir uns hingegen mit dem spirituellen Licht von Oxóssi verbinden, dann wird die Wahl selbst erleuchtet sein und einen anderen Wert haben, nicht nur in Bezug auf die Entscheidung selbst, sondern auch in Hinblick auf ihre Bedeutung für den Lauf unseres Lebens und seine Transformation. Dazu ist es wichtig, dass wir wissen, wie und wo die Wahl, die wir treffen, mit der Qualität von Oxóssi übereinstimmt, die wir ins Licht unserer Bewusstheit bringen sollen. Sich für etwas zu entscheiden und ganz bewusst eine Wahl zu treffen, sind nicht ein und dasselbe. Oft müssen wir, bevor wir zu einer Wahl kommen, zuerst unsere Möglichkeiten sichten, um uns den Prozess zu erleichtern.

Stellen wir uns vor, wir haben eine Schachtel mit vielen Farben vor uns und wollen ein Bild malen. Für dieses Bild benötige ich eine bestimmte Farbe, aber ich muss unter mehreren Möglichkeiten von Farben entscheiden, welche ich für mein Bild aussuche. Mein erster Schritt wird darin bestehen, die Farben, die ich nicht verwenden möchte, und diejenigen, die wahrscheinlich nicht zum gewünschten Ergebnis führen werden, auszusortieren. Aus den Farben, die dann noch übrig sind, muss ich noch diejenigen oder diejenige auswählen, die für meine Absicht am besten geeignet ist. Das heißt, ich treffe eine Auswahl und dann entscheide ich mich. In diesem Fall ist meine Wahl eine Entscheidung. Und immer, wenn wir uns für etwas entscheiden, haben wir zuvor, bewusst oder unbewusst, auch eine Auswahl getroffen.

Wenn ein Mensch ein psychologisches Ungleichgewicht in Oxossi hat, dann neigt er dazu, sich in dieser Vorauswahl zu verlieren, was es ihm dann schwierig macht, eine anschließende Wahl zu treffen, woraufhin er unfähig wird, eine Entscheidung zu treffen. Und falls er doch eine trifft, dann wird es nur eine vorübergehende sein können.

Ein Wald hat eine ihm ganz eigene Energie, seine ureigenste kontinuierliche energetische Bewegung sozusagen, die ein integraler Bestandteil seines spirituellen Universums ist, so wie die Individualität des Menschen eine ganz eigene spirituelle Kraft oder ein eigenes spirituelles Licht hat, das den Menschen umgibt und ihm Halt gibt.

Oxóssi in seiner spirituellen Offenbarung zu begegnen, bedeutet, jeden Moment neu geboren zu werden.

Stellen wir uns einen kleinen indigenen Jungen vor, der mit seiner Familie mitten im Wald lebt. Er ist der älteste von fünf Brüdern und für die Nahrungsversorgung seiner Familie verantwortlich. Nicht lange nach Tagesanbruch ist er mit aufmerksamem Blick, schnellen und vorsichtigen Schritten bereits mitten im Wald. Bald entdeckt er eine riesige Herde. Ohne an die Gefahr zu denken, dass die Tiere ihn angreifen könnten, geht er auf sie zu und erlegt sie. Erst in diesem Moment erkennt er, dass seine Beute zu groß ist und er sie nicht alleine in sein Dorf bringen kann. Der Junge ist ein wirklicher Jäger und echter Suchender, daran gibt es keinen Zweifel, doch in seiner Haltung ist er verwirrt. Mit großer Mühe und Geschicklichkeit gelingt es ihm schließlich, mit seiner Beute das Dorf zu erreichen, doch trotz seiner großen Anstrengung ist niemand an seinem Fang interessiert. Angesichts eines solchen Überflusses war der Hunger verflogen.

Also fühlt sich der kleine Junge unfähig und äußerst frustriert, da alle seine Bemühungen umsonst waren. Und er geht erneut auf die Jagd, doch dieses Mal bringt er so eine kleine Beute in sein Dorf zurück, dass sie gerade eben ausreicht, um zwei Menschen zu ernähren. Und das nächste Mal macht er eine gute Jagd, die für die ganze Familie ausreicht, so dass sogar noch etwas übrig bleibt, aber er lässt sie auf halbem Wege zurück und vergisst sie, weil er von seinem Spiel mit blauen Schmetterlingen abgelenkt wurde.

Was ich mit diesen Beispielen zum Ausdruck bringen will, ist, dass wir, wenn wir im Feld dieser Elementarkraft unausgeglichen sind, keine richtige Auswahl oder Entscheidung treffen können. Wir werden zwangsläufig immer frustriert sein, wenn wir uns aufgrund eines Mangels oder einer zu großen Fülle in unserer Wahl- oder Entscheidungsfähigkeit in einem Ungleichgewicht befinden und unser Selbstwertgefühl wird darunter leiden, dass wir nie die Ziele unserer Suche erreichen. Wenn es uns spirituell und psychologisch gutgeht und wir im Kraftfeld von Oxossi gut ausgerichtet sind, dann haben unsere Entscheidungen einen mit unserem Leben und mit dem, was wir brauchen, kohärenten Sinn.

Der Einfluss der Elemente in Oxóssi

Oxossi und Feuer

Wenn der Mensch zu viel Feuer im Kraftfeld von Oxossi hat, dann neigt er dazu, das, was sich ihm offenbart, als Infragestellung des eigenen Lebens zu lesen. Seine Auswahl und Entscheidungen ergeben sich dann nicht mehr auf natürliche Weise, sondern haben immer mehr Ablehnung und Eliminierung als Grundlage. Aus psychologischer Sicht verliert sich der Mensch in seiner Erregtheit.

Im umgekehrten Fall, wenn es zu wenig Feuer in Oxossi gibt, dann berührt das, was sich offenbart, die Bewusstheit des Menschen nicht, d. h. es wirkt nur oberflächlich und das führt dann dazu, dass sich Unzufriedenheit an Stelle der Lebensfreude Raum im Leben des Menschen nimmt. Sowohl seine natürlichen Auswahlmechanismen als auch seine Suchen bringen dem Menschen dann keine konkreten Ergebnisse, weil es ihm am nötigen Impuls als auch an der nötigen Dynamik fehlt, damit die Dinge geschehen können.

Oxossi und Erde

Wir erinnern uns, dass das Element Erde den Menschen dahingehend beeinflusst, dass sich alles realer anfühlt und dass damit auch die tatsächliche Existenz der Dinge deutlicher zutage tritt. Oxossi steht für das Element Erde und unter dem Einfluss von noch mehr Erde tendiert der Mensch dazu, dass sich das, was sich ihm offenbart, sowohl seine Auswahlmechanismen als auch seine Suche, sich ihm noch viel unmittelbarer zeigen, ohne die vielen Umwege, auf die wir gleich zu sprechen kommen werden.

Oxossi und Wasser

Der Einfluss des Elements Wasser auf die anderen Elementarkräfte ist uns nun bereits bekannt. Das Wasser verursacht, dass sie von einem Bewusstsein des Angenommenseins, einer Art Aura, Gefühlen der Zuneigung und anderen Emotionen umhüllt sind. Im Fall von Oxossi sind es die natürlichen Auswahlmechanismen, die ihre Wendungen nehmen und ihren Glanz ausschicken, damit ihre Ergebnisse bzw. Resultate in den Emotionen zu erkennen sind, die in der Wahl bzw. der Entscheidung des Menschen enthalten sind. Wenn sich uns das Leben durch das Prisma des Wassers offenbart, dann stellt sich eine gewisse Freude ein. Die Offenbarung vermischt sich mit der Freude an der Entdeckung, die sich dann ihrerseits in eine Wiedergeburt verwandelt.

Oxossi und Luft

Wenn das Element Luft in ausgewogener Weise auf die Elementarkraft von Oxossi einwirkt, dann dehnt sich die Bewusstheit von Oxossi in Richtung Unendlichkeit. Das bedeutet, dass Offenbarung, natürliche Auswahlmechanismen und Suche keine Begrenzung mehr kennen, weil Träume, Kreativität, Ausdehnung, Freiheit und auch Feinheit, die Säulen und das Fundament sind, die allen imaginierten Möglichkeiten standhalten, oder auch nicht. Wenn das Element Luft in Oxossi im Überfluss vorhanden ist, dann neigt der Mensch dazu, aus seinen Suchen und Eroberungen eine niemals zu bewältigende Aufgabe zu machen, nicht weil es ihm an Kompetenz fehlen würde, sondern weil er sich in seiner Vorstellungswelt verliert.

Übung zu Oxóssi

Das Ziel dieser Übung ist es, den Archetypen des eigenen inneren Suchenden (O buscador) in den Teilnehmenden zu wecken. Dabei arbeiten wir in Kleingruppen. Die Aufgabe jeder Kleingruppe ist es, eine performative Präsentation zum Thema »Der Suchende« vorzubereiten. Jede Gruppe entscheidet selbst, welche Rhythmen sie verwenden will, wie lange die Präsentation dauern soll, welche Materialien sie verwenden will und wo die Präsentation stattfinden wird, das kann in einem Raum sein oder auch in der freien Natur.

Nach jeder Präsentation bekommen die Zusehenden Zeit, um auszudrücken, was sie von dem, was präsentiert wurde, verstanden haben. Wenn die Möglichkeit besteht, in der freien Natur zu arbeiten, dann schmücken sich die Teilnehmenden mit dem, was die Natur zu bieten hat: Blätter, Blumen, Reben, Äste, Erde etc.

OSSÃE

Zauber/Heilung

OSSÃE ist die dritte Qualität des Elements Erde. Sie steht für das spirituelle Licht der Säfte der Blätter, der Kräuter, des Zaubers, der das Leben umgibt, die Heilung der Seele und die tiefen Mysterien und Wunder, die nur das magische Universum preisgeben kann.

»Menschen mit den Augen von Ossãe zu sehen, erlaubt uns, einen Blick auf die Faszination ihrer Seele zu werfen.«

Wenn ein Mensch dem Charme von Ossãe erliegt, wird er zu einer Marionette seines Lebens. In einem über alle Maßen geschmückten Haus weiß man auch nicht, worauf man zuerst schauen soll. Das Dekor verliert sich im Chaos des Hausrats und wir haben das Gefühl, aus Platzmangel ersticken zu müssen. Wir wissen nicht, wie wir uns in einem solchen Raum bewegen sollen. Das »Konkrete« ist die Repräsentation des psychischen Zustands des Hausbewohners. Die vielen Gegenstände stehen für seine nach Kompensation verlangenden Träume oder auch Verdrängungen, der Platzmangel und die eingeschränkten Bewegungsmöglichkeiten können als innere Konflikte gesehen

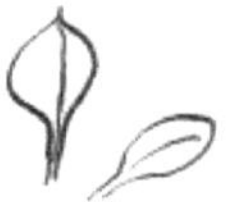

werden, die mit den äußeren und/oder inneren Zwängen des Individuums zusammenhängen und die nur schwer zu bearbeiten sind. Das Haus verliert dadurch seine Originalität und Funktionalität, der Mensch verliert seine Identität und den realen Bezug zu seinem Leben. Das will aber nicht heißen, dass alle Menschen, die ein übermäßig geschmücktes Haus haben, zwangsläufig im Zauber von Ossãe ein Ungleichgewicht aufweisen.

Sprechen wir über die Heilung der Seele. Es gibt keinen größeren Schmerz als eine kranke Seele. Aber wann wird eine Seele krank? Was könnte eine Seele dazu veranlassen, krank zu werden? Handelt es sich um eine im Laufe des Lebens erworbene Krankheit? Oder kann die Seele von Natur aus krank sein? Um auf diese Fragen leichter Antworten zu finden, wollen wir die Krankheiten der Seele als Reflexe von primären spirituellen Erinnerungen betrachten, d. h. als dichte Bindungen, die Teil ihrer Beschaffenheit sind und die ihre Evolution auf der Lichtebene verhindern.

Da die Seele Teil der Essenz eines Menschen ist und mit seinem primären Unbewussten in Verbindung steht, nehmen diese Bindungen oder Anhaftungen natürlich ab, wenn sich der Mensch in seiner Essenz ausdehnt, wodurch die Seele ihre Gesundheit retten kann.

Das kann im Lauf des Lebens auf ganz natürliche Weise geschehen.

Die menschliche Seele wird dann krank, wenn sich die unbearbeiteten Erinnerungen und Prägungen des primären Unbewussten über die Erinnerungen und Prägungen, die die Säulen der spirituellen Entwicklung eines Menschen ausmachen, legen.

Wenn die Bindungen an diese Prägungen größer sind als die spirituellen Werte des Menschen, dann kommt es tendenziell zu einer Erkrankung der Seele, d. h. dass diese von Natur aus krank ist. Eine kranke Seele ist etwas sehr Subtiles, da gibt es keine offensichtlichen körperlichen Symptome, wie Schmerzen, Müdigkeit etc.

Wenn es dazu kommt, dann können wir aber einen fehlenden Glanz im Leben eines Menschen wahrnehmen. Eine Erkrankung der Seele darf aber auch nicht mit mangelnder Energie oder mentaler Müdigkeit verwechselt werden.

Für die Heilung verwenden wir Kräuter, oder besser ihre spirituellen Eigenschaften, um die Gesundheit bzw. das spirituelle, mediale, vibratorische, energetische, psychologische und/oder physische Gleichgewicht wieder einzuladen und zu erwecken.

Wie wir wissen, wird es, ungeachtet in welchem Bereich ein Mensch ins Ungleichgewicht gekommen ist, immer auch eine Resonanz oder Entsprechung des Ungleichgewichts auf anderen Ebenen geben.

»Ossãe ist das Mysterium aller Magie, die Magie der Verzauberung und Heilung ohne Rezept!«

Einfluss der Elemente in Ossãe

Ossãe und Feuer

Der Einfluss des Feuers auf die Elementarkraft von Ossãe potenziert ihre Eigenschaften. Die auf den Menschen wirkenden Anziehungskräfte werden dynamischer und er wird sich immer neuen Dingen zuwenden wollen, weil er bei keiner einzigen Freude eine bleibende Zufriedenheit finden kann. Er begeistert sich für jede Sache und jede Begeisterung führt zu einer weiteren Begeisterung und so fort. Es ist die Begeisterung, von der Begeisterung begeistert zu werden. Und wer möchte nicht begeistert sein!

In diesem Fall ist es wichtig, mit dem Zeitfaktor zu arbeiten, um das Vergnügen des Erlebens und des Genießens einer solchen Begeisterung in ein Gleichgewicht zu bringen, bevor eine weitere Begeisterung durch wieder eine neue Sache in Gang gesetzt wird. Das Übermaß an Feuer in diesem Feld bringt die essentiellen Mysterien oder Wunder des menschlichen Lebens aus dem Gleichgewicht, weil sich idealisierte und überlappende Vorstellungen davon mit dem Realen vermischen. Der Weg zur Heilung wird zu einem ewigen Kampf und der Mensch vergisst darüber, die Zufriedenheit an seiner Gesundheit zu erleben.

Bei einem Mangel an Feuer wird die Begeisterung zu einem »Gefühl von Begeisterung«, und der Mensch weiß nicht so recht, was daran nur einem Anflug von flüchtigem Enthusiasmus entspricht und was standhält.

Ossãe und Erde

Die Ausgewogenheit der Erde im Kraftfeld von Ossãe verhilft uns dazu, dass wir sowohl den Zauber der Dinge und unsere Begeisterung dafür, die Mysterien des Lebens und das Konzept der Heilung, harmonisch in unser Leben integrieren können. Wenn wir dabei von Leben sprechen, sprechen wir all die verschiedenen Ebenen und Dimensionen an, die den Menschen als Ganzes ausmachen.

Ein Überschuss an Erde in Ossãe führt dazu, dass sich der Mensch von Reizen, die eine Wirkung auf ihn haben könnten, abgrenzt. Diese Tendenz führt zum Verlust des Kontrastes zwischen der Realität des Alltags und der Leichtigkeit einer Begeisterung und so verliert sich der Mensch in unnötigen Ansprüchen an sich selbst und an andere. Wenn es hier an Erde fehlt, dann verliert der Mensch die Begeisterung am Leben, weil er keinen Grund mehr findet, sich begeistern zu lassen, es gibt nichts mehr in seinem Leben, das der Leichtigkeit einer Begeisterung entsprechen könnte.

Ossãe und Wasser

Was würde aus unserer Begeisterung, dem Zauber des Lebens, wenn wir uns seiner nicht bewusst wären? Was würde aus unseren Geheimnissen, wenn wir nicht aufpassten, dass wir sie nicht preisgeben? Was würde aus unserer Heilung, wenn wir nicht das Glück hätten, sie zu erkennen?

Mit Hilfe dieser Fragen können wir die Bedeutung des spirituellen Lichts des Wassers verstehen, wenn es in Ossãe im Gleichgewicht ist. Wenn der Mensch in Ossãe aufgrund von zu viel Wasser im Ungleichgewicht ist, dann ist eines seiner Symptome, dass er im Ausdruck seiner Gefühle Zuneigungserklärungen und Emotionen maßlos übertreibt. Wenn dann seine

 Erwartungen auch noch nicht erfüllt werden, dann treibt es der Mensch noch weiter bis hin zur krassen Lüge, um andere zu »bezirzen« und für sich einzunehmen, d. h. er hat kein Gefühl mehr darüber, wo seine Grenzen liegen. Liegt dem Ungleichgewicht aber ein Mangel an Wasser zu Grunde, dann beschränkt sich der Reiz der Verzauberung nur auf die »Primärfarben«. Das ist dann auch schon alles, dazu gibt es auch keine großen Erklärungen, das Leben macht einfach keinen Spaß.

Wollen wir mehr über den Wassermangel in Ossãe wissen, dann erinnern wir uns am besten an den bereits erwähnten Ausdruck »Bonbon lutschen aus Papier«!

Ossãe und Luft

Der Verzauberungen von Ossãe entführen uns aus unserer Realität und lassen uns träumen. Wenn wir träumen, dann wecken wir auf, was in uns schläft und dann gibt es keine Grenzen mehr. Symbole kleiden die Realität ganz nach unseren Wünschen, einfach so! Wenn ein Mensch in diesem Element zu viel Luft hat, dann ist er den Fallen seiner eigenen Ungewissheit ausgeliefert. Er erschafft sich dann allegorische Gespenster, die nach seinem Gutdünken Funktionen in seinem Leben übernehmen und die er mit vermeintlichen Anziehungskräften, Begeisterung und Wundern verwechselt.

Wenn die Luft fehlt, dann verlieren die Reize ihren Reiz, Geheimnisse sind dann vermeintlich leicht zu enträtseln, Krankheit tritt an die Stelle von Heilung und der Mensch verliert das Interesse daran, sich begeistern zu lassen, weil er meint, das Geheimnis einer Heilung läge lediglich darin, gesund zu werden.

Übung zu Ossãe

Ziel dieser Paarübung ist, dass die Teilnehmenden für sich selbst und für andere eine Beziehung mit dem spirituellen Licht der Heilung aufnehmen.

Dabei ist eine gute Wahrnehmung darüber hilfreich, welche PartnerInnen gut zusammenpassen könnten, damit wir uns die natürliche Gegebenheit der Fülle und des Mangels in den jeweiligen Elementen, über die Menschen verfügen, zunutze machen können.

Die PartnerInnen stehen sich gegenüber. Der/die PartnerIn, der/die zuerst die Antenne für die Aufnahme des spirituellen Lichts sein soll, erhält folgende Anweisungen:

Schließ die Augen, sei vollkommen präsent. Nun bewege dich in Gedanken auf die subtile Ebene des spirituellen Lichts, fühle, wie es dich anzieht und sei ganz im Frieden. Nach einem Moment der Stille sprechen wir weiter: Nun öffne die Augen und nimm den Menschen, der vor dir steht, wahr. Benutze deine Hände dazu, um das auf ihn zu übertragen, was er oder sie braucht, um in sein oder ihr Gleichgewicht zu kommen.

Als Begleitung zu diesem Prozess singe ich meistens ein passendes Lied oder ein gesungenes Gebet, um den Prozess der Energieübertragung und ihren Empfang zu unterstützen. Manche Menschen berühren dabei ihre PartnerInnen körperlich, andere legen ihre Hände mit Abstand auf die jeweilige Stelle über dem Körper. Unabhängig von der Art der Übertragung sind die Ergebnisse auf die eine oder andere Weise zumeist sehr berührend.

Um die Übung zu beenden, bitte ich die Teilnehmenden, den Vorgang der Energieübertragung in Ruhe zu beenden und ihre PartnerInnen, die empfangen haben, nicht mehr zu berühren.

Für eine Weile soll die PartnerInnen, die die Energie übertragen haben, ihren PartnerInnen mit Wärme und Respekt betrachten, während diese noch ihre Augen geschlossen halten.

Wenn es so weit ist, umarmt die SenderInnen die EmpfängerInnen und beenden hiermit die Übung und die Weitergabe und Annahme, also die Übertragung dieser Energie.

Anschließend werden die Rollen getauscht, die SenderInnen werden zu den EmpfängerInnen und der Vorgang wiederholt sich in gleicher Reihenfolge wie zuvor.

Nach der abschließenden Umarmung setzt sich die Gruppe in einen Kreis und die Teilnehmenden sprechen über ihre Erfahrungen in beiden Rollen.

OBÁ

Durchlässigkeit/Mitgefühl

Obá repräsentiert als letzte Elementarkraft dieses Elements das spirituelle Licht des Elements Erde. Ihre physikalische Darstellung ist die ausgewogene Zusammensetzung von Erde und Wasser, das bedeutet Schlamm. Damit Schlamm entstehen kann, muss die Erde durchlässig sein, so dass alles überschüssige Wasser abfließen kann und genau die richtige Menge Wasser für die Bildung von Schlamm übrig bleibt.

Wenn wir die Erde mit unserer Realität und die Wasser mit unseren Emotionen und der Bewusstheit vergleichen, dann stellt sich uns Obá als Realität mit den genau passenden Emotionen dar und als Emotionen und Bewusstheit mit dem genau richtigen Maß an Sinn für Realität.

Wenn es auf psychologischer Ebene ein Problem gibt, das mit einem Zuviel an Erde zusammenhängt, dann neigt der Mensch dazu, keine Filter zu haben, d. h. nicht »filtern« zu können, was er sagt. Stellen wir uns vor, dass »A« »B« gebeten hat, »C« mitzuteilen, dass er es nicht für richtig hält, wie sich »C« in der Besprechung verhalten hat. Wenn »B« nicht weiß, wie er die Wut von »A« filtern soll, wenn er die Nachricht an »C« weitergibt, wird die Situation nur schlimmer, weil »C« neben der Kritik auch die ganze Wut von »A«, die in der Nachricht enthalten ist, übermittelt bekommt und, wenn »B« »C« nicht mag, wird er wahrscheinlich der Nachricht auch noch seine eigene Wut hinzufügen.

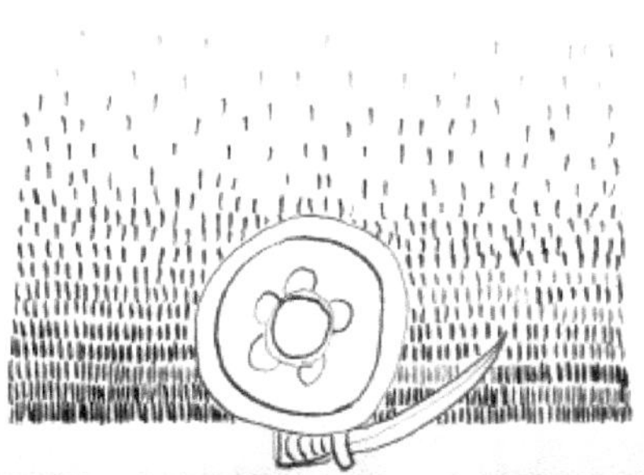

Ich will sagen, dass die Botschaft zur Gänze gegeben werden muss, aber nicht mehr und nicht weniger, das heißt, ohne das zu potenzieren, was nicht hilfreich und notwendig ist. Obá ist das spirituelle Licht des Mitgefühls.

Sie ist der profundeste Aspekt der Beziehung und des Gleichgewichts zwischen dem Element Erde, als Ausdruck der Realität und dem Element Wasser, als Ausdruck der Emotion, der Bewusstheit und dem Gefühl des Angenommenwerdens. Obá steht für die bedingungslose Liebe, die das Annehmen der unterschiedlichen Emotionen ermöglicht, ohne dass diese kritisiert oder verurteilt werden.

Dabei müssen wir uns immer daran erinnern, dass es einen großen Unterschied macht, Mitgefühl für jemanden zu empfinden oder aber einen anderen Menschen dazu zu bringen, sich als Opfer zu fühlen, damit unser vermeintliches Mitgefühl einen Sinn ergibt. Wenn sich Menschen vom Leiden der anderen nähren, dann ist dies kein Mitgefühl, sondern purer Vampirismus.

So manche unvorsichtigen Menschen wollen an eine Güte glauben, die nicht echt ist, sondern von Menschen kommt, die, sei es bewusst oder unbewusst, diejenigen anziehen, die verletzlich sind und die sie dann zu ihren Opfern werden lassen.

Wenn Menschen in ein derartiges Schwingungsfeld eintreten, dann neigen sie dazu, so lange ein Ungleichgewicht anzuhäufen, bis sie den Punkt erreichen, an dem sie Mitgefühl mit dem anderen Menschen haben. Dies wird dann zu einem Teufelskreis.

Die meisten von uns kennen jemanden, der oder die, nachdem sie begonnen haben, mit einem bestimmten Menschen zusammenzuleben, sehen und erleben musste, wie sich ihr Leben veränderte, verbesserte oder auch komplett in seine Bestandteile zerfiel.

Wie kann es sein, dass es Menschen gibt, die Situationen absichtlich herbeiführen, ja sogar erzwingen, nur um ihr Mitgefühl ausleben zu können?

Einfluss der Elemente in Obá

Obá und Feuer

Wenn das Feuer eines Menschen im Feld der Elementarkraft von Obá im Gleichgewicht ist, dann ist seine Durchlässigkeit, also seine Fähigkeit zu filtern, klarer. Die Art und Weise, wie dieser Mensch mit anderen umgeht, ist dann sehr direkt, aber zugleich auch frei von Aggression. In seinen Beziehungen zu anderen Menschen drängt er seine Emotionen nicht auf, sondern weiß seine eigenen Gefühle von denen anderer Menschen zu unterscheiden. Wenn das Feuer aber zu wenig ist, dann ist dem Menschen nicht wichtig, ob er verstanden wird oder nicht, oder ob er selbst jemanden anderen versteht oder nicht. Bei einem Zuviel an Feuer kommt es dazu, dass der Mensch anderen seine Ideen und Einstellungen aufdrängen will. Man kann also sagen, dass ein Mensch in dieser Situation das Mitgefühl mit sich selbst und mit den anderen verliert.

Obá und Erde

Wenn bei der Schlammbildung mehr Erde als Wasser vorhanden ist, dann wird das Ergebnis kein Schlamm sein, sondern Klumpen aus Erde.

Wollen wir einen Vergleich finden, dann ist das so, als ob wir zu viel Erde (Realität/Kritik) in unser Leben schaufelten. Vielleicht haben wir dann sogar den Eindruck von Mitgefühl, aber es wird ein fast mechanisches Mitgefühl sein, mit vielen Regeln und Zweifeln darüber, was richtig und was falsch ist. Wir wissen, dass Mitgefühl bedingungslose Annahme und Liebe ist, hier kann es kein Richtig oder Falsch geben.

Auch unsere Fähigkeit zu filtern wird darunter leiden, denn wie soll Wasser mit so viel Erde noch unsere Filter passieren?

Obá und Wasser

Wenn wir die Gedanken von zuvor weiterspinnen, dann müssen wir uns jetzt fragen, wie denn der Schlamm aussehen wird, wenn es zu viel Wasser in unserer Erde gibt?

Wahrscheinlich eher wie eine dünne »Soße«. Was macht das mit unserer Durchlässigkeit? Die Soße aus Erde und zu viel Wasser wird dazu führen, dass unsere Emotionen nicht mehr gefiltert werden können und der Mensch sehr »klebrig« wird. Das bedeutet dann nicht, dass er kein Mitgefühl mehr entwickelt, sondern es ist einfach ein Überfluss an Wasser (Emotion) vorhanden, das am Ende den Menschen selbst und auch die anderen überflutet und ertränkt. Bei einem Gleichgewicht des Wassers in Obá lebt der Mensch in einer eindeutigen Zufriedenheit mit der Realität und kann sie, genauso wie die Emotionen der anderen, annehmen, ohne ihr Leiden in Frage zu stellen und zu kritisieren.

Obá und Luft

Das Element Luft führt in Obá dazu, dass sich Mitgefühl und Durchlässigkeit im Miteinander der Beziehungen für beide Seiten einstellen. Menschen kommen manchmal in Situationen, in denen sie aus Angst vor Überherrschung und Missachtung der eigenen Grenzen eine ablehnende Haltung gegenüber der Zuneigung und dem Mitgefühl, die ihnen von anderen entgegengebracht werden, entwickeln. Obá mit dem Element Luft in Balance zu bringen bedeutet, Möglichkeiten und Fingerspitzengefühl in sich zu erwecken, um den anderen Platz einzuräumen und sie als Mensch anzunehmen, ohne sich ihnen aufzudrängen.

Ist das Element Luft im Übermaß vorhanden, dann schießt der Mensch in seinem Verhalten über das angemessene und natürliche Mitgefühl hinaus, bzw. er zeigt dann Verhaltensweisen und Empfindungen, die man tendenziell als Opferhaltung einordnen würde. Fehlt es jedoch an Luft, wird die Beziehung zwischen Menschen tunnelförmig und eng und entwickelt sich nicht weiter.

Übung zu Obá

Die Übung hat zum Ziel, dass sich die Teilnehmenden mit ihrem inneren Mitgefühl verbinden. Die Arbeit geschieht in Dreiergruppen, Thema ist »Das Mitgefühl«. Jede Gruppe bekommt die Aufgabe, ein kleines Rollenspiel zu den Begriffen »Konflikt«, »Liebe« und »Mitgefühl« zu gestalten. Dabei entscheidet die Gruppe selbst über die Länge ihrer Darbietung, den Rhythmus des Spiels, die Materialien, die sie verwenden will und wo sie es anschließend präsentieren möchte, in einem geschlossenen Raum oder in der freien Natur. Das gemeinsame Ende der Präsentation wird sein, dass alle gleichzeitig ihren individuellen körperlichen Ausdruck für das Thema »Mitgefühl« finden und pantomimisch darstellen. Der Abschluss der Übung wird von einem Lied begleitet, das entweder jemand aus der Gruppe oder die Gruppenleiterin singen kann.

Das Element Wasser

NANÃ BURUQUÊ

Weibliches Prinzip/Geburt

 Nanã Buruquê ist der Name des spirituellen Lichts jenes Moments, in dem das Wasser zum ersten Mal aus dem Zentrum der Erde an ihre Oberfläche tritt. Wir sprechen dann auch von der Quelle oder dem Auge des Wassers. Dieser Moment, in dem sich das Wasser zum ersten Mal offenbart, ist von Behutsamkeit und großer Zartheit gekennzeichnet. Wenn wir zwischen den Wassern, die ihre Reise gerade erst beginnen, und den menschlichen Emotionen eine Beziehung herstellen wollen, dann können wir sagen, dass sie in den neuen Emotionen ihre Entsprechung finden, wie etwa einer zarten Liebe, die gerade erst entsteht.

Die Wasserquelle bzw. der Beginn des Wasserkreislaufs repräsentiert für mich wegen seiner Geschmeidigkeit und Einzigartigkeit das weibliche und mütterliche Prinzip und zugleich auch die Geburt als den Moment, in dem eine Emotion ihren Anfang nimmt.

Ohne das Agieren von Elegbara, das dem Wasser den notwendig starken Impuls gibt, um aus der Erde zu treten und an die Oberfläche zu gelangen, würde es weiterhin im Zentrum der Erde verweilen und keine weitere Entwicklung nehmen. Eine Quelle in Stagnation ist keine Quelle mehr. Wenn das Wasser dann einmal an der Oberfläche ist, dann braucht es die Kraft von Ogum, der kontinuierlichen Bewegung, denn erst dadurch wird es zum Fluss. In allen Prozessen der Natur und des Lebens können wir die Wechselbeziehung der Elementarkräfte ganz deutlich erkennen.

Der Fluss hat in Folge klarerweise eine natürliche Bewusstheit über seine Zusammensetzung und Richtung, die er in Oxumarê findet, nämlich seiner Begegnung mit dem Meer entgegenzugehen, was sein Ziel ist, seitdem er aus der Quelle entsprungen ist. Wenn die Wasser des Flusses auf die Wasser des Meeres treffen, dann geschieht die Kristallisation in Xangô. Das ist der Moment, in dem die Fülle der Quelle, des Flusses und des

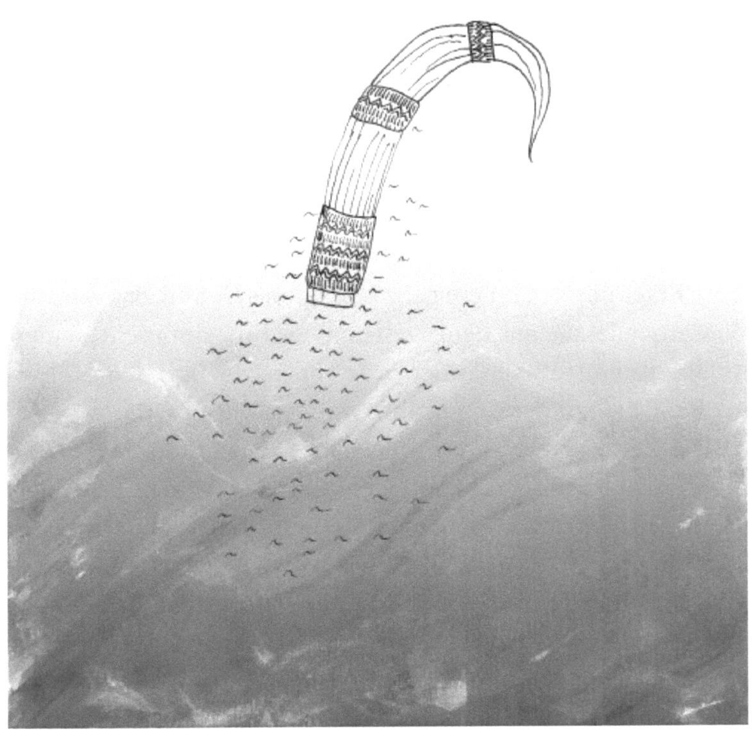

Meeres in heiliger Harmonie mit dem übereinstimmen, was sie von Natur aus sind.

Wenn das Wasser im Meer angekommen ist, dann verliebt es sich in die Sonne und benötigt wieder den Impuls von Elegbara, um sich von seinem Urgrund zu lösen und zu verdampfen, um anschließend wieder zur Erde zurückzukehren und seinen Kreislauf aufs Neue zu beginnen.

Der Moment, in dem bei einer beginnenden Beziehung zweier Menschen die ersten Emotionen auftauchen, hat seine spirituelle Entsprechung in Nanã.

Sind die Emotionen aller Beteiligten im Gleichgewicht, so wird es zu einer ungestörten Entwicklung kommen. Ist das nicht der Fall, dann werden die Wasser stagnieren und nicht mehr fließen, d. h. die Beziehung wird keine Quelle der Lebendigkeit sein, die dem Kreislauf ihrer Entwicklung frei folgen kann, oder vielleicht wird sie auch den Impulsen von Elegbara verhaftet bleiben, was so viel bedeutet, dass sie dem sich wiederholenden Teufelskreis des »Entspringens und Versiegens« ihrer Quelle ausgesetzt ist und sich nicht weiterentwickelt.

Wenn eine Frau erfährt, dass sie schwanger ist, dann weckt diese Erkenntnis in ihr ein ganz besonderes Gefühl, das wie eine Wasserquelle, die aus dem Zentrum der Erde aufbricht, seinen Anfang nimmt. Das Bild der Erde entspricht hier dem Körper der Frau, die mit der Geburt ihres Kindes Mutter wird.

Die Zeit der Schwangerschaft wird von unterschiedlichen Emotionen begleitet sein. In jedem Moment werden neue kleine Quellen entstehen, d. h. neue Gefühle, die die Frau in jedem Stadium ihrer Schwangerschaft wieder anders empfinden wird.

Die Mutter wird die ersten Bewegungen ihres Kindes spüren, seinen Herzschlag hören und die ganz subtilen Emotionen durchleben, die nur jemand nachempfinden kann, die ebenfalls diesen Prozess erlebt.

Wenn das Kind zur Welt kommt, beginnt eine neue Beziehung zwischen der Mutter und ihrem Kind, wieder ein anderes Gefühl, eine neue Emotion. Dies ist eine weitere Offenbarung von Nanã. Die Mutter-Kind-Beziehung ist jeden Tag fruchtbarer Boden für die Entstehung von immer weiteren neuen kleinen Quellen von Emotionen.

Während des Wachstums des Kindes ist es sehr wichtig, dass die Mutter ihre Wasser freilässt, so dass diese ihren Weg zum Meer finden können.

Wenn dieser Bewusstwerdungsprozess nicht stattfindet, dann besteht die Tendenz, dass die Mutter das Kind so kontrolliert, als wäre es noch im Mutterleib. Bildlich gesprochen hätten wir es dann mit einer Quelle zu tun, die auftaucht und wieder verschwindet.

Niemals wird sie dann zu einem Fluss werden und schon gar nicht das Meer erreichen. In diesen Fällen ist die Tendenz zu nachgeburtlichen Depressionen sehr ausgeprägt.

Bei der Behandlung dieser Art von Depressionen ist es sehr wichtig, die Qualität von Nanã als erste Wasserqualität zu verstehen, bevor man irgendwelche anderen Zusammenhänge herstellt. Es genügt dann, die Mutter dabei zu begleiten, ihre Wasser loszulassen, damit sie zum Fluss wird, mit dessen Strömung sie in der Lage sein wird, wieder Frau zu werden, die sie auch war, bevor sie Mutter wurde. Auf diese Weise wird sie sich frei fühlen, die Erfahrung der Mutterschaft zu erleben.

Dieses Beispiel bezieht sich auf Frauen mit gutem mentalem Gesundheitszustand. Es gibt aber auch Frauen, die, wenn sie erfahren, dass sie schwanger sind, von Angst und Schrecken geplagt werden, die die Schwangerschaft nicht annehmen können und wenn sie können, einen Abbruch vornehmen lassen. Frauen in solchen Schwierigkeiten haben oft Sorge darüber, nie wieder Frau sein zu können, sie fürchten sich vor neuen Gefühlen, davor, ihr Kind später mit der Welt teilen zu müssen, nebst vielen anderen emotionalen Vorgängen, über die wir nur nach einer profunden Kenntnisnahme der jeweiligen Situation sprechen könnten.

Einfluss der Elemente in Nanã Buruque

Nanã Buruquê und Feuer

Stellen wir uns einmal vor, wie es wäre, wenn das Element Feuer in den Wassern von Nanã im Überfluss vorhanden wäre. Der Impuls (Elegbara), an die Erdoberfläche zu gelangen, wäre so stark, dass die Wasser weit von ihrem Erdaustrittspunkt zu Boden fallen würden. Hier bliebe nur zu wünschen übrig, dass die Wasser oder Emotionen in Hinsicht auf ihre eigene Wiedergeburt (Erneuerung) Bewusstheit erlangen, da sie sich bei ihrem

 Auftreten weitversprüht und verloren haben.

Ist das Gegenteil der Fall und ein Mangel an Feuer erschwert die weiteren Entwicklungsschritte im Wasserzyklus, dann kann nur ein Gleichgewicht der Elementarkraft Tempo (Zeit) Nanã helfen, d. h. wir müssen uns fragen, wie viel Zeit es brauchen würde, damit dieses Wasserauge, diese Quelle, zu einem Fluss anwachsen könnte, der stark genug wäre, das Meer zu erreichen und sich dort zu entwässern.

Wenn wir zum Element Luft kommen, werden wir mehr über die Elementarkraft Tempo erfahren.

Nanã Buruquê und Erde

Die Bedeutung des Elements Erde in Nanã Buruquê ist die Bewusstheit der Erde darüber, den Impuls von Elegbara möglich zu machen, da die Kraft von Elegbara mit dem Erdwiderstand zunimmt. Menschen wollen häufig keine neuen Emotionen in ihrem Leben zulassen, da sie zu viel Erde haben, d. h. mit ihrer Realität zu sehr beschäftigt sind. Wir können dem Menschen hier auf zwei Weisen helfen, entweder indem wir seine Erde reduzieren, wodurch er eine neue Wahrnehmung seinem Leben gegenüber entwickeln und mit seinen Sorgen besser umgehen kann, oder indem wir sein Wasser vermehren, wodurch der Mensch neue emotionale Möglichkeiten besser wertschätzen können wird.

Wenn es in Nanã an Erde fehlt, dann besteht die Tendenz, dass sich kein Wasserauge bilden kann, da durch einen Überfluss an Wasser alles zerfließt. Psychologisch gesehen, fühlt sich der Mensch dann von neuen Emotionen, ungeachtet wie klein diese auch sein mögen, im wahrsten Sinn des Wortes überschwemmt. Er tendiert dann dazu, immer mehr Selbstvertrauen zu verlieren, da es ihn überfordert, mit seinen Wassern (Emotionen) umzugehen und er diese nicht mehr absorbieren kann.

Nanã Buruquê und Wasser

Wenn der Mensch hier im Ungleichgewicht ist, neigt er dazu, immer auf der Suche nach neuen Emotionen zu sein, so als ob er auf diese Weise ewig leben würde. Sein Leben ergibt nur dann einen Sinn, wenn er sich in jedem Moment emotional neu geboren fühlen kann. Die eigene Verletzlichkeit erschwert ihm dabei das Leben. Es ist wichtig, diesen Menschen in Ogum ins Lot zu bringen, damit sich Oxum manifestieren kann.

Wenn das Element Wasser in den Wasserqualitäten überhandnimmt und es keinen Mangel an Erde gibt, dann tendiert der Mensch dazu, in seinem emotionalen Ausdruck zu übertreiben. Er verursacht dann den buchstäblichen Sturm im Wasserglas. Zur Situation kommt erschwerend hinzu, dass er seine Schwierigkeiten mit den neuen Emotionen umzugehen auch auf die anderen Menschen überträgt.

Ist jedoch zu wenig Wasser vorhanden, dann liegen die Gefühlswahrnehmungen des Menschen immer unter seinen Erwartungen, so als ob er nicht genügend Kraft hätte, tatsächlich zu leben, was aber auch seiner Verdrängung von Gefühlen als Abwehrmechanismus geschuldet ist.

Nanã Buruquê und Luft

Stellen wir uns eine Quelle vor, über die ein starker Sturm bläst. Das Wasser wird sich in alle Richtungen verteilen und dadurch ein wenig von der Kraft verlieren, die es ursprünglich hatte. Wenn der Mensch zu viel Luft in Nanã hat, ist es seine Tendenz, seine Emotionen in alle Richtungen auszudünnen. Er ist also mehr damit beschäftigt, was andere denken, als seine eigenen Emotionen zu leben. Er neigt dann auch dazu, andere mit seinen emotionalen und überbordendenden Hirngespinsten und Tagträumen beeindrucken zu wollen, als ob alle anderen Menschen seine Gefühle unbedingt teilen müssten.

Zweifellos wäre es das Ideal, mit allen Elementen und Elementarkräften in ausgeglichener Harmonie zu leben, aber wenn dies nicht der Fall ist, ist es wichtig zu erkennen und zu wissen, wie man mit ihrem Überfluss oder auch Mangel effektiv umgehen kann, ohne jedoch die Ruhe zu verlieren und noch viel weniger das in Bedrängnis zu bringen, was bereits in Ordnung und Teil des bestehenden Gleichgewichts ist.

Wenn es am Element Luft fehlt, dann gibt sich der Mensch nicht das Recht, neue Gefühle zu erleben, und glaubt, dass so immer alles beim Alten bleiben wird, lebt aber ohne Vergnügen und ohne Begeisterung.

Wenn wir das Element Luft als repräsentativ für Kreativität, Ausdruck und Ausdehnung, Freiheit und Ähnliches verstehen, ist es nur natürlich, dass all dies nicht oder nur in sehr abgeschwächter Form stattfinden kann, wenn es fehlt, ist es viel zu schwach, um seine Aufgabe in unserem Leben vollständig wahrzunehmen.

Übung zu Nanã Buruquê

Ziel dieser Übung ist es, den Teilnehmenden eine bewusste Wiedergeburt zu ermöglichen. Dazu brauchen wir zwei gleich große Gruppen, die sich gegenüberstehen. Jede Teilnehmerin, jeder Teilnehmer wählt sich einen Partner, eine Partnerin, der/die unabhängig vom Geschlecht die Rolle seiner/ihrer Mutter einnehmen wird. Wenn ein Mensch von mehreren als Mutter ausgewählt wird, so wird dies auch zugelassen.

Nachdem jeder eine Mutter gewählt hat, beginnen die Vorbereitungen für die Geburt.

Zunächst legen die Menschen in der Rolle der Mütter ihre noch ungeborenen Kinder in einer bequemen Position auf ihren Schoß oder nehmen sie in den Arm. Üblicherweise sitzen oder liegen wir dabei auf dem Boden, um die Menschen in der Rolle der Kinder besser zu umfangen und annehmen zu können.

Um die allmähliche Ablösung der Kinder von ihren Müttern zu begleiten, verwenden wir Musik. Die Bewegungen des Kindes, das noch bei seiner Mutter ist, werden von ihr bis zum Moment der Trennung oder der Geburt, gefördert und sanft begleitet.

Jedes Kind braucht seine eigene Zeit, um sich zu trennen; denjenigen, die jedoch Schwierigkeiten bei der Trennung haben, müssen wir helfen.

Wenn sich die Kinder bei der Übung nach und nach ablösen, stehen sie oft auf, was unbewusst ein Zeichen für den vollzogenen Ablösungsprozess ist. Die Aufgabe der Mütter ist es, ihre Kinder auch hier zu begleiten. Häufig halten die Kinder dabei noch die Hände ihrer Mütter fest. Dann müssen diese die Hand ihres Kindes ebenfalls allmählich loslassen, nämlich bis zur völligen Trennung, besser gesagt bis zur Geburt oder der Individuation.

Damit die Kontinuität der Bewegung und des Prozesses nicht abreißt, begleiten wir die ganze Übung mit Musik, die auch noch weiterläuft, nachdem sich das Kind von der Mutter getrennt hat. Wenn dann das Kind durch den Raum tanzt, begleitet es die Mutter aus einer gewissen Distanz. Ist die Musik zu Ende, applaudieren die Mütter ihren Kindern. Üblicherweise umarmen sich die Partner abschließend geschwisterlich im Stehen.

Dann gibt es eine kleine Pause, in der die Paare untereinander ihre Erfahrungen austauschen. Als nächstes stehen sich die beiden Gruppen noch einmal gegenüber, und diejenigen, die die Rolle der Mütter eingenommen haben, wählen jetzt ihrerseits Mütter aus der anderen Gruppe aus. Der Ablauf der Übung ist der gleiche wie beim ersten Durchlauf. Die Übung kann bei warmem Wetter auch an und in einem Swimmingpool stattfinden, das kann sogar ganz ideal sein.

Am Ende, nachdem sich alle wieder im Stehen umarmt haben, reicht sich die ganze Gruppe in einem stehenden Kreis die

 Hände. Jeder sieht jeden an und einer nach dem anderen spricht ein Wort der Dankbarkeit in den Kreis.

OXUM

Mütterliches Prinzip/Annahme

Oxum ist die zweite Qualität des Wasserelements, der zweite Orixá, und steht mit den süßen Wassern der Erde in Beziehung, mit den Flüssen, den Wasserfällen und dem Regen. Es gibt Flüsse, die ruhig und tief sind, andere wiederum sind reißend und aufgewühlt. Manche schmücken die Erde mit ihren vielen Windungen, andere fließen in der heiteren Ruhe der Wälder und wieder andere spielen mit Steinen wie die Kinder ihrerseits mit dem Wasser des Flusses. Wir verbinden die Wasser von Oxum generell mit unseren Emotionen und ganz besonders mit dem Gefühl des von der Mutter angenommen Werdens, das uns schützt und nährt und das von allen Lebewesen erfahren werden kann. Ein Fluss ist nur dann ein Fluss, wenn er frei fließen und seinen Lauf nehmen kann, daher die Wichtigkeit seiner kontinuierlichen Bewegung. Auch unsere Emotionen müssen frei sein, um ihren Ausdruck zu finden, und in Bewegung bleiben, um lebendig zu sein. Wenn eine Emotion ihre Anfangsphase bereits hinter sich hat, also nicht mehr in Nanã beheimatet ist, dann wächst sie und nimmt Gestalt an, genauso wie ein Fluss, der geboren wird und sich weiterentwickelt.

Wenn Nanã ihn nicht freigibt, dann wird das Wasser geschwächt, was bedeutet, dass es kein Fluss werden wird, denn dann ist der Kreislauf des Wassers unterbrochen, entweder weil Elegbara den notwendigen Impuls nicht gegeben hat, oder weil Nanã das Wasser nicht freigibt oder weil der Fluss selbst nicht existieren möchte.

Oft fallen Menschen in Depressionen, weil sie sich in einer Enge befinden, ihr Fluss sich nicht entwickeln und ins Fließen

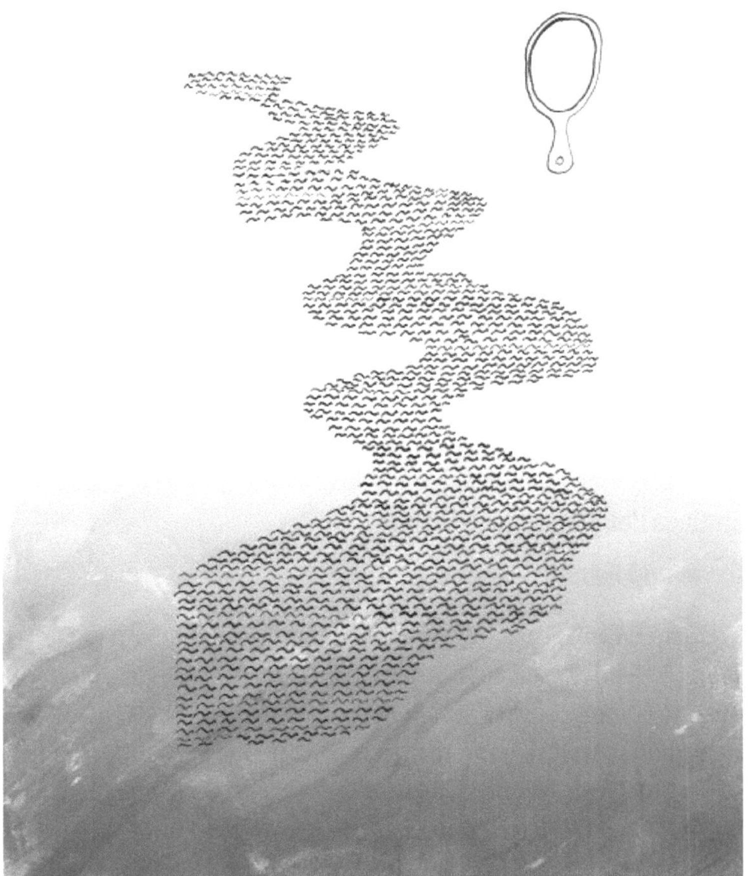

kommen kann und schon an der Quelle, in Nanã, versiegt. Wir können die Situation, in der Nanã einen Fluss nicht freigibt, mit der Stagnation eines Gefühls vergleichen, das sich, vor lauter Angst, ein unerwünschter Eindringling zu sein, schon aufgibt, bevor es überhaupt entstanden ist.

In solchen Fällen sagt man oft, wer nicht in der Lage ist, zu lieben, kann auch nie und nimmer zulassen, geliebt zu werden. Das Wasser eines Flusses formt die Erde, über die es fließt, weil es immer wieder über sie fließt, und das Schöne daran ist, dass niemand sagen kann, wer genau damit begonnen hat.

Wenn wir einen Fluss betrachten, stellen wir fest, dass sich seine Schönheit aus dem Land, den Steinen, der Vegetation und seiner Strömung ergibt, so wie auch das Flussbett vom Land, der Erde und ihrer Beschaffenheit geformt worden ist. Wenn wir das Element Erde als Repräsentant der Realität betrachten, des Seins und der kritischen Bewusstheit, dann sind es die Emotionen, die die Realität immer wieder verändern, und die Realität ihrerseits verändert wiederum unsere Emotionen.

Wichtig ist ein Gespür dafür zu haben, wer gerade wen verändert, damit wir nicht gegen den Strom rudern.

Einfluss der Elemente in Oxum

Oxum und Feuer

Wenn es zu viel Feuer im Kraftfeld von Oxum gibt, dann neigt der Mensch dazu, in seiner Akzeptanz und Offenheit anderen gegenüber zu übertreiben, er ist, wie wir sagen, honigsüß. Dann ist es wichtig zu erkennen, ob er mit diesem Verhalten sein Bedürfnis nach Anerkennung oder seine Angst vor Zurückweisung überspielen will, oder ob es sich um andere kompensatorische Verhaltensweisen handelt. Der Mensch weist dann eine gewisse emotionale Unzufriedenheit auf, weil es ihm nicht gelingen will, sich zu stabilisieren und er immer in einer nach Kompensation trachtenden emotionalen Dynamik gefangen ist. Dann müssen wir untersuchen, wie es um seine moralischen, emotionalen und affektiven Werte bestellt ist. Wenn sein Selbstwertgefühl intakt ist, dann müssen wir die Ursache für sein Verhalten herausfinden, damit er das Gefühl des Abgelehntwerdens hinter sich lassen kann.

Wenn sein Verhalten auf einen Mangel an Feuer in Oxum zurückzuführen ist, dann neigt der Mensch dazu, anderen und sich selbst gegenüber keine Gefühle zu zeigen und keine Zuneigung zu verspüren. In diesem Fall müssen wir an seiner Frustration arbeiten und ihm helfen, sich nicht verletzt zu fühlen.

Oxum und Erde

Wenn der Mensch hier im Ungleichgewicht ist, dann ist es seine Tendenz, nach viel Aufmerksamkeit und Bestätigung zu verlangen. Diese Forderung wird geradezu zu einer Bedingung dafür, dass er in Balance sein kann. Wenn er hier allerdings im Gleichgewicht ist, dann ist seine Art des Sich-angenommen-Fühlens ein natürlicher Bestandteil seiner Realität und hilft ihm, das Gespenst, von anderen verraten zu werden, aus seinem Leben zu verbannen.

Oxum und Wasser

Wenn das Element Wasser in Oxum im Gleichgewicht ist, dann »fließt« die Akzeptanz der eigenen Bewusstheit und jene der anderen auf eine stimmige und freudige Weise, der Mensch nimmt sich und die anderen einfach an und fordert keine Beweise der Zuneigung ein, weder von den anderen noch von sich selbst.

Wenn zu viel Wasser vorhanden ist, dann kommt es tendenziell zu einer tiefen Unzufriedenheit, weil sich der Mensch sicher ist, dass alles, was er selbst für andere tut, niemals gut genug ist. Er hat dann das Gefühl, dass er affektiven und emotionalen Vorurteilen nachlaufen und »nachbessern« muss.

Oxum und Luft

Wenn hier ein Gleichgewicht besteht, dann ist die natürliche Tendenz im Menschen eine Zufriedenheit mit dem Platz und dem Raum, den er in der Welt einnimmt, also sowohl mit seiner Ausdehnung als auch mit seiner Kreativität und den freien Ausdruck seiner Emotionen. Ist die Luft im Übermaß vorhanden, dann kann der Mensch seinen Emotionen keinen Ausdruck verleihen, sie nicht ausleben, er geht dann zu ihnen auf Distanz. Um die Luft in Oxum in ein Gleichgewicht zu bringen, müssen wir an der Erde der Luft arbeiten und diese in Balance bringen, so dass die Emotionen für den Menschen wieder spürbarer werden.

Übung zu Oxum

Zu Beginn der Übung sucht sich jeder einen Partner, eine Partnerin. Die Paare bekommen ein paar Minuten Zeit, um sich über ein Thema ihrer Wahl zu unterhalten. Wenn er nicht schon sitzt, dann setzt sich ein Partner hin und der andere stellt sich vor ihn hin. Die Aufgabe des stehenden Partners ist es, auf nonverbale Weise wiederzugeben, was er von seinem Partner zuvor gehört hat. Um die Ausdrucksfähigkeit der Teilnehmenden zu stärken, können wir Hintergrundmusik einsetzen. In einem passenden Moment steht der sitzende Partner auf und beginnt, die Bewegungen des anderen Partners zu begleiten, indem er sie nachahmt. Dann kommt es zu einem Wechsel im Duett, und der Partner, der gerade noch pantomimisch »interpretiert« worden ist, übernimmt die Führung im Spiel der nonverbalen Kommunikation. Das ist ein wichtiger Moment der Übung, wenn der Partner, der zuvor »übersetzt« worden ist, für seinen eigenen Ausdruck die Verantwortung übernimmt.

Nach einer Pause kommt es zu einem Rollenwechsel und wenn alle die Übung gemacht haben zu einer Reflexion, entweder zu zweit oder/und mit der ganzen Gruppe.

Das Ziel der Übung ist, dem Menschen, dessen gesprochenes Wort in Bewegung übertragen wird, die Möglichkeit zu geben, wahrzunehmen, wie andere ihn wahrnehmen und sehen.

YEMANJÁ

Fruchtbarkeit/Erneuerung

In unserem Leben können wir mit den verschiedenen Dimensionen der Elementarkräfte oder Orixás über die physische Welt in Kontakt treten und zu ihnen eine Beziehung aufnehmen: In Yemanjá können wir die Farbe des Wassers bewundern, die Größe und Kraft ihrer Wellen. Auf der energetischen Ebene bestaunen wir die Bewegung, die in den Wassern enthalten ist, und auf der spirituellen Ebene das spirituelle Licht, das in ihnen und durch sie leuchtet und sie erneuert.

Yemanjá ist der Name der dritten Qualität des Elements Wasser. Sie repräsentiert die spirituelle Kraft, die im salzigen Wasser, in den Meeren und den Ozeanen vorhanden ist.

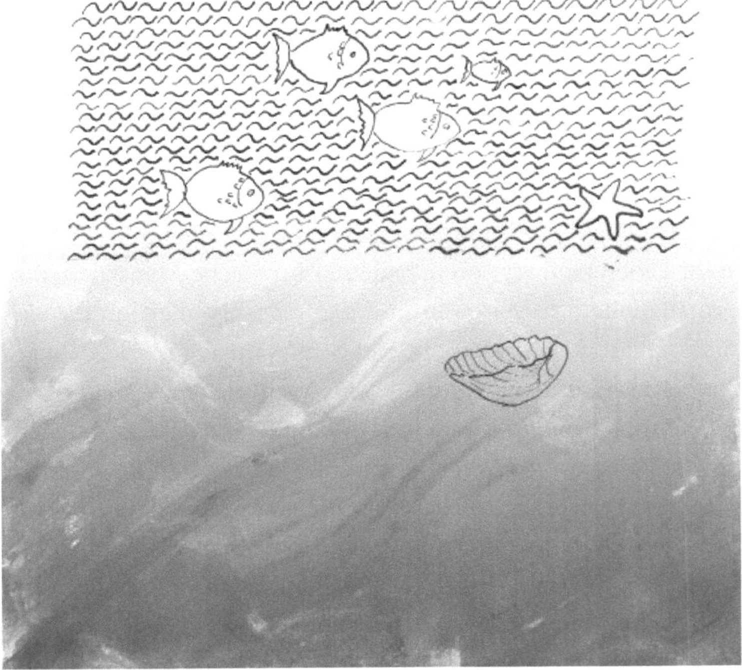

Im Meer und seiner Wirkungsweise liegt eine ganz bestimmte Weisheit, denn es stößt auf natürliche Weise alles aus, was über kein Leben mehr verfügt bzw. all das, was seinen Lebenszyklus bereits vollendet hat.

Das führt uns dazu, an Menschen zu denken, die bestimmte Gefühle, die aus ihrer Vergangenheit kommen, nicht loslassen können, oder, anders gesagt, die diese Gefühle nicht ausstoßen, wie es das Meer mit den Abfällen macht, die ihn ihm landen, sondern die diese Gefühle wiederkäuen und an ihnen festhalten, in dem Versuch, etwas, das unwiderruflich vorbei ist, zu bewahren oder wieder herzustellen. Was wäre, wenn sich das Meer ebenso verhalten würde?

Ein Mensch, bei dem diese Wasserqualität im Ungleichgewicht ist, hängt sehr an seiner Vergangenheit. Er bringt es nicht zu Wege, über die Leiden, Frustrationen und Ängste, die ihn umhüllen, hinaus zu denken, stattdessen erlebt er die Gegenwart durch eine Brille der Vergangenheit und sieht eine durch seine Einbildung verzerrte Realität der Welt. Es ist nicht leicht mit Menschen, die sich in solch einer Situation befinden, zusammenzuleben, denn so sehr wir auch versuchen, ihnen andere Möglichkeiten in ihrem Leben aufzuzeigen, so wenig können sie diese doch sehen und erst gar nicht akzeptieren. Das Neue in ihr Leben zu integrieren, bedeutet für solche Menschen, ihre Vergangenheit zu verlieren und die Vergangenheit hinter sich zu lassen, ist gleichbedeutend mit dem Verlust der Erde, d. h. des Bodens als Grundlage für das eigene Weiterleben.

Wenn wir einem Menschen hier helfen wollen, ist es wichtig, die Weisheit von Yemanja in seiner spirituellen Bewusstheit wieder zu erwecken. Das, was wir loswerden müssen, gehen zu lassen, ohne uns dabei abgelehnt oder verlassen zu fühlen. Wenn wir in einem Ritual weiße Blumen für Yemanjá in die Wellen des Meeres geben, dann geben wir nicht nur eine Gabe von Blumen per se, sondern mit ihnen auch unsere Intentionen.

Nachdem das Meer alle Gaben mit ihrer Energie absorbiert hat, bringt es die Erde, d. h. den physischen Körper der Blumen, an den Strand, den wir auch als Friedhof oder »Kalunga grande« bezeichnen, zurück.

Derselbe Vorgang geschieht auch, wenn wir ein spirituelles Bad im Meer nehmen. Wenn wir dann dabei auch noch untertauchen und sich das Meer mit seinen Wellen über unserem Kopf schließt, dann erwecken wir über unsere Reinigung hinaus auch noch unsere spirituelle Bewusstheit für ein besseres Leben zwischen Himmel und Erde, zwischen der Realität des Jetzt und dem, was vergangen ist, und können allen Groll und alle Ressentiments hinter uns lassen.

Einfluss der Elemente in Yemanjá

Yemanjá und Feuer

Stellen wir uns eine extrem raue See, ein raues Meer vor. Wir können sagen, dass dieses Wasser sehr viel Feuer beinhaltet und dass es deswegen so wild und heftig ist. In so einem Fall hängt das Gleichgewicht nicht immer davon ab, das Feuer zu beruhigen; häufig ist es notwendig, die Luft zu verringern, so dass sich in Folge auch das Feuer beruhigen kann. Wir können auch das Element Erde benutzen, um eine Begrenzung oder einen Schutz gegen das Eindringen der Wasser herzustellen, z. B. durch einen Wall aus Steinen oder mit Sandsäcken.

Die Unausgewogenheit des Feuers in Yemanjá macht es notwendig, dass wir überprüfen, welches Element einem Menschen dazu verhelfen kann, seine Höhen und Tiefen und heftige Aufregungen zu verlassen. In dieser Situation weiß der Mensch häufig nicht mehr, was richtig und was verkehrt ist, und kann Gegenwart, Vergangenheit und Zukunft nicht mehr unterscheiden. Ihm aus diesem innerlichen Tumult herauszuhelfen, bedeutet, dem Menschen zu einer Wiedergeburt in sich selbst zu verhelfen.

Wenn es erforderlich ist, kann man ihn auch zu Nanã Buruquê begleiten, damit er in ihr einen emotionalen Neubeginn erfahren kann.

Yemanjá und Erde

In Erinnerungen und Ängsten der Vergangenheit festzustecken ist nichts, was wir erleben wollen. Stellen wir uns vor, wie es wäre, wenn diese Erinnerungen und Ängste noch dazu von Kritik, Schuld und Vorwürfen verstärkt würden? Das geschieht, wenn das Erdelement in Yemanjá aus dem Gleichgewicht kommt. Die Schwerpunkte dieses Ungleichgewichts zu bearbeiten heißt, den Menschen zu einem Ebenen- und Perspektivenwechsel zu führen, so dass er sich selbst auf andere Weise betrachten kann.

Dabei hilft uns das Hier und Jetzt.

Yemanjá und Wasser

Die Harmonie des Elements Wasser in Yemanjá liegt in der Fähigkeit der verschiedenen Wasser, einander auf- und anzunehmen. Die salzigen Wasser werden durch die Aufnahme der süßen Wasser genährt und die süßen Wasser finden ihre Nahrung darin, dass sie offen und bereit dafür sind, auf- und angenommen zu werden.

Auf psychologischer Ebene können wir diese harmonische Balance und Übereinstimmung erleben, wenn wir gleichermaßen bereit sind, zu geben und zu nehmen. Ist das Gleichgewicht hier durch ein Zuviel an Wasser gestört, dann neigt der Mensch dazu, seine Vergangenheit als Qual zu erleben und in eine Art Leblosigkeit zu fallen.

Yemanjá und Luft

Wir erinnern uns, dass das Element Luft mit Kreativität, Ausdehnung, Freiheit, Philosophie und Spiritualität in Verbindung steht. Wenn wir von den Emotionen sprechen, die in Yemanjá unter dem Einfluss der Luft stehen, dann können wir sagen, dass die Luft durch ihre Kreativität dem Menschen zu einer Flexibilität verhilft, durch die das, was er fühlt, besser fließen kann. Wie ausgewogen sich eine Emotion, ein Gefühl oder ein Affekt im Menschen einstellen kann, steht im Verhältnis zur Ausprägung seiner Bewusstheit. Freiheit, Philosophie und Spiritualität sind eng miteinander verbunden. Ihre Verbindung stellt eine äußerst wichtige und notwendige Säule für die Transzendenz der emotionalen Bewusstheit dar.

Übung zu Yemanjá

Für diese Übung arbeiten wir je nach Größe der Gruppe in mehreren Kleingruppen. Jede Gruppe wählt eine Teilnehmerin/einen Teilnehmer dazu aus, das Heilige zu verkörpern. Die anschließende Aufgabe ist es, ein kleines Theaterstück über das Thema der Beziehung zwischen dem Chaos und dem Heiligen auszuarbeiten. Durch die theatrale Inszenierung geben wir den Teilnehmenden die Möglichkeit, auch körperlich zu erfahren, was sie von Yemanjá verstanden haben. Jede Gruppe wählt ihren Rhythmus, die Dauer ihrer Präsentation, die Materialien, die sie verwenden will und den Ort ihrer Darbietung, entweder in einem geschlossenen Raum oder im Freien. Im Anschluss gibt es Raum für eine gemeinsame Reflexion.

Ewá

Loslösung

Ewá ist der vierte Orixá bzw. die vierte Elementarkraft des Elements Wasser. Sie repräsentiert die subtilen Emotionen. Ewá ist das Wasser in seiner Verdunstung. Um verdunsten zu können, muss es sich vom Sediment lösen, was so viel heißt, wie die Erde zu verlassen, die aber auch ein Blatt, ein Stein oder die zarte

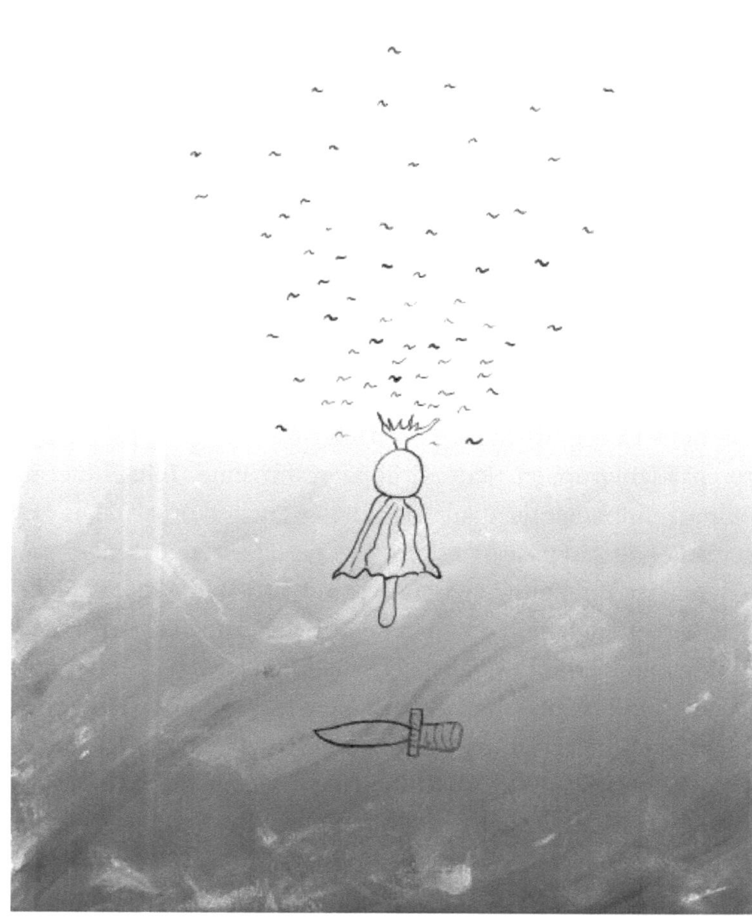

Haut eines Kindes sein kann. Wir können sagen, dass Ewá das spirituelle Licht des Vorgangs der Verdunstung ist. In einem Zustand perfekter Harmonie geschieht diese Verdunstung im richtigen Moment. Wenn der Mensch in Ewá im Gleichgewicht ist, dann kommt es auf ganz natürliche Weise zur Verdunstung aller überflüssigen Emotionen, d. h. der Mensch bleibt dann nicht in diesen Emotionen gefangen, und es gelingt ihm, ein subtiles

Wohlbefinden mit hoher Subtilität in allen Emotionen herzustellen und zu erleben.

Wie wir wissen, braucht die Verdunstung von Wasser eine adäquate Intensität von Feuer, doch ist das genug? Nicht immer ist es ein Mangel an Feuer, der die Verdunstung verhindert, so manches Mal kann es auch ein Zuviel an Erde sein.

Ein Mensch, der sich seiner Realität sehr unsicher ist, neigt dazu, dafür zu sorgen, dass diese Erde, seine Realität, das Wasser zurückhält, d. h. die Verdunstung findet nicht statt, weil das Wasser seinen Untergrund nicht verlassen kann. In diesem Fall bedeutet für den Menschen, seine Erde zu verlassen, den Boden zu verlieren, der ihn unterstützt und trägt. Dann müssen wir ihn dahingehend begleiten, dass er sein emotionales Gleichgewicht wieder erlangen kann und dazu müssen wir erkennen, in welchem der Elemente er einen Mangel oder einen Überschuss aufweist.

Dazu können wir eine Übung machen, bei der sich der Betroffene mit geschlossenen Augen auf den Boden legt und eine geleitete Reise durch seine Gefühle antritt.

Zuerst bitten wir ihn, sich vorzustellen, dass er mit der Erde, auf der er liegt, eins wird. Als Nächstes laden wir ihn dazu ein, dass er sich eine Sonne vorstellt, die seine Erde, sprich seinen Körper, wärmt. Dann soll er sich bildhaft vorstellen, wie das Wasser aus seinem Körper verdampft. An dieser Stelle bitten wir auch, dass er an die Emotionen denkt, die in ihm im Überfluss vorhanden sind, so dass er diese auch loslassen kann. Am Ende der Übung, wenn der Mensch aufsteht, soll er sich strecken und dehnen und einen Schritt nach vorne machen, wobei er fühlen kann, dass das in seinem Körper zurückbleibende Wasser ausreicht, um seine Erde fruchtbar werden zu lassen.

Ewá und Feuer

Ein Überschuss von Feuer in Ewá bewirkt, dass der Verdunstungsprozess nicht auf natürliche Weise vor sich gehen kann, das

 Wasser hört dann schon vor seiner Verdunstung auf zu existieren. In der Praxis des täglichen Lebens bedeutet das, dass der Mensch seine subtilen Emotionen nicht zu leben weiß und deshalb meint, keine Gefühle, keine Zuneigung oder Liebe zu kennen oder zu verspüren. Wenn man das Feuer des Menschen reduziert, gibt man seinen Bedürfnissen Priorität und nicht seinen Wünschen.

Die Wasser im Menschen zu erhöhen bedeutet, seine Emotionen zu validieren, ihm zuzuhören und ihn zuhören lassen, so dass er seine subtileren Emotionen wieder für sich erobern kann. Will man hingegen mit dem Sediment, dem Boden, arbeiten, dann bedeutet das, die Erde des Menschen mit Hoffnung und Mitgefühl zu düngen. Auf diese Weise wird die Erde (der Körper) die Wasser (die Emotionen) ein wenig zurückhalten, damit die Sonne mehr Zeit zur Verfügung hat, um die Verdunstung einzuleiten.

Ewá und Erde

Wenn der Mensch einen Überfluss an Erde im Kraftfeld von Ewá aufweist, dann zeigt sich das durch egoistisches Verhalten auf emotionaler Ebene, weil er dazu neigt, seine Wasser mit Hilfe seiner Erde zurückzuhalten. Für diesen Menschen ist es angezeigt an der Frage zu arbeiten, was Verluste für ihn bedeuten.

Ewá und Wasser

Die Existenz von Ewá braucht das Feuer (die Sonne), die Erde (das Sediment, den Körper), das Wasser (die Emotionen/das Angenommenwerden) und die Luft (die Träume). Damit wir unsere subtileren Emotionen leben können, ist es notwendig, unser inneres Feuer zu entzünden, um sie wahrzunehmen, einen Körper zu haben, wo sie ihre Spuren hinterlassen können, Wasser zu haben, um sie an- und aufzunehmen und Träume, um sie zu träumen. Das sind die Säulen, die wir brauchen, damit wir gut in den Wassern und Emotionen von Ewá aufgehoben sein können.

Ewá und Luft

Das Element Luft in Ewá gibt uns die Leichtigkeit, die wir brauchen, damit sich die Verdunstung einstellen kann. Wenn wir von Luft sprechen, sprechen wir von Kreativität, Subtilität, Ausdehnung, Raum und Freiheit. Was wäre die Verdunstung, wenn sie keine Kreativität und kein Fingerspitzengefühl hätte, um das Sediment, ihren Boden, verlassen zu können, ohne ihn dabei zu verletzen? Was wären die Wassertropfen, wenn sie keine Bewusstheit über die Ausdehnung des Universums hätten, das sie frei im Raum tanzen lässt, der nur ihnen gehört? Wenn man mit dem Element Luft in Ewá in Harmonie ist, ist man frei, um seine subtilsten Gefühle zu leben.

Übung zu Ewá

Diese Übung wird am besten in der freien Natur gemacht und am allerbesten, wenn die Sonne scheint. Die Teilnehmenden suchen sich einen guten Platz und legen sich mit dem Rücken auf den Boden. Dann schließen sie ihre Augen und verbinden sich mit der Erde, so als ob ihre Körper nach und nach mit der Erde verschmelzen würden.

Das soll und darf so lange dauern, bis alle entspannt und mit der Erde verbunden daliegen. Dann betrachten sie sich mit ihrem inneren Auge von oben bis unten und stellen sich vor, wie alles überschüssige Wasser aus ihrem Körper weicht und verdunstet.

Wenn dieser Prozess abgeschlossen ist, dann sollen sich alle mental von der Erde lösen und sich wieder in ihren Körpern verankern.

Anschließend setzt sich jede und jeder an einen schattigen Platz und spürt seinem/ihrem Prozess in Ruhe nach. Es ist wichtig, dass die Teilnehmenden ausreichend Zeit haben, um das Gefühl der Fülle zu erfahren.

Das Element Luft

Das Element Luft steht in Zusammenhang mit Ausdehnung und Kreativität, mit der Freiheit, den Träumen und Tagträumen, der Inspiration und der Wahrnehmung. Wir brauchen die Luft für unser physisches Überleben. Auch auf emotionaler Ebene brauchen wir sie, um unser Wohlbefinden im Gleichgewicht zu halten. Wie könnten wir leben, ohne zu träumen?

IANSÃ

Ausdehnung/Kreativität

Der Orixá Iansá ist die erste Qualität des Luftelements. Iansa ist die Kriegsgöttin, die sich in den Winden kleidet und mit den Blitzen, die aus ihrer Seele kommen, alle Wege freiräumt. Sie bringt in Bewegung, nährt Veränderungen und beruhigt alle Zweifel und Ungewissheiten. Sie bringt in Fluss, was stagniert, und schafft Raum für Glauben und Überzeugung. Es gibt so viele unterschiedliche Qualitäten des Windes. Da ist der Wind, der durch den Wald weht und den Duft der Pflanzen, den Geruch der Erde und die Geräusche der Tiere mit sich bringt; der Wind, der den Geruch des Meeres zu uns trägt und Erinnerungen in uns weckt; die Brise am Morgen; der Wind, der durch die Wüste fegt und Sand hinträgt, wo immer er auch vorbeizieht; der flüchtige Sturm; die volle Wut und Wucht eines Hurrikans; die Luft, die von Geburt kündet, die Luft, die wir atmen, und unser letzter Atemzug.

Diese Vielfalt finden wir auch unter uns Menschen. Da sind solche, die wie eine Brise ruhig und sanft an uns vorbeiziehen und dabei eine gewisse Ruhe hinterlassen. Andere wiederum sind das genaue Gegenteil und stürzen uns in Verwirrung. Wir können diese von Menschen ausgehenden positiven, aber auch negativen Interferenzen in ihrer Umgebung oder an anderen Menschen wie uns selbst wahrnehmen. Sie können psychologischer, energetischer, vibratorischer und/oder spiritueller Natur sein.

Jeder von uns hat eine Iansã in seiner Konstitution, manche mehr und manche weniger. Wichtig ist es, dass wir wissen, wie wir mit unseren Winden umgehen und was der passende Wind für welchen Ort ist.

Nehmen wir an, auf einem Tisch liegen mehrere Stapel Papier. Die einen sind thematisch geordnet, die anderen nach Fälligkeitsdatum, wieder andere müssen überhaupt erst zuge-

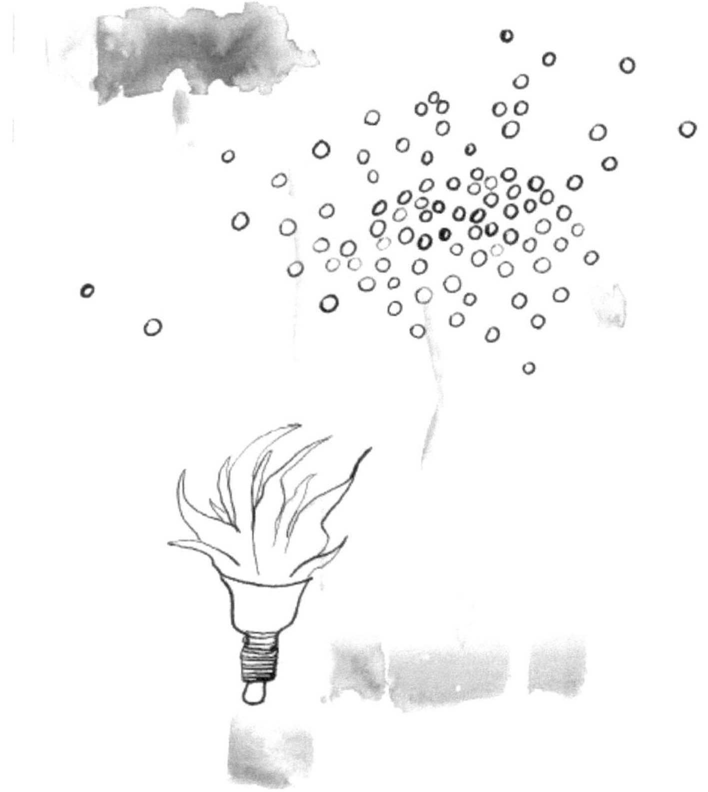

ordnet werden. Plötzlich drückt der Wind ein Fenster auf. Wir können uns leicht vorstellen, was dann geschieht: Papier und Zettel überall.

In diesem Fall hat der Wind das in Unordnung gebracht, was schon in Ordnung war. Menschen, die solche Wirbelstürme sind, können dieselben Auswirkungen herbeiführen wie dieser Wind, sie bringen das durcheinander, was schon seine Ordnung gefunden hat. Wie schön wäre es, könnten sie doch nur eine leichte Brise sein!

Und nur zu oft bringt so ein Wirbelsturm-Mensch sogar sein eigenes Leben durcheinander und merkt es nicht einmal. Andererseits müssen wir auch bemerken, dass es Situationen gibt, die sich ohne einen solchen Sturm, der die bereits geschaffenen Strukturen erschüttert, niemals ändern würden.

Einfluss der Elemente in Iansã

Iansã und Feuer

Der Einfluss des Elements Feuer in Iansã steht direkt mit der Potenz der Winde in Beziehung. Potenz bedeutet hier Kraft und Anstoß und darf nicht mit der Überzeugung verwechselt werden, die es ebenfalls braucht, um etwas voranzubringen und zu verwirklichen. Damit der Mensch in seinen Überzeugungen im Gleichgewicht sein kann, verfügen diese über ihre ganz eigene Potenz.

Die Grundregel in Iansã lautet: Je größer das Feuer, desto mehr Potenz und Bewegung gibt es. Ist das Feuer zu groß, zerstört es unnötigerweise das, was nicht zerstört werden soll. Ist es zu klein, geschieht der umgekehrte Prozess der Bewegung einer Expansion, d. h. es kommt zu einer Kontraktion.

Wenn ein Mensch sehr kreativ und in Iansã im Gleichgewicht ist, dann kreiert er ohne Umwege und weht mit seinem Wind nicht nur über die Häuser. Gibt es zu viel Feuer in Iansã, dann ist seine Kreativität impulsiv und findet häufig auch gar keine Umsetzung. Bei einem Mangel an Feuer gelingt es der Kreativität nicht, das Reich der Vorstellungskraft zu verlassen, und der Mensch wird frustriert, weil er seine Eingebungen nicht verwirklichen kann und seine Kreativität keinen Weg zu ihrer Kristallisation findet.

Die fehlende Kristallisation, also Umsetzung, fehlt hier nicht aufgrund eines Ungleichgewichts in Xangô, sondern wegen des fehlenden Feuers, das für die Bewegung nötig ist und die das Imaginierte braucht, um die Welt der Imagination verlassen und sich materialisieren zu können.

Erinnern wir uns daran, dass uns die Erde den Boden gibt, um zu gehen und um das Leben so zu sehen, wie es ist. Damit Iansã mit der Erde im Gleichgewicht sein kann, ist es notwendig, dass ihre Winde Raum haben, um zu wehen. Nur so wird die Erde unserer Vorstellungskraft belüftet bzw. nur so können sich unsere kommenden und bereits existierenden Projekte auch bewegen, wachsen und sich erweitern.

Sind die Hindernisse stärker als die Kraft der Winde, dann müssen wir prüfen, ob es nötig ist, an den Hindernissen, die ich hier mit einem Zuviel an Erde gleichsetze, zu arbeiten, um diese zu schwächen, oder ob es die Winde sind, die gestärkt werden müssen. Sind Iansã und das Element Erde tatsächlich in einem Gleichgewicht, dann verhelfen sie sich gegenseitig zur Verwirklichung ihrer Träume. Der Traum von Iansã ist es, immer wehen zu können, und der Traum der Erde ist es, Iansã an ihrer Seite zu haben, um dem, was sie hervorbringt, Luft und Raum zum Atmen zu geben.

Iansã und Wasser

Wasser kommen und gehen mit den Winden, es ist eine unaufhörliche Bewegung der Wellen des Meeres und der Brise, die vom Meer auf uns zu kommt. Wie viele Wasser, wie viele Emotionen werden durch die Kraft von Iansã in Bewegung gesetzt? Wie oft werden wir schon beim Lesen einer Nachricht, sei sie gut oder schlecht, ganz emotional? Das Ereignis konnten wir vielleicht nicht bezeugen, doch die Nachricht darüber hat ihren Weg zu uns gefunden. Damit will ich uns daran erinnern, dass die Wasser immer ihren Weg zu uns finden und unsere Wasser wiederum ihren Weg zu anderen Menschen.

Wenn das Element Wasser im Menschen im Überfluss vorhanden ist, dann tendiert er dazu, seine Emotionen als störenden Wirbelwind wahrzunehmen, als Eindringling, der in einer rotierenden Bewegung immer wieder auftaucht und sich bei ihm einnistet. Er verspürt eine sich wiederholende innere Bewegung, die nicht abfließen und sich von ihrem Ausgangspunkt nicht fortbewegen kann. Das Bild, das mir dazu einfällt, ist das einer Wassermühle.

Ein gutes Gleichgewicht ergibt sich dann, wenn die genau richtige Wassermenge, nicht mehr und nicht weniger, genau an jenen Platz gebracht werden kann, wo die Luftfeuchtigkeit gebraucht wird, d. h. wo die Emotionen an- und aufgenommen werden und auch ihrerseits offen dafür sind, die Emotionen der anderen an- und aufzunehmen.

Iansã und Luft

Es fällt nicht schwer, uns vorzustellen, was geschieht, wenn es zu einem Zuviel an Luft in Iansã kommt. Ein Mensch in dieser Situation weiß dann häufig nicht mehr, wo ihm der Kopf steht, in Brasilien sagen wir, er tauscht Hände gegen Füße und verliert jegliche Kontrolle und Bewusstheit darüber, was erlaubt und möglich ist und was ihm zusteht und was nicht.

Er wird zum Zentrum des eigenen Kontrollverlusts, alles wird übertrieben: der emotionale Ausdruck, die Erfolge, die Fehler. Er verliert jede kritische Haltung sich selbst gegenüber und damit auch jede Begrenzung für seine Äußerungen. Dieses Ungleichgewicht hängt mit dem Ungleichgewicht des Luftelements zusammen und führt dazu, dass der Mensch sich selbst nicht mehr als Bezugspunkt dienen kann. Er unterwirft sich den Gespenstern seiner Angst und bewegt sich so in eine Enge. Er wird auch sehr konservativ, weil er meint, auf diese Weise sich und alles, was er bisher er- und gelebt hat, schützen zu können, da er nicht mehr an sein eigenes Potential glaubt, so als hätte er alle seine Ressourcen erschöpft und als ob es keinen Grund mehr gäbe, etwas zu erschaffen, sich Raum zu nehmen und frei zu sein, und schon gar nicht mehr, um zu leben. Kontrolle bedeutet in diesem Fall zu überleben.

In so einem Fall ist es wichtig, den Menschen aus dieser Auflösung, aus diesem Ungleichgewicht herauszuretten. Das ist generell ein schwieriger Prozess, weil sich der Mensch in so einer Situation kein Recht gibt, Hilfe anzunehmen, da er sie nicht als Hilfe, sondern nur als Übergriff sehen kann. Ein solcher Übergriff stellt dann eine Bedrohung für sein Kontrollbedürfnis dar und wenn er die Kontrolle verliert, dann bringt er sein Leben in Gefahr. Um hier helfen zu können, ist es wichtig, sich als Brücke zur Verfügung zu stellen, damit der Mensch einen Zugang zu neuen Werten finden und mit der Zeit diese in Einklang mit den schon existierenden bringen kann.

Übung zu Iansã

Bei dieser Übung können wir mit zwei unterschiedlichen Intentionen arbeiten. Die erste Intention ist eine Reinigung von Abladungen und spirituellem Müll. In diesem Fall steht der Mensch mit offenen Armen zum Wind. Dabei ist er sich seiner Absicht, sich zu reinigen, gewahr. Wenn er spürt, dass er gänzlich gereinigt ist, dann soll er einen Schritt nach vorne machen, um seine alten Lasten und Abladungen hinter sich zu lassen.

Die zweite Intention der Übung hat zum Ziel, dass sich der Mensch für das öffnet, was »das Seine« ist. Die Körperhaltung ist dieselbe. Wir stehen mit offenen Armen zum Wind. Die Arme zu öffnen, hat hier die Bedeutung, dass wir bereit sind, mit Unterstützung des Windes das zu empfangen, was unseres ist. Natürlich kann auch dabei der Moment genützt werden, um Reinigung und spirituelle Segnung zu erbitten.

Alle Teilnehmenden wissen selbst am besten, wann der Moment ist, die Übung zu beenden. Bevor sie ihre Position verlassen, umarmen sie sich selbst, um das in Empfang zu nehmen und zu bewahren, was ihnen durch diese Übung gegeben wurde.

Tempo

Bewusstheit

Tempo ist die zweite Qualität des Elements Luft. Sprechen wir von Tempo, so sprechen wir von der »ewigen Zeit« oder der spirituellen Zeit, die, anders als die chronologische Zeit, von unendlicher Ausdehnung ist. Wir alle erleben die körperlichen Veränderungen und Herausforderungen, die dem Lauf der chronologischen Zeit innewohnen, das Geborenwerden, das Leben (mit den altersentsprechenden Umbrüchen) und das Sterben. Die »ewige Zeit« jedoch ist unfehlbar und unveränderlich.

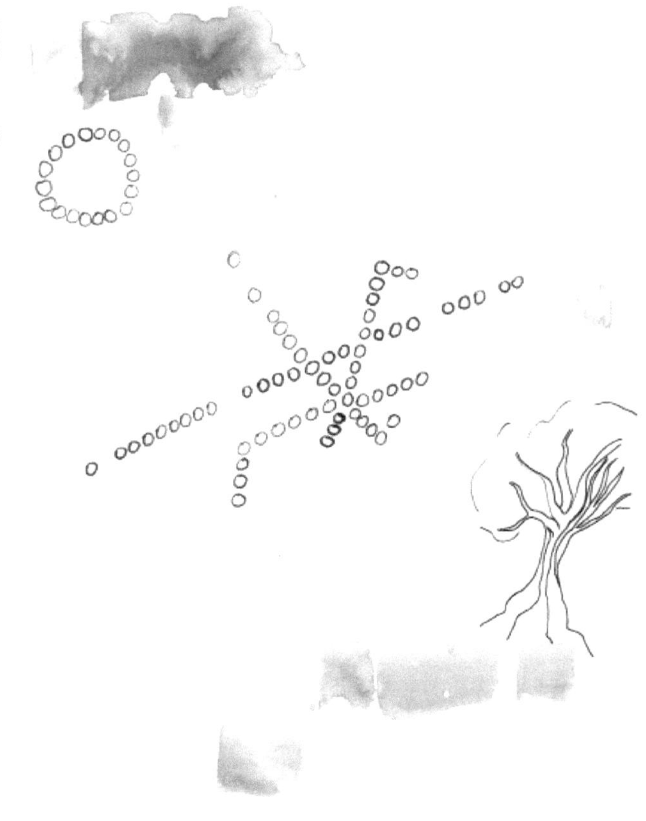

 Sie ist ein integraler Bestandteil der Existenz jedes Menschen. Was in ihr eingeschrieben und aufgezeichnet ist, wirkt als Hintergrund oder Urgrund des »integrierten Systems des primären Unbewussten« und beeinflusst auf direkte oder indirekte Weise alle unterschiedlichen menschlichen Ebenen und Dimensionen.

Wenn ein verantwortungsbewusster Mensch zu spät zu einer Verabredung kommt, dann ist ihm das äußerst unangenehm. Dem inneren psychologischen Konflikt dieser Person können wir auf einfache Weise Abhilfe verschaffen. Es gibt solche, die leiden, weil sie sich nicht an Termine halten können, denen es aber dennoch nicht gelingt, sich nicht zu verspäten. Wir wissen auch, dass dieses Verhalten Teil eines Symptombilds ist, dessen Ursache wir untersuchen und behandeln können.

Problemen mit der physischen Zeit kann man mit psychologischen Mitteln begegnen, durch Analyse, Kunsttherapie etc. und, wenn es nötig sein sollte, sogar mit invasiven oder medikamentösen Mitteln.

Mit der »ewigen Zeit« umgehen können wir allerdings nur über den spirituellen Kanal und einer reifen Bewusstheit über unsere Essenz.

Wenn wir tief in uns selbst eintauchen, dann können wir die subtilen Feinheiten wahrnehmen, die uns zum zuvor genannten Urgrund unseres spirituellen Universums führen. Wenn der Mensch mit Tempo nicht in Harmonie ist, dann neigt er dazu, mit seiner eigenen Existenz unzufrieden zu sein und sich so zu fühlen, als ob das Leben zeitverzögert stattfinden würde, was so viel heißt, wie dass der Mensch etwas erleben möchte, was ihm nicht entspricht. Er kommt dann auch mit seinem Körper nicht zurecht, so als ob sein Geist jünger wäre als sein Körper, und er erlebt einen Konflikt mit dem, was sein Körper verlangt, weil es nicht das ist, was seiner geistigen Dynamik entspricht.

Es ist die »ewige Zeit«, die uns den richtigen Moment für spirituelle Reifung vorgibt, die dann geschehen kann, wenn die

Eintragungen und Erinnerungen des primären oder spirituellen Unbewussten und die Ewigkeit des spirituellen Lichts aufeinandertreffen.

Dabei betrachte ich die spirituelle Reifung als ein formbares, geschmeidiges Gefäß, das sich der spirituellen Entwicklung jedes Einzelnen von uns anzupassen weiß. Der Geist ist sein eigener Meister.

»Uns selbst zuzuhören, ist wie der Geschmack des kostbarsten aller Gewürze.
Anderen zuzuhören, offenbart uns, dass auch andere Aromen existieren.«

Die Wirkung der Elemente in Tempo

Tempo und Feuer

Warum sollten wir etwas beschleunigen wollen, das bereits seinen Rhythmus gefunden hat? Viele Menschen verstehen nicht, dass sie, wenn sie den Rhythmus eines Vorgangs verändern, zugleich auch dessen Geschwindigkeit beeinflussen, und dann gelingt es ihnen nicht mehr, mit dem, was sie selbst herbeigeführt haben, Schritt zu halten.

Wenn die spirituelle Zeit durch das Element Feuer beschleunigt wird, tendiert sie dazu, sich in der Leere der Unendlichkeit zu verlieren. Die Bewusstheit darüber zu verlieren, dass das Unendliche eine Fülle und keine Leere darstellt, dass es ein Boden ist, der uns Halt gibt, bedeutet, unsere eigene Existenz in Abrede zu stellen.

Wenn der Mensch durch einen Mangel an Feuer in ein Ungleichgewicht gerät, neigt er dazu, sein Feingefühl zu verlieren, wenn er in seine eigene Tiefe eintaucht. Alles erscheint ihm dann sehr begrenzt und eingeengt, der Horizont wird zu etwas ganz Konkretem und rückt in greifbare Nähe. Wenn er sich seiner Vorstellungskraft zuwendet, dann wird er von schrillen Grenzziehungen alarmiert. Die Unendlichkeit, das Ewige sowie die Fülle verblassen und verschwinden, so als ob sie nie existiert hätten.

Diese spirituellen Konflikte finden im Verhalten, den Einstellungen und im emotionalen Leben des Betroffenen ihre Resonanz. Er wird sich selbst gegenüber immer unzufriedener und auch ungerecht und hat das Gefühl, dass es für ihn keinen Morgen mehr geben kann. Seine Gedanken kreisen um den Wunsch, sich zurückzuziehen und zu verstecken.

Wenn wir einen Menschen in dieser Situation begleiten, ist es wichtig, ihn auch in seinem Rückzug zu begleiten und nach und nach Raum schaffen, so dass er wieder über seine Träume und seine Vorstellungen für die Zukunft sprechen kann.

Anfänglich begleiten wir ihn auf der psychologischen Ebene. In einem nächsten Schritt müssen wir aber auf die Ebene des primären Unbewussten gelangen, dorthin, wo alles seinen Ursprung nahm.

Tempo und Erde

Die Elementarkraft Tempo steht mit dem Element Erde in einem wichtigen Zusammenhang. Welche Bedeutung hätte die Zeit denn, wenn sie keinen Grund hätte, zu existieren? Was würde aus der Erde, wenn sie keinen tieferen Sinn darin hätte, zu existieren und ihren Zyklus zu vollenden? All das ist Teil des menschlichen Universums und bedarf zweifellos einer guten Ausrichtung, damit unser Leben nicht aus seinem nachvollziehbar strukturierten Zusammenhang fällt. Zeit unseres Lebens ist der menschliche Körper Veränderungen unterworfen, die wir durch das Verstreichen der chronologischen Zeit als Alterungsprozesse verstehen.

Dann kommt der Zeitpunkt, an dem unser physischer Körper erkennen muss, dass seine Lebensbedingungen nicht mehr gegeben sind und dass er aufhören muss zu funktionieren, weil er schon zu alt ist.

Das Verhältnis des spirituellen Körpers zur »ewigen Zeit« hingegen funktioniert auf genau gegenteilige Weise: Je älter unser spiritueller Körper ist, desto größer ist seine Bereitschaft zu leben. Wenn wir in unserem täglichen Leben die physische, die chronologische und die spirituelle Zeit in Beziehung zueinander setzen, dann entwickeln wir eine veränderte Perspektive auf das Leben.

Jede Zeit hat dabei ihre Funktion. Wenn wir sie alle in ihrer Unterschiedlichkeit respektieren lernen und uns an ihrer jeweiligen Güte erfreuen, dann erst können wir in Frieden leben.

Es ist belegt, dass es uns sehr schwerfällt, unsere physischen oder emotionalen Wurzeln zu entwickeln, wenn es zu einem Ungleichgewicht von Tempo im Element Erde kommt oder vom Element Erde in Tempo.

Tempo und Wasser

Niemand entgeht der Zeit. Wie oft verzweifeln wir angesichts eines Todesfalls. Die erste Frage, die wir dann an uns und an Gott stellen ist: warum? Nicht immer erhalten wir eine zufriedenstellende Antwort. Während dieser Stunden überfluten wir die »ewige Zeit« des verstorbenen Menschen mit unseren Wassern (Emotionen) und vergessen dabei, dass für diesen Menschen die Zeit nur eine weitere Etappe beendet hat und der Moment gekommen ist, an dem das spirituelles Licht dieses Menschen auf der nächsten Entwicklungsstufe seinen Platz einnehmen kann. Es fällt uns nicht leicht, diese Entwicklung, diese Loslösung des Geists, nachzuvollziehen, wenn ein Körper vor uns liegt, der uns in aller Stille sagt, dass er die Repräsentation des Lebens war.

Wenn jemand nicht ausreichend Wasser hat, um die Zeit seines Lebens fruchtbar zu gestalten, dann verliert sein Leben jeden Sinn, egal was er tut. Leben und Sterben sind dann einerlei. Um einem Menschen in dieser Situation zu helfen, ist es wichtig, ihn wieder zur Freude über die kleinen Dinge zu begleiten, die für ihn wahrscheinlich aufgrund ihrer Selbstverständlichkeit jede Bedeutung verloren haben.

Man kann ihm dazu verhelfen, Freude dabei zu verspüren, in einem Bett zu schlafen, während so viele andere unter einer Brücke Zuflucht finden, um sich vor dem Regen zu schützen. Oder zur Freude über seine gute Gesundheit. Wahrscheinlich wird er sich anfänglich dagegen sträuben, den Wert dieser Dinge anzuerkennen, aber ist der Anfang erst einmal gemacht, kann man später zu für ihn essentielleren Werten kommen und ihn schließlich zu einer wertschätzenden Haltung seiner eigenen Existenz gegenüber führen.

Tempo und Luft

Stellen wir uns all die Kreativität, das Expansionspotential und die Freiheit vor, die uns das Element Luft zur Verfügung stellt. Der Einfluss des Elements Luft auf die »ewige Zeit« macht uns die Freiheit des Lebens erfahrbar. Wenn das Element Luft im Kraftfeld von Tempo bei einem Menschen im Ungleichgewicht ist, sei es aus Mangel oder Überfluss, so neigt der Mensch dazu, nicht mehr gut bei bzw. in sich zu sein, um seine Träume realisieren zu können.

Bei einem Mangel stagniert die Zeit. Der Impuls, über den jeder Mensch verfügt, sich zu verwirklichen und seinen natürlichen Lebenszyklus zu durchlaufen, verliert sich dann in einer unfokussierten Introspektion, einer Innenschau ohne Ziel. Das Leben verliert an Kontinuität und der Mensch fühlt nur noch, dass alle Dinge von ihrem natürlichen Platz gefallen sind. Oft entstehen diese Probleme durch eine Enttäuschung darüber, dass etwas nicht zur richtigen Zeit geschehen ist bzw. früher oder später als erwartet.

Was real ist, stimmt nicht mehr mit den Vorstellungen des Menschen überein. Ein Beispiel dafür wäre jemand, der tatsächlich meint, er könne den Horizont mit den Händen berühren. Mit einer Person, die an einem solchen Mangel leidet, können wir dahingehend arbeiten, dass wir ihre Beziehung zu ihrer Zukunft wieder lebendig werden lassen. Dabei müssen wir aber achtgeben, denn manchmal führt die Beschäftigung mit der Zukunft bzw. dem Wunsch, die Zukunft in die Gegenwart zu holen, zu Angstzuständen. Besteht diese Gefahr, dann müssen wir den Menschen in der passenden chronologischen Zeit verankern. Die »ewige Zeit« in Übereinstimmung mit der chronologischen Zeit eines Menschen zu bringen bedeutet, die Zeiten, die er in seinem Inneren und in seinem Äußeren lebt, mit ihrer spirituellen Dimension abzugleichen.

Wenn das Ungleichgewicht aufgrund von zu viel Luft entstanden ist, dann neigt der Mensch dazu, das Leben in seiner Oberflächlichkeit zu leben, weil er nichts als real oder greifbar empfinden kann. Er verliert das Empfinden über seine innere und äußere Zeit und der Überschuss an Luft verursacht ihm Schwierigkeiten beim Atmen. Er lebt in einem Sturm, der aus seinen eigenen wirren Gedanken entstanden ist, aus seiner Einstellung, dass er alles jetzt und sofort will und aus dem Unwillen, sich den Gesetzen der Zeit und dem Rhythmus des Lebens zu unterwerfen.

Wir können diesem Menschen helfen, indem wir ihn auf der psychologischen Ebene in seiner inneren und äußeren Zeit verankern, und auf der spirituellen Ebene seine Erde im Elementarfeld von Tempo in ein Gleichgewicht bringen.

Übung zu Tempo

Diese Übung besteht aus zwei Aufgaben. Im ersten Teil der Aufgabe bekommen die Teilnehmenden jeweils drei Zeichenblätter, um drei Bilder zu malen. Bild eins ist ein Bild der Vergangenheit, Bild zwei ein Bild der Gegenwart und Bild drei ein Bild der Zukunft. Wenn alle Bilder fertig sind, werden zuerst die Bilder der Vergangenheit in Kleingruppen präsentiert und reflektiert, dann die Bilder der Gegenwart und dann die der Zukunft.

Im zweiten Teil der Übung erhalten alle wieder drei Zeichenblätter. Die Aufgabe nun ist es, wieder drei weitere Bilder anzufertigen, doch diesmal sind es Bilder des spirituellen Lichts der »ewigen Zeit« aus den Zeitabschnitten Vergangenheit, Gegenwart und Zukunft.

Wenn alle mit ihren Bildern fertig sind, legen die Teilnehmenden ihre Bilder zur »ewigen Zeit« der Vergangenheit in ein großes Puzzle auf den Boden, ebenso die Bilder der spirituellen Zeit der Gegenwart und die der spirituellen Zeit der Zukunft. Die Übung endet so, dass alle Teilnehmenden sich die drei Puzzles zu den drei Zeitabschnitten ansehen, doch diesmal wird das Ergebnis nicht besprochen. Jeder Teilnehmer wird für sich verstehen, was er über seine Beziehung zur »ewigen Zeit« gelernt hat.

IFÁ

Weisheit und Freiheit

Ifá ist die dritte Elementarkraft des Elements Luft. Sie steht für das spirituelle Licht, das in Freiheit, Kreativität, Expansion, Einfachheit und Weisheit enthalten ist. Ifá inspiriert uns dazu, dem, was wir in unserem Leben haben, Wert beizumessen. Es regelt unsere Beziehung zwischen dem Raum und dem, was genügt, dem richtigen Maß. Außerdem weckt Ifá unsere Offenheit für neue Möglichkeiten. Ifa bedeutet:

»Ohne Gepäck in die Welt hinauszugehen, loslassen zu können, ohne Dinge abzulehnen und frei zu sein, ohne jemanden oder etwas dafür verlassen zu müssen.«

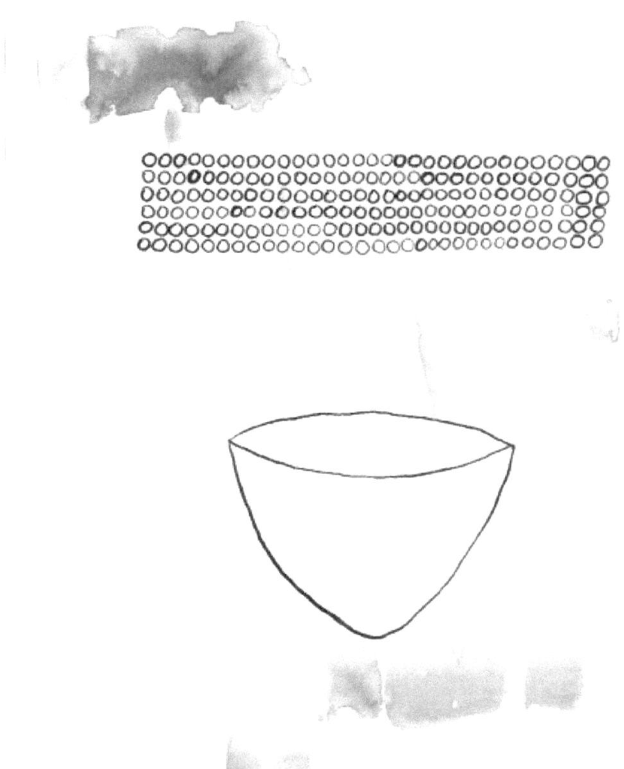

Freiheit bedeutet nicht, ohne Ziel in die Welt hinauszugehen, nur um sagen zu können, dass man frei ist. Frei wovon? Von sozialen Regeln? Von Täuschungen und Enttäuschungen? Bewusstheit in Ifá zu haben, bedeutet, frei zu sein von Gedanken, die uns im Weg stehen und die uns leiden lassen. Es ist ein Loslassen ohne Schuld und ohne das Gefühl, jemanden oder etwas abzulehnen. Es heißt auch nicht, dass wir Einfachheit mit fehlendem Ehrgeiz verwechseln sollen oder damit, arm, minder oder dem Leben gegenüber verdrossen zu sein. Ifá steht in direkter Beziehung zu den Gefühlen, die uns zur Freude darüber führen, frei zu sein.

»Es steht für unsere Fähigkeit, uns mit dem Licht des Lebens schmücken zu können!«

Wir dürfen an dieser Stelle nicht vergessen, dass diese Loslösung auch wirklich geschehen sein muss, bevor wir jemanden loslassen oder uns aus einer Situation lösen, sonst verwandelt sich die Loslösung in Ablehnung.

In unserem Leben können wir noch so viele materielle Dinge besitzen, doch wenn wir keine tiefere Beziehung zu uns selbst herstellen können, dann wird alles nur zu einer Anhäufung von unnötigem Kram. So bauen wir unseren eigenen Käfig. Ja, wir sollen Dinge produzieren, erschaffen, in Wohlstand und in Frieden leben, aber ohne uns vom Materiellen in Gefangenschaft nehmen zu lassen.

Ich vergleiche die Feinheit des spirituellen Lichts von Ifá mit einer Farbkombination, die uns entspannt und zugleich Freude am Leben in uns entstehen lässt. Wenn wir uns auf die Qualität dieses spirituellen Lichts einstimmen, dann können wir eine innere Zufriedenheit wahrnehmen, die sich als Fülle offenbart.

Wirkung der Elemente in Ifá

Ifá und Feuer

Lasst mich eine Analogie zwischen der Beziehung von Ifá in unserem Leben und den Farben herstellen. Wenn Ifá mit dem Element Feuer im Gleichgewicht ist, dann sind unsere Farben lebendig, eins mit ihren Eigenschaften und Aufgaben, es gibt eine Ruhe und Harmonie in ihnen selbst.

Wenn das Feuer in Ifá die Überhand gewinnt, dann werden die Farben greller. Für einen Menschen in dieser Situation genügt es nicht mehr, sich frei zu fühlen, er muss es auch beweisen. Dieser Drang kann dann unter Umständen dazu führen, dass die Beziehung des Menschen sowohl zu seinem Leben als auch zu seinen Mitmenschen gestört wird.

Fehlt es dem Menschen jedoch an Feuer, dann kommt es zu einer Unstimmigkeit zwischen dem, was er fühlt und empfindet, und dem, was er zum Ausdruck bringt, wobei der Zustand seiner eigenen emotionalen und relationalen Sicherheit viele Defizite aufweisen wird.

Ifá und Erde

Das Element Erde hat eine sehr spezielle Funktion in Ifá. Durch seine Aufgabe, die Bewusstheit über die Realität in unser Leben zu bringen, trägt es dazu bei, dass unser Wunsch nach Ausdehnung, Kreativität und Freiheit nicht den Rahmen dessen sprengt, was uns möglich ist. Wenn Ifá durch einen Überschuss an Erde im Ungleichgewicht ist, dann entwickelt der Mensch Ängste, weil seine Wahrnehmung des Lebens dadurch gestört wird und alles, was zuvor stimmig schien, ihm auf einmal lächerlich vorkommt. Alles scheint ihm dann unmöglich. Ein Mensch in dieser Situation kann sich selbst keine Möglichkeiten mehr geben, so klein diese auch sein mögen, weil er sich in seiner Expansion einschränkt und in der Freiheit, er selbst zu sein.

Er bringt Argumente vor, die die Realität kritisieren, nur damit er keine Veränderung zulassen muss. Der Mensch verspürt den Wunsch zu leben, doch es scheint ihm zugleich unmöglich. Wenn wir auf den Vergleich mit den Farben zurückkommen, dann ist es so, als ob er alle Pigmente, aus denen sich die Farben zusammensetzen, und auch die Rückstände, die sich unter sie mischen, sehen könnte, allerdings in einer extrem vergrößerten Form.

Wenn es an Erde in Ifá fehlt, dann gerät der Mensch ins Ungleichgewicht, weil er sich der Konsequenzen seiner eigenen Einstellungen und Entscheidungen nicht bewusst ist.

Bleiben wir bei den Farben. Stellen wir uns ein buntes Aquarellbild vor, das nach seiner Fertigstellung mit mehreren Pinselstrichen aus Wasser übermalt wird.

Es ist normal, dass die Farben dadurch heller werden und auch dass sie ineinanderfließen. Dadurch verändert sich die Aussagekraft des Bildes und mit den verdünnten Farben wirkt das Bild insgesamt weicher. Das Gleiche geschieht, wenn der Mensch Ifá mit seinen Emotionen umhüllt: Der Ausdruck seiner Ausdehnung, Kreativität und Freiheit werden sanfter; der Mensch hat kein Bedürfnis danach, sich aufzudrängen.

Ifá und Luft

Wenn sich Ifá in seiner natürlichen Quelle verankert, kommt es zu einem außergewöhnlichen Phänomen. Alles ist dann im richtigen Ausmaß vorhanden.

Die Lebenszufriedenheit ist bereits in der Einfachheit des Lebens vorhanden, darin, dass ist, was ist, ohne dass jemand deshalb in die Bequemlichkeit der Konformität abgleitet. Die Farben wiederum verlieren, auch wenn sie sich vermischen, nichts von der Echtheit ihres ursprünglichen Farbtons. Menschen, auf die das zutrifft, erlauben es sich, Veränderungen in Bewegung zu setzen, doch sie verlieren nie ihre Bewusstheit und gehen im Leben auf leichte und dynamische Weise ans Werk.

Übung zu Ifá

Es wird getanzt. Alle erhalten bunte Tücher, die sie in einem freien Tanz verwenden können. Die verwendete Musik ist vielseitig, so dass sich alle frei fühlen können, zu ihren Bewegungen zu finden und diese zu vertiefen. Die bewegten Tücher repräsentieren die Schönheit des Lebens. Wenn die Zeit zu Ende ist, werfen alle ihre Tücher in die Luft. Diese Geste steht für die Freiheit und die Schönheit, die der Himmel auf unsere Leben herabwirft.

OXALÁ

Spirituelles Licht/Synthese

Oxalá gibt uns die Möglichkeit all das zu betrachten, anzunehmen, zu adaptieren, aber auch zu transzendieren und zu integrieren, was wir bereits wissen und kennen.

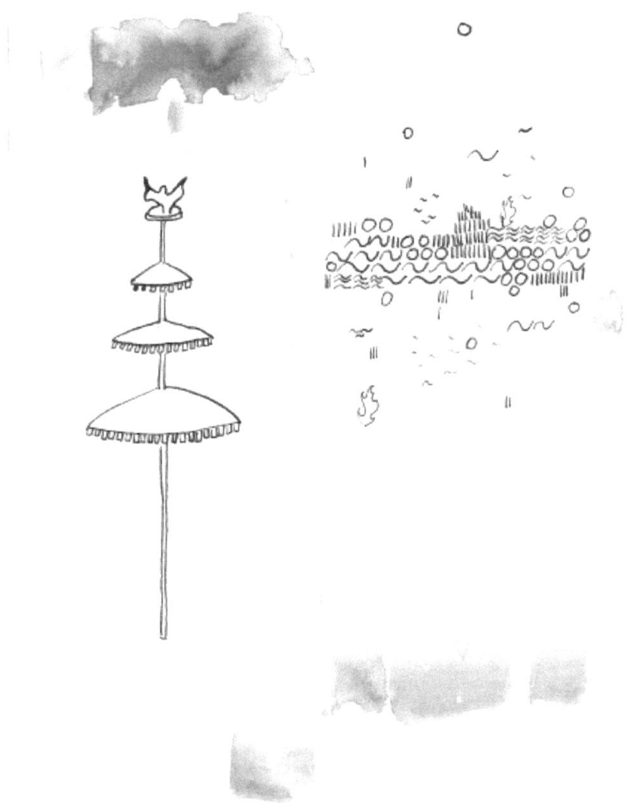

»Im schon Gesagtem zu verharren, ohne es zu reflektieren, bedeutet, in der Bequemlichkeit und den Begrenzungen von anderen zu leben.«

»Sich anzupassen, um die Unbequemlichkeit von Differenzen nicht zu spüren, bedeutet, der Eintönigkeit nicht zu entkommen.«

»Wer andere aus der Angst heraus, nicht angenommen zu werden, annimmt, verliert seine Authentizität.«

»Wer transzendiert, dabei aber nicht über sich hinaus geht, bleibt ewig auf dem halben Weg.«

»Sich zu verbinden, ohne sein Bewusstsein zu erweitern, bedeutet, die Möglichkeiten seines Wachstums zu verringern.«

Es gibt zwei Arten, wie man den Begriff der Synthese verstehen kann. Die eine Synthese bedeutet eine Anhäufung von Daten und Informationen, die aus unterschiedlichen Quellen stammen können. Die andere, die spirituelle Synthese, ist die Verbindung aller Elementarkräfte im Rad des Lebens, des Xirê.

Oxalá ist die letzte Elementarkraft des Elements Luft. Folglich ist das spirituelle Licht dieses Elements auch die Synthese aller in ihr bereits enthaltenen Elementarkräfte. Wir können also sagen, dass sich Oxalá aus all den unterschiedlichen Eigenschaften, die die anderen 15 Elementarkräfte besitzen, zusammensetzt, und auch von all ihren spirituellen Eigenschaften genährt wird. Ein Mensch mit diesem Orixá als seine spirituelle Essenz tut sich leicht, die Unterschiedlichkeiten anderer Menschen zu akzeptieren. Sie nähren ihn sowohl auf psychologischer als auch auf spiritueller Ebene.

Die psychologischen Unterschiede und ihre spirituellen Entsprechungen bilden unsere Struktur, unsere Basis, das Grundgerüst unseres Seins. Wenn ein Mensch die psychologischen Unterschiedlichkeiten eines anderen akzeptiert, dann akzeptiert er auf eine gewisse Weise auch seine spirituellen Unterschiedlichkeiten, da sie ja schon intrinsisch ineinander enthalten sind. Aber es kann vorkommen, dass ein Mensch diese verschieden gelagerten Unterschiedlichkeiten nicht alle zur gleichen Zeit akzeptieren kann. Er kann sie auf der psychologischen Ebene akzeptieren, aber auf der spirituellen nicht, oder auch umgekehrt.

Wir dürfen nicht vergessen, dass das Leben an und für sich aus spirituellem Licht besteht und ein ständiges und sich weiter entwickelndes Lernen darstellt.

So viel haben wir schon gelernt, ob wir wollten oder nicht, doch was geschieht mit dem Gelernten? Wann immer wir etwas lernen, sei es gut oder schlecht, gibt es dazu auch immer eine Entsprechung auf energetischer und spiritueller Ebene, die mit diesem Lernen zusammenhängt.

Ein Teil des Gelernten prägt sich in unsere Psychologie ein und der subtile oder spirituelle Aspekt des Gelernten installiert sich im Integrierten System unseres primären Unbewussten in Form von spiritueller Prägung und Erinnerung.

Wirkung der Elemente in Oxalá

Oxalá und Feuer

Wenn der Mensch zu viel Feuer im Kraftfeld von Oxalá aufweist, dann bemüht er sich, die Anerkennung von anderen mit aller Kraft einzufordern, er will sie fast dazu verpflichten. Sein Verhalten wirkt dann sehr belastend, weil es ihm die ganze Zeit nur um das Eine geht. Er kann das Feuer, das ihn zu diesem Verhalten treibt, nicht mehr kontrollieren. Ein Mensch in dieser Situation kann anderen keinen Raum geben, so dass er ihnen auch zeigen könnte, dass auch sie ihrerseits von ihm anerkannt und akzeptiert werden. Um ihm zu helfen, ist es wichtig, ihn dazu zu bringen, zu sich selbst zurückzufinden. Sich wieder mit den eigenen Werten zu verbinden ist der erste Schritt dazu, um eine neue Beziehung zu seinen Prinzipien aufzunehmen und in Folge die Beziehung zu anderen Menschen verbessern zu können. Unser Ziel ist dabei, den Raum zu verkleinern, den der Mensch selbst anderen gegeben hat, um ihn zu vereinnahmen.

Die Synthese, die der Mensch herstellt, befindet sich sowohl auf der psychologischen als auch auf der spirituellen Ebene außerhalb der Realität, denn es handelt sich hier um eine übertriebene Verkleinerung dessen, was verbunden wird; die Potenz handelt ohne Bewusstheit.

Fehlt hingegen das Element Feuer in diesem Feld, so tendiert der Mensch dazu, die Freude an der Anerkennung durch andere zu verlieren, weil seine Bewusstheit diese als oberflächlich einschätzt. Die Präsenz der anderen in seinem Leben lässt ihn gleichgültig. Es handelt sich hier nicht um Verachtung, sondern tatsächlich um Gleichgültigkeit.

Oxalá und Erde

Die Erde in Oxalá birgt eine große Bewusstheit für die Realität. Besteht hier ein Übermaß, dann tendiert der Mensch dazu, andere einem psychologischen »Screening« zu unterziehen, bevor er sie akzeptieren und annehmen kann. Das bedeutet, dass er andere aufgrund von gewissen Einschränkungen nicht auf natürliche Weise und unbefangen akzeptieren und annehmen kann.

Häufig geht diesem Überschuss an Erde ein Auslöser voraus, z. B. dass der Mensch seinerseits schon einmal von anderen gering geschätzt und enttäuscht wurde. Die alte Geschichte von: »Ich dachte jemand wäre so und so, wie habe ich mich nur in ihm getäuscht!« Ist dies der Fall, wird in der Therapie das Zuviel an Erde reduziert, indem wir die Bewusstheit des Menschen wiederherstellen, dass alle Menschen ohne jede Einschränkung gleich viel wert und würdig sind.

Fehlt es dem Menschen hingegen an Erde, so kann er die Wertschätzung durch andere nicht schätzen und sich nicht an ihr freuen, weil es in ihm selbst keinen Raum dafür gibt, sie in sein Leben zu integrieren. Dann ist es für ihn notwendig, seine Freude an seinem eigenen Raum wiederzuerlangen, damit er zuerst sich selbst integrieren kann, denn ohne diesen Schritt wird er nicht dazu fähig sein, andere anzunehmen und zu akzeptieren.

Oxalá und Wasser

Wenn der Mensch im Element Wasser in Oxalá im Gleichgewicht ist, dann bedeutet das, dass er andere vollständig akzeptieren und annehmen kann. Die eigenen Emotionen sowie die Emotionen, die mit der Akzeptanz und der Annahme von anderen einhergehen, werden auf natürliche Weise und vollständig verarbeitet.

Wenn wir an die Farben zurückdenken, dann heißt das: Wenn wir zu viel Wasser haben, dann kommt es zu einer gewissen Oberflächlichkeit bei unserer Akzeptanz anderer. Wir akzeptieren sie zwar, aber zugleich gibt es auch einen Hauch vom Gegenteil. Es ist dann so, als ob die Farben durch ein Zuviel von Wasser verblassen würden.

Fehlt jedoch das Wasser, dann tendiert der Mensch zu einer Art mechanischer Akzeptanz, praktisch ohne emotionale Beteiligung, so als ob er gezwungen wäre, jemanden zu akzeptieren. Jemandem in dieser Situation zu helfen, soll dem Betroffenen zeigen, wie wichtig es für ihn ist, Schritt für Schritt wieder zu erlernen, jemanden anzunehmen und zu akzeptieren, damit er Unterschiede nicht nur aus einer Verpflichtung heraus erträgt, sondern Menschen tatsächlich annehmen und akzeptieren kann, so wie sie sind.

Wenn wir uns hier im Gleichgewicht befinden, dann fühlt es sich so an, als ob wir zu Hause angelangt wären. Alles ist möglich, alles ist einladend.

Die Synthese wird zum Zentrum des Verständnisses, der Akzeptanz und der Annahme des Anderen. Vom Zusammenspiel der Farben auf der Leinwand bis hin zu den Farben der Natur: Alle Farben sind real, in ihren verschiedenen Qualitäten und Zusammensetzungen, das Blau der Meere, das unterschiedliche Grün der Wälder.

Wenn es durch einen Überschuss in ein Ungleichgewicht kommt, dann entsteht die Tendenz im Menschen, andere zu akzeptieren, ohne es überhaupt zu bemerken, d. h. ohne eine Bewusstheit darüber zu entwickeln – wie ein Wind, der über eine Düne weht und der sich nicht daran erinnern kann, wie die Landschaft aussah, bevor er sie verändert hat. Einen Menschen mit dieser Dynamik zu unterstützen, bedeutet, ihn in die Realität zu bringen, bevor er zu träumen beginnt, also den Anteil des Luftelements mit Hilfe des Erdelements zu reduzieren, damit es dem Menschen möglich wird, seine Akzeptanz des anderen bewusst wahrzunehmen.

Wenn zu wenig Luft in Oxalá vorhanden ist, dann besteht die Gefahr, dass der Mensch andere nur in seiner Phantasie akzeptiert, aber nicht so, wie es sein sollte. Er akzeptiert dann den anderen fragmentarisch, d. h. es kommt zu keiner wirklichen Synthese, weil er ihn nicht in seiner Ganzheit sehen kann, sondern eben nur zum Teil. Er sieht etwa seinen Humor, seine unterhaltsamen Eigenschaften oder nur das, was für ihn selbst von Interesse ist.

Die Qualität seines Akzeptierens und Annehmens hängt mit dem Bedürfnis zusammen, von dem, was ihm selbst fehlt, abzulenken, d. h. die Anteile, die ihm abgehen, sucht er im anderen.

Das ist aber keine Synthese in Oxalá, sondern ein Vortäuschen von Akzeptanz und Annahme, auf dem Boden einer schwierigen und unerträglichen Realität.

Einem Menschen in dieser Situation zu helfen, bedeutet, ihm das Gefühl zu geben, angenommen und akzeptiert zu werden und in sich selbst die Quelle erwecken zu können, die ihm hilft, seine Mängel auszugleichen und auf diese Art und Weise aus dem Teufelskreis des »so als ob« und der fragmentarischen Synthese herauszukommen und ihm so eine neue Bewegung hin zu einem bewussten Leben zu ermöglichen.

Übung zu Oxalá

Für diese Übung brauchen wir viele bunte Luftballons, am besten dreimal so viele wie TeilnehmerInnen in der Gruppe. Zunächst liegen alle Ballons am Boden.

Das Ziel der Übung ist, den Teilnehmenden zu ermöglichen, einen alten Zyklus in ihrem Leben zu beenden und einen neuen zu beginnen. Begleitet wird die Übung von fröhlicher Musik. Sobald die Musik beginnt und während sie andauert, werfen alle so viele Ballons in die Luft, wie sie nur können. Endet die Musik, werden die Ballons zum Platzen gebracht. Die Absicht ist, etwas zu befreien, das eingesperrt war oder einen Raum zu eröffnen, um etwas Neuem Platz zu machen.

Teil III

Die Herangehensweisen von IPSI in Theorie und Praxis

VORBEREITUNG

Die mediale Bewusstheit

Durch die mediale Bewusstheit werden uns Intuitionen, Vorahnungen und viele andere subtile Phänomene, die ihr innewohnen, offenbart. Mit ihrer Hilfe wird uns auch die Inkorporation von Geistwesen, sogenannten Entitäten, ermöglicht. Als Teil des »integrierten Systems des primären Unbewussten« ist sie für die spirituelle Wahrnehmungsübertragung verantwortlich, sie gibt uns die nötige Sensibilität, uns selbst und andere wahrzunehmen.

Zum einfacheren Verständnis können wir die Bewusstheit in zwei Bereiche teilen: die rationale Bewusstheit (RB), die mit der physischen Präsenz der Wahrnehmung zusammenhängt, und die mediale Bewusstheit (MB), die mit der abstrakten Wahrnehmungsebene zusammenhängt. Diese mediale Bewusstheit (MB) wohnt jedem Lebewesen inne. Wie ausgeprägt sie ist, hängt mit der natürlichen Reife der spirituellen Entwicklung des Einzelnen ab. Wenn wir einen medialen oder spirituellen Entwicklungsweg einschlagen, dann wird diese Bewusstheit in uns lebendiger und es formt sich ein medialer Kanal.

Damit wir uns auf subtilen Wahrnehmungsebenen bewegen können, ist es nötig, dass wir mit Hilfe unserer medialen Bewusstheit sehen lernen. Dann können wir mediale und spirituelle Dissonanzen ausgleichen. Es macht einen Unterschied, ob wir einen Menschen sehen oder ob wir ihn wahrnehmen.

Wenn wir jemanden oder eine Situation sehen, dann zeigt uns unsere rationale bzw. psychologische Bewusstheit die vielen unterschiedlichen Aspekte dieser Person oder dieser Situation, die durch diverse Projektionen gefärbt sein können oder auch nicht. Diese Projektionen reichen von der Freude über ein einfaches, zufälliges Gespräch bis hin zum Balsam auf unsere Seele, der uns über einen Verlust hinwegtröstet.

Einen Menschen spirituell wahrzunehmen, geschieht auf einer anderen Ebene.

Spirituelle Reinigung von Mensch und Raum (für AnwenderInnen)

Immer wenn wir Energie ausgleichen, also in ein Gleichgewicht bringen, ersetzen wir das Unausgeglichene mit dem Ausgeglichenen. Was geschieht aber mit den unausgeglichenen Energien, nachdem sie abgezogen wurden?

Negative Energien, die nicht an ein elektromagnetisches Feld gebunden sind, bleiben nicht lange für sich allein in Raum, sondern suchen sich immer einen Ort, wo sie sich erneut niederlassen können. Verletzliche Menschen, Möbel, Gegenstände, Mauern, all das sind gute und anziehende Orte, wo sie sich gerne einfinden.

Wenn wir als AnwenderInnen mit Menschen und Energie arbeiten, dann ist es sehr wichtig, dass wir uns, bevor wir mit der Arbeit beginnen, für einen Moment in Ruhe konzentrieren. Das machen wir, indem wir uns selbst spüren, uns unserer physischen, emotionalen und energetischen Präsenz vergewissern, uns der eigenen Lebensgeschichte gewahr sind, sehen, dass wir lebendiges spirituelles Licht sind, das dazu da ist, Energie anzuziehen und zu übertragen, sie ins Gleichgewicht zu bringen und zu harmonisieren und uns als lebendige Antenne für das subtile Universum aller Energien zur Verfügung zu stellen. Nach einer solchen kurzen Meditation werden wir uns stärker fühlen und für den energetischen Müll und das, was von den negativen Energien, die unser elektromagnetisches Feld umkreisen, übrigbleibt, weniger anfällig sein.

Es gibt viele Arten, einen Menschen oder einen Ort von solchen Energien zu befreien. Dazu ist es notwendig, die Art der Abladung zu erkennen, um die es sich handelt, so dass wir das passende Material oder Ritual dafür auswählen können.

Hier ein Beispiel für die **energetische Reinigung** des Umfelds: räuchern, eine Handvoll grobes Salz in ein Wasserglas geben und über Nacht stehen lassen. Am nächsten Tag schüttet man das Salzwasser in ein fließendes Gewässer und stellt gelbe Blumen in den Raum.

Und nun zur **spirituellen Reinigung** des Umfelds: Diese Reinigung variiert, je nach der spirituellen Verbindung, der Tradition, die wir praktizieren oder der wir angehören. Manche benutzen Kerzen, Räucherwerk, unterschiedliche Rituale, Wasser, Kräuter, geweihte Gegenstände und Lieder als spirituelle Repräsentationen für die Dinge, denen sie nah sein wollen.

Wenn du Kerzen als spirituelle Repräsentation benutzt, dann bring die Wasser eines Wasserfalls, des Meeres, der Berge und der Seen in dein Arbeitsumfeld und zu dir selbst, um dein Umfeld zu reinigen[15]. Es ist wirklich möglich, das Licht der Ritualplätze und der Elemente zu uns und in unser Arbeitsumfeld zu bringen. Wichtig dabei ist, dass man eine klare Absicht verfolgt und die Überzeugung, dass es möglich ist.

Exkurs

Das spirituelle Gleichgewicht eines Wohn- bzw. Arbeitsraums

Wenn wir an die spirituelle Harmonisierung eines Raums denken, dann müssen wir zwei Aspekte berücksichtigen.

---

15 Die verschiedenen Farben der Kerzen repräsentieren dann das spirituelle Licht dieser Wasser.

Zuerst soll der Raum auf der physischen Ebene gut organisiert sein. Wir wissen, dass physische Unordnung eine primäre und energetische Äquivalenz hat, d. h. sie wirkt als Spiegelbild.

Wenn wir in die primäre Energie eines Raumes oder eines Menschen eingreifen, sei es durch die Verwendung von geweihten Objekten oder durch Rituale, dann verändert sich dessen Energie und wird von einer **primären** zu einer **integrativen** Energie. Das ist der erste Aspekt. Und zweitens müssen wir dabei die ganz klare Intention haben, etwas auf spiritueller Ebene ins Gleichgewicht bringen zu wollen. Bevor wir also damit beginnen, etwas auszugleichen, ist es notwendig, den betreffenden Raum abzuschreiten, um ein klares Bild der Raumaufteilung und der Quadranten zu haben, die mit den vier Elementen Feuer, Erde, Wasser und Luft in Beziehung stehen.

Ein Eingang steht immer mit dem Element Feuer in Zusammenhang. Das Objekt, das hier platziert wird, repräsentiert den Wächter, den Schützenden, der für das *Screening* beim Eintreten zuständig ist. Das kann z. B. eine Dekoration aus Eisen oder aus Stein sein. Dieses Objekt sollte eine feste Konsistenz haben, falls wir dennoch Blumen verwenden wollen, so sollen diese rot sein.

Links von dort, wo man den Raum betritt, entweder gleich vor dem Eingang oder danach, platzieren wir ein Objekt, das für das Element Erde steht und das in seiner Funktion die Fülle anziehen soll. Das kann z. B. ein großer Tontopf sein, der mit Früchten und Samen verziert ist.

Auf die gegenüberliegende Seite des Feuerelements geben wir ein Objekt, das für das Element Wasser steht und als solches auch für die Erneuerung der Wasser sorgt. Das können z. B. Blumen sein oder ein mit Perlen verzierter Gegenstand oder ein Brunnen.

Gegenüber dem Erdelement stellen wir ein Objekt, das für das Element Luft steht. Seine intrinsische Intention sind Ausdehnung und Kreativität. Das könnte ein Mobile sein, Federn und Kristalle. In Geschäftsräumlichkeiten kann es interessant sein, wenn das Luftelement in dem Raum seinen Platz findet, wo Verhandlungen und Verkäufe stattfinden.

Von Zeit zu Zeit ist es wichtig, die Intention und die Objekte zu bestätigen, um sie in ihrer Kraft zu erneuern, was aber nicht heißen soll, dass man sie unbedingt auch austauschen muss. Man kann das auf folgende Weise tun:

Objekt für das Element Feuer: Wenn es aus Metall ist, dann kann man es auf die Erde stellen oder Wasser darüber laufen lassen. Wenn man das Objekt mit Erde reinigt, dann bedeutet das, dass sich alles Negative, was dieses Objekt aufgenommen hat, in Positives verwandelt.
Objekt für das Element Erde: Wenn es sich dabei um Samen handelt, dann tauschen wir sie gegen neue oder andere aus. Die alten kann man als Nahrung für die Tiere in die Erde geben. Ein typisches Beispiel wäre eine Schale voller Früchte, eine Vase voller Blumen, ein schönes Bild, eine Pflanze. Sind es Früchte, dann bieten wir sie den Gästen unseres Hauses an, als Weg, unseren Überfluss auch mit anderen zu teilen, in dem Wunsch, dass er sich vermehren möge.
Objekt für das Element Wasser: Wenn wir Blumen verwenden, dann tauschen wir sie immer nach Notwendigkeit aus. Eine Dekoration mit Perlen kann man in die Sonne legen, also in das Element Feuer, damit sich ihre Polarität ausgleicht. Das Wasser ist eine Repräsentation der **Emotionalen Harmonie**. Als solche sollte dieses Objekt keine scharfen Kanten haben, sanfte Farben und eher runde als symmetrische Formen.
Objekt für das Element Luft: Wenn wir einen Kristall verwenden, dann waschen wir ihn mit Salz und Wasser, spülen ihn unter fließendem Wasser ab und lassen ihn in der Sonne trocknen. **Expansion und Kreativität** werden durch ein Objekt repräsentiert, das keine Bänder haben, aber zugleich eine gewisse Leich-

tigkeit ausstrahlen soll. Es sollte immer auf der rechten Seite des Hauses oder des Raums seinen Platz finden.

Indem wir solche Objekte an strategisch und spezifischen Orten unserer Umgebung platzieren, erreichen wir eine Erhöhung der spirituellen Dimension des Raums.

Dabei ist wichtig, dass wir uns erinnern, dass sich die spirituelle Harmonisierung nur dann einstellen kann, wenn sich der Ort auch auf seiner physischen und energetischen Ebene in einem ausgeglichenen Zustand befindet.

I. Methoden

1. Spirituelle Rituale

Wir verwenden spirituelle Rituale, um das zu stärken, was bereits vorhanden und gut ist; eine guter Beruf, eine gute Gesundheit, eine gute Beziehung. Einen guten Beruf zu stärken, kann z. B. bedeuten, einen Menschen so zu stärken, dass er Bewusstheit über seinen guten Beruf erlangen kann. Wenn das verkehrt herum geschieht, so dass der Beruf, aber nicht der Mensch gestärkt wird, dann kann es zu einer Störung oder Schwächung der Beziehung des Menschen mit seinem Beruf kommen. Die Auswirkungen eines Rituals entsprechen der Polarität der Elemente und der Elementarkräfte, die in diesem Prozess involviert sind.

Wenn wir ein Ritual irrtümlicherweise auf dem Element Feuer aufbauen, dann wird der Mensch, um den es geht, unmotiviert und verliert das Interesse an seiner Arbeit; machen wir im Element Erde einen Irrtum, dann wird er extrem kritisch und intolerant, so als ob seine intolerante und kritische Einstellung anderen Menschen seine Kompetenz beweisen könnte; irren wir im Element Wasser, dann verkomplizieren wir die innere Einstellung des Menschen zu seiner Gruppe und zu sich selbst, weil er dann die Nähe von anderen als emotionalen Übergriff wahrnehmen wird; ein Fehler im Element Luft hingegen führt dazu, dass die Arbeit ausufert und mit den beruflichen Erfolgserwartungen des Menschen nicht mehr in Einklang zu bringen ist.

Rituale machen wir auch, um negative Energien und Schwingungen, die wir unwissentlich in unser elektromagnetisches Feld gezogen haben oder die dort entstanden sind, loszuwerden bzw. auch, um andere Menschen von solch energetischem Müll zu befreien. Das können z. B. Überreste von verworrenen Gefühlen sein, die sich im energetischen Feld festgesetzt haben, etwa Traurigkeit.

So ein Gefühl beschränkt sich nicht nur darauf, seinen emotionalen Ausdruck zu finden, sondern es beeinträchtigt auch andere Bereiche, die dann unter den Interferenzen der entstandenen Traurigkeitskristallisation leiden. Dann kann es z. B. dazu kommen, dass die energetischen und vibratorischen Felder des Menschen untereinander inkompatibel werden, sich seine Wahrnehmung verzerrt und er in seinem Verhalten zu Kompensationshandlungen greift.

Es hängt von der Fragilität eines Menschen ab, aber auch von der Intensität der Kristallisation, also der Ausbildung der Traurigkeit, ob sie sich auch körperlich, als Somatisierung, also als Krankheit, zum Ausdruck bringt. Was auf einer subtilen Ebene des Menschen kristallisiert, kann in Folge auch eine dichtere Ebene erreichen.

Bevor es aber dazu kommen muss, ist es möglich, sich mit Hilfe von Ritualen von schädlichen Energien und Vibrationen zu befreien, wir nennen das eine Abladung herbeiführen.

Wir kennen Rituale, um etwas, das sich gerade heranbildet zu »brechen«, das sind z. B. Rituale, die den Entwicklungskreislauf einer Krankheit unterbrechen, so dass die Gesundheit wieder überhandnehmen kann. Wenn man krank ist, dann bedeutet das, dass der Organisationsprozess einer Krankheit gut gelungen ist. Rituale können das, was im Entstehen ist, auflösen (Symptome) und/oder das erschüttern, was bereits entstanden ist (die Krankheit). Hier greifen wir auch auf Rituale zurück, die mit dem Orixá Tempo in Zusammenhang stehen, um den Menschen vor der Krankheit wiederherzustellen.

Die Ritualistik, d. h. alle benutzten Materialien, Vorgehensweisen und das, was man dabei beachten muss, müssen strikt befolgt werden, das ist ein sehr wichtiger Faktor, denn er ist ausschlaggebend dafür, ob das verwendete Material und der Vermittler des Rituals in der Lage sein werden, die erforderliche spirituelle Ebene und Dimension zu erreichen.

Die verwendeten Materialen, der Ort, der Mensch oder die Menschen im Ritual müssen alle aufeinander eingestimmt und klar ausgerichtet sein. Es gibt viele Fragen dazu, wie man die Materialien für die unterschiedlichen Ritualen auswählt. Wir wählen die Materialien immer in Übereinstimmung damit aus, welche Repräsentationskraft sie besitzen.

Wenn wir z. B. einen Flussstein für ein Ritual auswählen, dann laden wir das spirituelle Licht von Xangô (Feuer) ein, das durch den Stein repräsentiert wird, und die Fülle und den Reichtum von Oxum (Süßwasser), die durch das Wasser des Flusses repräsentiert werden. Die Kombination des Steins und des Wassers wird uns eine ganz bestimmte Qualität von Xangô und von Oxum ergeben.

Benutzen wir hingegen einen Stein, der aus einem Wald kommt, dann wird die Qualität von Xangô eine andere sein. Die Kombination, für die wir uns entscheiden, muss mit dem Ziel des Rituals übereinstimmen, das müssen wir kennen. Im angeführten Beispiel haben wir es nun mit zwei konkreten Objekten zu tun, mit einem Stein und Wasser, die wir mit unserem rationalen Bewusstsein ausgewählt haben.

Die Transformation, also die Verwandlung, dieser zwei Objekte zu spirituellen Repräsentationen für das Ritual, hängt von der herangezogenen Ritualistik und von der Bewusstheit des Menschen ab, der das Ritual leitet.

Wie wir bereits wissen, führt das Ritual zu notwendigen Anpassungen im primären Unbewussten des Menschen, indem es auf seine Formbarkeit einen verstärkenden oder abschwächenden Einfluss nimmt und somit einen Zustand des Gleichgewichts wiederherstellt. Mithilfe der rituellen Handlungen erreichen wir den Menschen über sein Eledá. Das setzt voraus, dass wir uns des genauen Zwecks des Rituals bewusst sind, die Ritualistik kennen und angesichts der spezifischen Probleme oder Herausforderungen des Menschen, um den es geht, klar erkennen, welche Veränderungen herbeigeführt werden sollen.

Dabei gibt es unterschiedliche Wege zum Ziel, doch dieses Ziel ist immer, das primäre Unbewusste zu erreichen und dadurch genau die Anpassungen auszulösen, die den Bedürfnissen des Menschen entsprechen.

In der afro-brasilianischen Tradition, genauer gesagt der Tradition von Guaracy, ist es das Rad des Xirê, das die Reihenfolge bestimmt, in der die Orixás angerufen und während der kultischen Handlungen gewürdigt werden. Grundlage dafür ist die Annahme, dass sich alles aus einer Kombination der vier Grundelemente Feuer, Erde, Wasser und Luft und ihrer sechzehn Qualitäten oder Elementarkräften zusammensetzt. Wenn wir die Elemente mit Hilfe eines Quadranten darstellen, dann nehmen sie in der Geometrie des Quadranten einen spezifischen Platz ein.

Ein Ritual benutzt bestimmte Kombinationen von Kräften oder Energien der Elemente und deren vibratorischen und spirituellen Eigenschaften, um den Übergang von der physischen Ebene auf die Ebene des Lichts herbeizuführen. Das betrifft Objekte, Symbole und Repräsentationen.

Bei der Verwendung eines Objekts in einem Ritual ist es notwendig, die spirituelle Bedeutung (oder Repräsentation), die dieses Objekt innerhalb der Ausrichtung (der Intention) des Rituals einnehmen wird, in ihm zu »erwecken«. Die spirituelle Dimension oder das spirituelle Licht des Objekts wird dann zum Medium der Kommunikation zwischen der physischen, der psychischen und der spirituellen Ebene.

Weiße Blumen können z. B. in einem Ritual lediglich als Dekoration dienen, sie können aber auch eine Repräsentation des spirituellen Lichts der Bewusstheit in seinen unterschiedlichen Dimensionen sein. Die Funktion der Blumen hängt von der Intention des Rituals ab. Es gibt viele unterschiedliche Arten von Ritualen, wie z. B. Weihen, tiefe spirituelle Reinigungen, Verankerungen von Dingen, energetische Bäder, Rituale in der Natur und viele andere mehr.

Um die subtile Lichtebene eines Materials oder eines Gegenstands nutzen zu können, ist es notwendig, dass man eine Weihe durchführt, also ein Ritual, das dieses Etwas in etwas Heiliges umwandelt, indem man sein spirituelles Licht erweckt. Dieses Ritual legt dann fest, dass die geweihten Gegenstände einen bestimmten Zweck und eine bestimmte Schwingungsebene entsprechend der Intention des Rituals haben.

Das geweihte Material wird dann zum Bindeglied zwischen der physischen und der spirituellen Welt. Das Heilige wird erst dann heilig, wenn der Mensch damit innerlich in Resonanz geht. Die Dimension des Heiligen wird dieser Resonanz entsprechen und die Resonanz ihrerseits hängt wiederum von einigen anderen Faktoren ab, wie z. B. der Bereitschaft des Menschen, neue Werte in seine vertikale oder spirituelle Bewusstheit zu integrieren, und sich von der tiefen Überzeugung leiten zu lassen, dass es eine Antwort gibt, bevor man noch eine verbale Frage formuliert hat.

Bereit zu sein, wahrzunehmen, was noch nicht gesagt wurde, das bedeutet, sich von der »ewigen Zeit« tragen und führen zu lassen. Die »ewige Zeit« ist zeitlos, unendlich, grenzenlos.

Sie ist der Ausdruck der Universalität einer unendlichen Bewegung auf der Suche nach ihrem Ursprung. Im Konzept der »ewigen Zeit« ist die Vergangenheit der Zukunft voraus und die Gegenwart ist eine Darstellung, eine Repräsentation der Vergangenheit. Wir können das leichter verstehen, wenn wir eine Korrelation mit dem »integrierten System des primären Unbewussten«, dem spirituellen Unbewussten, herstellen.

Unsere angehäuften Erinnerungen und Prägungen gehören der Vergangenheit an, weil sie der Existenz des Menschen vorausgehen. Da diese Erinnerungen und Prägungen Informationen sind, welche die Zukunft formen und gestalten, weil sie für die Entfaltung des menschlichen Lebens ausschlaggebend sind, ist es die Vergangenheit, die sich zur Zukunft wandelt. Die Gegenwart jedoch ist das Resultat eines kontinuierlichen Entwicklungsprozesses des einzelnen Menschen, d. h. sie baut auf Fragmenten aus der Vergangenheit auf.

Neben der »ewigen Zeit« haben wir im Prozess einer Weihe auch die Partielle Zeit. In Bezug auf das Sakrale gibt es nämlich zwei Aspekte, die wir verstehen müssen.

Der erste Aspekt betrifft die spirituelle Zeit (Tempo) dessen, der die Weihe ausführt. Das ist jene Zeit (Tempo), die benötigt wird, dass ein Verständnis über die Beziehung der spirituellen Bewusstheit zum Objekt heranreift, das geweiht werden soll. Dieser Reifungsprozess beinhaltet auch die Zeit (Tempo), die für den Übergang des Objekts von der horizontalen auf die vertikale oder spirituelle Ebene nötig ist, um sich in etwas Heiliges zu wandeln.

Der zweite Aspekt der partiellen Zeit zeigt die Lebenszeit (Tempo) von etwas Heiligem an oder in manchen Situationen die Zeit, in der etwas als heilig gilt, d. h. für wie lange man es als heilig betrachtet.

In diesen Zusammenhängen entsteht die Resonanz, und von ihr hängt es ab, ob das Ritual seinen Zweck erfüllt und ob das Heilige integriert werden kann oder nicht.

Durch die Weihe entfernt sich das Objekt von seiner ursprünglichen konkreten Form, um der im Ritual erweckten spirituellen Essenz zu weichen und zu einem Medium der Kommunikation zwischen der physischen und spirituellen Welt zu werden.

Während der Weihe eines Objekts entsteht auch ein eigenes elektromagnetisches Feld um das Objekt herum. Dieses Feld kann positiv oder negativ aufgeladen sein, es kann anziehen oder abstoßen, aufbauen oder zerstören. Deshalb müssen wir, wenn wir etwas weihen, eine klare Absicht haben, denn das Ergebnis wird von ihr abhängen, in anderen Worten, die Kraft einer Weihe hängt von der Fähigkeit dessen ab, der die Weihe durchführt, Transformation herbeizuführen und eine Absicht zu beherrschen.

Auch damit sich ein Ergebnis im Umgang mit dem Objekt zeigen kann, braucht es eine gewisse Zeit, diese hängt von der Komplexität der Intention ab.

Die Weihe selbst folgt bestimmten Vorgehensweisen, Rhythmen, Liedern, Tänzen, Gebeten und Anrufungen. Dazu bereiten wir auch die Umgebung vor, reinigen sie von negativen Vibrationen, z. B. indem wir Kräuter verbrennen und die Schwingungsebene anheben.

Sobald ein oder mehrere Gegenstände geweiht sind, soll die Verwendung des sie umhüllenden Heiligen mit dem Zweck, zu dem sie geheiligt wurden, übereinstimmen.

Eine Buzio[16] etwa, die als einfaches Schmuckstück diente, wird von nun an und wo immer sie sich auch befindet, diese neue Funktion haben, die über das Rationale hinausgeht, wenn ich sie mit der Intention des »spirituellen Reichtums« weihe. Sie ist dann nicht mehr das Schmuckstück, das sie einmal war, sondern die Repräsentation spiritueller Fülle.

16 Kauri-Muschel.

Rituale werden mit geweihten Materialien durchgeführt und die Menschen, denen die Rituale zugutekommen, können, müssen aber nicht dabei anwesend sein.

Wenn wir bei Ritualen anwesend sind, dann werden wir üblicherweise auch tiefe Reinigungsprozesse durchlaufen und uns energetischen oder spirituellen Waschungen oder Bädern unterziehen, damit sich ein Reinigungsprozess in unserem vibratorischen Feld in Gang setzen kann.

Manchmal finden Rituale in der Natur statt, an rituellen Orten, wie z. B. am Ufer des Meeres, im Wald, auf einem Feld, in einem Garten, Steinbrüchen, Flüssen, Wasserfällen, Bergen, Höhlen, Kreuzungen und an vielen anderen Orten in der Natur.

Wenn wir ein Ritual an einem heiligen Ort durchführen, dann ist es notwendig, dass wir auch das Betreten dieses Orts ritualisieren.

Ritualisieren bedeutet in diesem Kontext, dass wir die spirituellen Hüter des Orts nacheinander grüßen und sie um Erlaubnis bitten, uns die spirituelle, energetische und vibratorische Dimension des Orts zunutze machen zu dürfen.

Da das Ziel eines Rituals darin besteht, den Bewusstheitszustand des Menschen in Bezug auf die logische Welt zu verändern, und das, was bereits vorhanden ist, zu stärken oder aber auch aufzulösen (zu zerstören), ist es sehr wichtig, sich darüber im Klaren zu sein, was man mit dieser Veränderung erreichen will. Ist man das nicht, dann läuft man Gefahr, den Menschen, mit dem man arbeitet, in ein Chaos zu führen, das die bereits gegebenen Situation überlagert und ihm zudem unbekannt ist, was folglich seine Situation noch viel schwieriger werden lässt.

Wann immer ein Prozess unterbrochen wird, entsteht auf natürliche Weise ein neuer Prozess. In bestimmten Fällen kann das dazu führen, dass der Mensch an einen Punkt in seiner Vergangenheit geführt wird, die für jemandem, der krank ist, eine Zeit der Gesundheit darstellen kann. Das Ritual ist ein Transportmittel, das uns zum Zauber führt, der dem spirituellen Universum innewohnt. Wenn wir wissen, wie wir es handhaben, dann wird es uns dorthin bringen, wo wir ankommen wollen.

2. Der Heilige Tanz

»Mit der Kunst des Heiligen Tanzes begleitete mich Tina de Souza zurück in mein Inneres. Ihre ruhige und klare Art uns anzuweisen erlaubte mir, mich jenseits von richtig und falsch ganz frei zu bewegen und einfach so zu tanzen, wie es meiner eigenen Natur entspricht.«

Brad Garside, Washington DC

Ich beschreibe den Heiligen Tanz gerne so, dass er seine Basis im Verständnis des »integrierten Systems des primären Unbewussten« hat. Somit setzt er die Elemente Feuer, Erde, Wasser und Luft, ihre Eigenschaften und Funktionsweisen und mindestens drei ihrer Dimensionen (die physische/materielle, die energetische und die spirituelle), zueinander in Bezug. Daraus ergibt sich ein Zusammenspiel, das schon mit den ersten Tanzbewegungen beginnt, und zwar gleichermaßen für den, der zusieht, wie für den, der tanzt.

Wenn wir uns für den Heiligen Tanz vorbereiten, geben wir uns eine Absicht, eine Intention: zu tanzen, um dem Heiligen in uns selbst zu begegnen, dafür, dass auch andere ihrem Heiligen mit Hilfe der Tanzenden begegnen können, dafür, sich oder andere zu heilen, was so viel heißt, wie zu ermöglichen, dass sich das Gleichgewicht in einem selbst oder in den anderen wieder einstellt, für den Frieden, für das Universum oder andere Ziele.

Stellen wir uns jetzt vor, dass wir uns für den Heiligen Tanz bereit machen. Zuallererst müssen wir den Raum, der die Wiege unseres Tanzes sein wird, mit unserem Geist abstecken. In diesem Raum können sich Menschen und Gegenstände befinden, die Teil unseres Tanzes sein werden, oder auch nicht. Wir können sowohl Personen als auch Dinge auf physischer, mentaler oder spiritueller Ebene zum Teil unseres Tanzes werden lassen. Unabhängig davon, wo wir uns in Bezug auf die Himmelsrichtungen befinden, wird der Ausgangspunkt des Tanzes immer als Süden betrachtet.

Vor dem Tanz richten wir unsere innere Konzentration darauf, eine Brücke zwischen der horizontalen Bewusstheit, der physischen Dimension und der vertikalen Bewusstheit, der spirituellen Dimension, herzustellen. Unsere ersten Bewegungen sollen der spirituellen Dimension entspringen. Wenn wir von ihnen sprechen, so sprechen wir vom Element Feuer.

Das Feuer ist Ausdruck der reinen Libido, was nicht heißt, dass unsere Bewegungen unbedingt intensiv oder kraftvoll sein müssen. Wenn wir uns im Feuer befinden, dann befinden wir uns, im guaracyanischen Sinne des Xirê, im Süden. Ihm gegenüber bewegen wir uns im Norden, wo sich die Wasser mit ihren unterschiedlichen Dimensionen befinden: psychologisch (emotional, affektiv und gefühlsbetont), energetisch (Kraft, Revitalisierung und Dynamisierung) und spirituell (spirituelles Licht der vier Wasserqualitäten, d. h. Nanã-Buruquê, Oxum, Yemanjá und Ewá).

Ebenso werden die beiden anderen Elemente Luft und Erde durch unsere Bewegungen und durch den Raum, den wir nutzen, integriert, wenn wir ausgehend vom Ausgangspunkt unseres Tanzes, der immer den Süden darstellt, über die Ost-West-Achse tanzen.

Wir tanzen ganz klar nicht nur mit unserem physischen, sichtbaren und berührbaren Körper. Wenn wir ganz achtsam sind, dann können wir das Zusammenspiel der vielen kleinen Körper, die sich aufeinander abstimmen und in Einklang kommen, im Universum aller Körper sehen.

So zeigt sich das Heilige in unseren Bewegungen, zieht seine Schleifen und Kurven, die, indem sie sich im Raum einfinden, Geschichten erzählen und uns hin zu einer »ewigen Zeit« führen, in der weder Gegenwart noch Vergangenheit noch Zukunft existieren.

Die dabei entstehende Resonanz führt uns ausgehend von der körperlichen Bewegung zu einer spirituellen Ektase, einer Ebene, auf der wir unser primäres Unbewusstes wahrnehmen und berühren können.

Wenn wir auf unsere Leben sehen, so sehen wir nur zu oft eine ewige Routine. Damit meine ich nicht die Routine des alltäglichen Lebens, nein, sondern die Routine des kontinuierlichen Überlebens unseres Körpers. Wenn der Heilige Tanz die Resonanz mit dem Heiligen in jedem von uns herzustellen in der Lage ist, warum öffnen wir dann nicht unsere Seelen im Tanz mit den Blumen, den Flüssen, den Menschen und der Natur in ihrer Ganzheit, auch wenn wir auf keiner Bühne zu sehen sind?

»Wenn unsere Seele tanzt, duftet sie nach dem Parfum aller Mysterien unseres Lebens!«

Jeder Mensch ist von Natur aus ein Tempel, ein Heiligtum. Der Heilige Tanz wird in diesem Tempel geboren und er lebt in ihm. Er ist die Kristallisierung der spirituellen Bewusstheit, indem er unsere Bewegungen auf den verschiedenen Ebenen und Dimensionen in einen Ausgleich bringt (harmonisiert). Er erweckt die Träume unserer Vorstellungskraft zum Leben, wenn wir selbst tanzen, aber auch wenn wir dem Tanz nur zusehen. Unsere Vorstellungskraft wiederum führt uns zum Zauber des ewigen Lebens. Das ist die Freude, in der Ewigkeit unserer eigenen Unendlichkeit zu leben.

Ablauf

Der Heilige Tanz wird am besten durch live gespielte Trommelrhythmen begleitet.

Zuerst bilden die Teilnehmenden Paare. Sie stehen Rücken an Rücken und sind physisch über Brustkorb, Rippen und Becken in Kontakt miteinander im Raum. Der Kontakt ihrer Körper stellt die Verhaftungen und Blockaden der Menschen in der physischen, psychischen oder imaginierten Welt dar. Wenn der Rhythmus (des Feuers) beginnt, beginnen sich alle auf ihre Art zu bewegen. Wir sagen den Paaren, dass sie sich trennen können, wenn der richtige Moment dafür gekommen ist. Mit der Zeit werden die Bewegungen von allen individueller und unkoordinierter. Die Harmonie der Bewegungen wird bei allen zunehmend abnehmen und wir sehen, dass die Zeit gekommen ist, sich zu trennen.

Diese Übung ermöglicht den Menschen, ihre Frustrationen zu bearbeiten, indem sie mit den unterschiedlichen Tempi und Rhythmen der anderen umgehen und dabei ihre eigenen Elemente in Einklang bringen. Manche Menschen lösen sich rascher, während andere noch nicht bereit dafür sind, allein zu sein. Der Ablösung oder der Trennung der Partner wird durch den **Rhythmus des Feuers** ein zusätzlicher Anstoß gegeben.

Dann stellt sich das Vergnügen ein, sich frei zu fühlen, um zu tanzen und den Raum entsprechend der eigenen Freiheit zu nutzen. Dabei kann man beobachten, dass es eine Übereinstimmung zwischen den Bewegungen der Menschen, ihrer Absicht und dem Raum gibt, den sie sich dafür zugestehen und nutzen.

Oft bemerkt ein Mensch nicht einmal, dass der Partner nicht mehr an seinem Rücken haftet und nimmt gar nicht wahr, dass er frei ist. Er verharrt zerstreut in seinen Bewegungen und rührt sich dabei nicht vom Fleck. Dass jemand nicht mehr Raum einnimmt, kann ein Zeichen dafür sein, dass dieser Mensch in bestimmten Grenzen verhaftet ist, die ihm das Leben auferlegt hat und sich nicht fähig fühlt, diese Situation zu verändern, oder anders gesagt, er schafft es nicht, sich das Recht zu geben, andere Möglichkeiten wahrzunehmen. Das Wiederholen von Bewegungen, egal ob im Einklang mit dem vorgegebenen Rhythmus oder nicht, kann ein Zeichen für eine gewisse Rigidität im Verhalten sein, die eine Art Verteidigung oder eine Furcht vor Übergriffen ausdrückt.

Dann findet diese Tanzsequenz ihr natürliches Ende.

Im Anschluss wird dieselbe Übung mit dem Rhythmus der Erde, dem Rhythmus des Wassers und dem Rhythmus der Luft wiederholt, mit dem Ziel, dass die Teilnehmenden das spirituelle Licht aller Elemente in ihren Leben wachrufen.

Am Ende jeder Tanzsequenz bitten wir einen der Teilnehmenden als Dank an alle Lichtwesen, die durch ihre Anwesenheit diesen Tanz zu einem Heiligen Tanz werden ließen, in der Mitte des Kreises zu tanzen. Dabei danken wir zuerst dem Feuerelement, dann dem Element Erde, dem Element Wasser und zuletzt dem Element Luft.

Ich erinnere mich an eine Gruppe, in der eine Frau Mitte vierzig ausgewählt wurde, um dem Feuerelement zu danken.

Die anderen Teilnehmenden, die im Kreis saßen, sahen ihr begeistert zu, während sie in der Mitte tanzte. Ihre Bewegungen waren wie zersplittert, aber sie wurden durch den Rhythmus, den sie tanzte, in eine perfekte Harmonie gebracht. Dann wurde eine andere Frau eingeladen, in der Mitte des Kreises zu tanzen, um den anwesenden Geistern des Erdelements zu danken. Diese Frau war ganz in Weiß gekleidet, ihr schwarzes Haar hatte sie zu zwei Zöpfen geflochten, die mit einer bunten Perlenkette, die sie um den Hals trug, einen Kontrast bildete. Sie war extra aus New York für diesen Anlass nach Brasilien gekommen. Sie begann ihren Tanz mit zum Himmel erhobenen Armen und Handflächen, so als ob sie das Göttliche um Erlaubnis bitten wollte, anschließend tanzte sie mit gebücktem Rücken, die Erde würdigend. Nach verschiedenen Gruß- und Dankesbewegungen an Mutter Erde beendete sie ihren Tanz, auf dem Boden liegend, in Fötus-Stellung. Ihre Bewegungen verlangsamten sich in dem Ausmaß, in dem sie sich dem Boden näherte, bis sie ganz reglos war. In diesem Moment gab es einen tosenden Applaus und sie kam langsam wieder in den Raum zurück.

Um den Wassergeistern zu danken, lud ich eine junge Frau ein, die fast noch ein Mädchen war. Ihre sanften Bewegungen überfluteten den Raum mit Zärtlichkeit und stillten den Durst unserer Emotionen.

Den ganzen Kurs über hatte ich sie beobachtet, weil ich bemerkte, dass sie sich während aller Tänze immer nur auf einen bestimmten Teil des Raumes beschränkt hatte. Doch ich konnte sehen, dass in ihrem kompromisslos wirkenden Tanz zwei ganz präzise Forderungen enthalten waren: frei zu sein und wieder zu ihrer Führungskompetenz zu finden. Es war offensichtlich, dass dem etwas Tieferes zu Grunde lag. Da das Ungleichgewicht in der spirituellen Dimension auftrat, war es von großer Wichtigkeit, dass sie in ihrem Tanz die sie kontrollierenden psychischen Grenzen durchbrechen konnte. Ich wusste, dass ich ihr helfen konnte.

Als die Gruppe, noch über den Raum verteilt, den Heiligen Tanz des Elements Luft beendete, ließ ich sie, anstatt sie wieder in einen Kreis zu bitten, im Raum verteilt stehen. Ich rief das besagte Mädchen und bat sie, unseren Dank an die spirituellen Wesen der Luft zu tanzen. Ich ersuchte sie, vor jedem einzelnen Teilnehmer der Gruppe zu tanzen, so dass die anderen ihre Bewegungen nachmachen konnten. Ich wollte ihr die Möglichkeit geben, sich frei zu fühlen und gleichzeitig zu führen. Sobald der Rhythmus begann, tanzte sie los, zuerst um die Menschen herum, so wie ein Fluss um die Steine. Dann tanzte sie vor jedem Einzelnen und für jeden tanzte sie einen anderen Tanz. Die, vor denen sie tanzte, begleiteten ihre Bewegungen und freuten sich riesig, wenn sie zu ihnen kam. In diesem Moment fühlte sie sich glücklich, weil sie frei war, die Bewegungen zu tanzen, die sie tanzen wollte, und zugleich den anderen Bewegungen vorgab, die sie tanzen sollten. Eine wirkliche Anführerin! Mehr und mehr ließ sie sich vom Rhythmus mitnehmen und erlaubte, getanzt zu werden. Ihre Loslösung von der physischen Welt war nun deutlich zu sehen. Ihr Körper diente nur noch ihrer Verwandlung und dem Vergnügen, an der eigenen Wiederherstellung teilzunehmen.

Ich will mit diesen Beispielen veranschaulichen, dass es durch die energetische und spirituelle Dimension der Musik möglich ist, den physischen Körper zu transzendieren und ein emotionales, energetisches und spirituelles Ungleichgewicht auf eine tiefe und reale Weise auszugleichen.

»Der Rhythmus der Freiheit tanzte ihren Körper und der Trommelrhythmus wurde zur Wiege ihrer Bewegungen. Welch' wunderbare Harmonie!«

Wenn diese junge Frau ihr Thema in einer traditionellen Analyse auflösen hätte wollen, dann hätte zweifellos auch hier eine psychische Neuorganisation dazu geführt, dass ihre Bewusstheit ihr die Erlaubnis dazu gegeben hätte, frei zu sein und Menschen zu führen. Wahrscheinlich wären einige unbewusste Einschränkungen dabei erhalten geblieben.

So ein Prozess braucht Zeit und verunsichert. In diesem speziellen Fall wäre das Resultat oberflächlich geworden, weil sich das Ungleichgewicht der jungen Frau in der spirituellen und nicht in der psychologischen Dimension gezeigt hatte. Wenn ein Problem nicht dort behandelt wird, wo es entsteht, dann bleibt es weiter bestehen.

Wegen Fällen wie diesem ist es mir ein Anliegen zu betonen, wie wichtig es ist, das »integrierte System des primären Unbewussten«, oder das spirituelle Unbewusste, besser zu kennen, und nicht nur das Unbewusste, das üblicherweise in einer Analyse bearbeitet wird, um Probleme mit spirituellem Hintergrund zu heilen.

3. Malerei

Ich verstehe Kunst als Ausdruck der Kristallisation, also der materiellen Umsetzung einer Inspiration. Eine solche Inspiration hat verschiedene Aspekte und Dimensionen. Wir brauchen nicht lange zu suchen, es genügt, uns einfach umzusehen: ein Lied zu hören, ein Bild zu sehen, ein Denkmal, eine Kartonschachtel, einen Ball, einen Brunnen. Das sind Beispiele für das, was ich als Kunst ansehe. Wenn wir ein Bild betrachten, dann kann es sein, dass wir es nur auf der physischen Ebene wahrnehmen, d. h. als ein Ölgemälde, abstrakt oder konkret, eine bestimmte Länge und Breite, eine bestimmte Farbkombination, von einem berühmten Maler oder auch nicht. Üblicherweise sind es diese Details, die Menschen an einem Bild würdigen.

Wenn wir unseren Betrachtungen aber das System von IPSI zugrunde legen, dann hat ein Bild nicht nur eine physische Dimension, also das, was der Künstler visuell zum Ausdruck bringt, sondern beinhaltet auch psychologische, energetische, vibratorische und spirituelle Projektionen des Menschen, der es hergestellt hat. Diese Projektionen, ob sie nun bewusst oder unbewusst vorhanden waren, bleiben in jedem Werk enthalten. Wenn wir also ein Bild mit nach Hause tragen, dann tragen wir auch die psychologische oder spirituelle Erkrankung dessen, der es hergestellt hat, mit nach Hause.

Schon wenn wir etwa eine Zeichnung eines Patienten verwenden, die uns bei seiner Analyse helfen soll, entschlüsseln wir seine psychologischen Projektionen, um seine Ängste und Depressionen zu verstehen. Eine solche Entschlüsselung von Projektionen wird die Analyse leiten und ist zweifelsohne von großem Wert, hilft jedoch nur im Bezug auf die psychologischen Aspekte.

Der Mensch mag sich nach der Analyse sogar besser fühlen, es wird ihm jedoch etwas fehlen, es wird zu keiner vollständigen Zufriedenheit kommen.

In der Zeichnung sind ja nicht nur psychologischen Projektionen enthalten, auch ihre energetischen, vibratorischen und spirituellen Aspekte müssen, als Teil des ganzheitlich verstandenen Universums des Menschen, berücksichtigt werden.

Was nützt die Heilung des Körpers oder des Verstands, wenn die Seele[17] des Menschen weiter leidet? Was nützt die Heilung der Seele,[18] wenn die Medialität des Menschen keinen Platz findet? Und was nützt es, der Medialität Raum zu geben, wenn dies zu keiner Erweiterung der Bewusstheit des Menschen führt?

IPSI unterstützt uns mit wichtigen Informationen, um jedweden kreativen Ausdruck auf profunde Weise und in all seinen verschiedenen energetischen, vibratorischen, medialen und spirituellen Dimensionen über den psychologischen Aspekt hinaus zu verstehen.

Da die Elemente **Feuer, Erde, Wasser** und **Luft** und die ihnen zugehörigen Elementarkräfte, die Orixás, miteinander innerhalb des Systems von IPSI interagieren und für das Gleichgewicht und Ungleichgewicht der Essenz, oder der Natur, des Menschen verantwortlich sind, ist es wichtig zu wissen, wie man mit den Informationen umgeht, die von den Elementen und ihren Kräften in die kreative Arbeit projiziert worden sind. Wenn wir diese Informationen verstehen, fällt es uns leichter, den Menschen darin zu begleiten, das zu kompensieren, was sich auflöst oder das zu verringern, was im Überfluss vorhanden ist. So können wir das ganz persönliche IPSI eines Menschen neu ausrichten und ihm in Folge zu einer harmonischen Rückkehr in sein Ich-Zentrum verhelfen.

---

17 o espirito.
18 o espirito.

Die Kristallisierung, also die materielle Umsetzung einer Inspiration, die in einer kreativen Arbeit präsent ist, kann in drei Dimensionen betrachtet werden:
Psychologisch: Eindrücke aus dem Unbewussten
Energetisch: Prägung durch die Energie des Künstlers
Spirituell: Spirituelles Licht der Übertragung

Der psychologische Aspekt

Stellen wir uns einen Vater vor, der seinem Kind Folgendes sagt: »Jetzt musst du deine Freunde nach Hause schicken und ab ins Bett.« Der Wunsch des Kindes sagt, es will weiterspielen, d. h. das Kind wird sehr frustriert sein und in diesem Moment seinen Vater vielleicht sogar hassen.

Angenommen, sein Lehrer bittet am nächsten Tag um eine Zeichnung mit freier Themenwahl. Wahrscheinlich wird die Wut auf den Vater in irgendeiner Form in das Bild einfließen, etwa indem das Kind eine Maus zeichnet, die einen Tiger würgt. Wer das Bild oberflächlich betrachtet, sieht nur die Kreativität des Kindes, die eher dichte Farbgebung, die Hintergrundlandschaft. Nehmen wir nun an, jemand kauft dieses Bild.

Wie viel Frustration nimmt der Käufer mit nach Hause?

Aber es könnte auch umgekehrt sein. Das Werk eines Malers oder einer Malerin enthält eine immense Zufriedenheit mit irgendeinem Erfolg in seinem oder ihrem Leben. Jemand, der dieses Werk erwirbt, wird durch die Projektion der Zufriedenheit des Künstlers oder der Künstlerin in das Werk seine Zufriedenheit im eigenen familiären Umfeld noch verstärken.

Bei der Analyse eines Werkes ist es wichtig, die Kohärenz der KünstlerInnen mit ihrer Erde, also der Fläche, auf der sie malen, zu sehen. Wenn z. B. das Bild in der Vertikalen gemalt wurde, dann kann es sein, dass sich die KünstlerInnen selbst in ihrem Leben einschränken. Wenn sie die Fläche in der Horizontalen nutzen, kann es sein, dass sie ihren Wunsch nach Raum zwischen Vergangenheit, Gegenwart und Zukunft in ihr Bild projizieren.

Bei der Analyse eines Gemäldes mit Hilfe von IPSI nehmen wir einen Quadranten zu Hilfe, d. h. wir teilen das Bild in vier Bereiche: die horizontale Linie von links nach rechts repräsentiert die Vergangenheit, die Gegenwart (in der Mitte) und die Zukunft.

Im Zentrum des Bildes befindet sich die Essenz des Künstlers/der Künstlerin. Der Mensch ist inspiriert, wenn er sich selbst genügt.

Ein konkreter Vergleich: Wenn wir atmen, dann gibt es zwei Bewegungen, die Einatmung und die Ausatmung. Wenn wir einatmen, dann dehnen sich unsere Lungen und wir nähren unseren Körper. Wenn wir »inspiriert«, also eingeatmet sind, dann brodeln die Ideen in unserem Kopf und wir haben das Bedürfnis, sie auszudrücken. Die »Inspiration« ist nicht nur ein mentaler Vorgang.

Der energetische Aspekt

Ein Bild trägt die Energie in sich, die KünstlerInnen darin hinterlassen. Diese Energie steht mit ihrer inneren Bewegung in Beziehung. Stellen wir uns einen Kegel vor. Seine schmale Spitze befindet sich im Ich-Zentrum und fängt dort die Energie ein. Durch die Drehbewegung öffnet sich dieser Kegel wie bei einem Tornado. Dabei öffnet er sich an der Stelle am meisten, wo Energie austritt, bzw. dort, wo es zu einer Übertragung kommt. Zweifellos gibt es immer eine Resonanz zwischen der Energie, die in einem Werk enthalten ist und seinen potentiellen KäuferInnen. Es gibt Energien, die ihre Umwelt offener werden lassen und harmonisieren, und andere, die sie stören und ins Chaos stürzen. Daher ist es wichtig, solche Resonanzen wahrzunehmen und zu erkennen. Ein Bild kann gefallen, weil es eine Identifikation der Käuferin oder des Käufers mit der Negativität des

 Kunstwerks gibt, oder auch im Gegenteil, weil seine Energie die Energie von Käuferinnen und Käufern im Positiven ergänzt.

Der spirituelle Aspekt

Die spirituelle Weisheit, das Licht der Elementarkräfte, spiegelt die Inspiration wider und kristallisiert sich in ein Kunstwerk. Wenn wir lernen, sie wahrzunehmen, können wir spüren, wie die Elemente und Elementarkräfte in einem Bild interagieren. Manchmal besteht ein gewisses spirituelles Ungleichgewicht, weil sich ein Element oder eine Elementarkraft als antagonistisch erweist.

Andere Male bergen Bilder eine tiefe spirituelle Harmonie, die denjenigen, die mit ihnen zu tun haben, Frieden bringt. Deshalb ist es wichtig, dass wir ein Werk nicht nur würdigen, sondern auch lernen, das zu lesen, was in ihm eingeprägt ist, d. h. das, was jenseits der Wahrnehmung unserer Augen liegt.

Leere oder freie Stellen in einem Bild können z. B. darauf hinweisen, dass KünstlerInnen nicht wissen, wie sie ihre Erde, ihr Leben nutzen können, sie können aber auch auf Möglichkeiten hinweisen. Wo sind diese leeren Stellen? In welchem Quadranten? Im Feuer? In der Erde? Im Wasser oder in der Luft? Sind sie überall im Bild zu finden? Um sie besser verstehen zu können, ist es wichtig, das Werk, nachdem man es in seinen Teilen analysiert hat, als ein Ganzes zu sehen und noch einmal im Gesamtwerk anzukommen, diesmal durch eine ganzheitliche, spirituelle Wahrnehmung. Wir wollen dabei zuerst jeden Quadranten verstehen, wie sich die Quadranten untereinander beeinflussen und dann die Abfolge der Bewegung, die im Bild vorhanden ist.

4. Theater

Die Theaterarbeit, die ich als Behandlungsmöglichkeit im klinisch-therapeutischen Kontext entwickelt habe, ist eine Technik, die auf den Gesten und Bewegungen des Tai Chi Kwan aufbaut. Sie besteht aus einer sehr langsamen Art der Bewegung, die eine Neuausrichtung von Menschen zum Ziel hat, die an einer psychischen Krankheit leiden, wie z. B. an einer Depression, Hyperaktivität, Angststörungen, Furcht u. Ä.

Zu diesem Zweck habe ich mehrere Theaterstücke geschrieben (z. B. »Eine Liebesgeschichte«, »Kinder der Erde«, »Ein Märchen«), die als Leitfaden für diese Arbeit dienen. Der Inhalt dieser Stücke wird durch langsame und harmonische Bewegungen erzählt, wobei unsere Imagination das Bühnenbild liefert, sich das Schweigen als Sprache zur Verfügung stellt und unsere Bewegungen, die Emotionen repräsentieren.

Als einziges Hilfsmittel verwende ich Hintergrundmusik, die zu Leichtigkeit und freier Bewegung einlädt, der Phantasie Raum gibt und für Wohlbefinden sorgt. Wie schon erwähnt, hat mich ein Tai-Chi-Kwan-Kurs in Kanada dazu inspiriert, diese Methode zu entwickeln. Dieser Kurs fand sehr früh an einem sonnigen Morgen in der freien Natur statt. Während ich die Übungen ausführte, kam es dazu, dass ich eine Geschichte entwarf. Besser gesagt, während ich die Bewegungen ausführte, bemerkte ich, dass ich dabei war, eine Geschichte zu erzählen. Je länger ich die Bewegungen ausführte, desto mehr spürte ich, wie sich meine Gedanken beruhigten und meine Angst der Realität wich.

Es ist klar, dass wir, wenn wir unsere Bewegungen verlangsamen, auf die Geschwindigkeit einwirken können, mit der Angst, Depression und andere psychische Krankheiten auftreten.

Während ich meine Geschichten erzählte, sehnte ich mich nach einer passenden harmonischen Musik im Hintergrund, um meinen Inspirationen Ausdruck zu verleihen.

Bald begann ich diese Technik in meiner Einzel- und Gruppenarbeit mit KlientInnen anzuwenden. Anfänglich machten die Teilnehmenden die Übung mit freien Bewegungen, ohne sich darum zu kümmern, ob eine Geschichte daraus entstand oder nicht. Bis eines Tages eine kleine Gruppe von Schülern in den Kursen von IPSI die Präsentation eines Tanzes vorbereiten sollten. Sie waren so aufgeregt und angespannt, dass sich das, was eigentlich ein Vergnügen hätte sein sollen, in einen Albtraum verwandelte.

Während sich die Gruppe für die Aufführung vorbereitete, schrieb ich meine erste Geschichte mit dem Titel »Eine Liebesgeschichte«. Diese Geschichte wurde später zu einem Theaterstück. Seine Hauptaufgabe ist es, den Menschen die Angst davor zu nehmen, missverstanden zu werden und auch ihre Angst vor affektiven und emotionalen Erwartungen zu reduzieren. Das zweite Theaterstück heißt »Kinder der Erde« und unterstützt jene, die an ihrem mangelnden Selbstwertgefühl und Selbstvertrauen sowie der Angst vor Ablehnung arbeiten müssen. Das dritte Theaterstück mit dem Namen »Ein Märchen« hilft Erwachsenen und auch Kindern, die zu Hyperaktivität neigen und Schwierigkeiten haben, sich emotional im Leben zurechtzufinden.

Auch wenn alle drei Theaterstücke sehr spezifisch sind, so können alle Menschen davon profitieren. Ich verwende sie bei oben genannten Schwierigkeiten präventiv, in Schulen genauso wie in Unternehmen, Familien, Gruppen oder in der Einzelarbeit.

Eine Teilnehmerin, die die IPSI-Theaterarbeit in Frankreich miterlebt hatte, schickte mir folgenden Kommentar als Reaktion, den ich hier unkorrigiert übernehme, um ihm nicht die Leuchtkraft seiner Begeisterung zu nehmen.

... wir öffnen die erste Türe ...

Das kann die Tür zu einer großen Bühne sein, mit vielen Scheinwerfern oder nur zu einem kleinen Raum, mit natürlichem Licht. Was sich nicht ändert, ist die Ausstattung der Szene: da gibt es nichts, nur die Schauspielenden und die Zusehenden. Die Schau-

spielenden präsentieren sich mit langsamen und schönen Gesten. Die ersten Akkorde eines Liedes ertönen, eine Geige, ganz bestimmt, doch mit einer unbekannten Melodie. Es entsteht eine »Energieblase«, welche den Bühnenraum und die Zusehenden gleichermaßen umhüllt. Ein, zwei, drei, fünf oder gar zehn SpielerInnen tauchen auf und lassen sich auf eine Szene ein. Kein Wort wird gesprochen, doch auf subtile Weise laden die Schauspielenden die Zusehenden ein, sich von einem langsamen, süßen Rhythmus mitnehmen zu lassen, der so viel auszudrücken vermag.

Eine Szene entfaltet sich, mit den immer selben Gesten, die ihren eigenen Rhythmus haben; eine »Liebesgeschichte« zwischen zwei Wesen.

Sie vervielfältigt sich wie in einem Spiegeleffekt, jetzt ein Paar, dann zwei, dann fünf, die eine Geschichte erzählen, jedes einzelne mit seiner Energie, mit dem, was ist.

In Wahrheit erzählen sie von dem Abenteuer eines Missverständnisses, das sich vor aller Augen entfaltet. Die Enttäuschung, das Leiden dieses Moments, beherrschen die ganze Szene. Die Zusehenden werden dabei jeder für sich, an die Grenzen des für ihre Seele Erträglichen geführt, finden ein Paar, einen Menschen, mit dem sie sich identifizieren.

Die Geschichten überschneiden sich und treffen einander dabei, nicht nur auf der Bühne, sondern auch in dem Raum zwischen der Bühne und dem Publikum.

Von diesem Moment an hat der Zusehende seine Wahl getroffen und vibriert mit dieser mit. Auch ohne den Klang einer Türglocke zu hören, öffnen sich in jedem Menschen während dieses Spiels Türen zu seiner Vorstellungskraft, zu seiner eigenen Geschichte. Das Spiel ermöglicht ihm, sich mit den eigenen Enttäuschungen und Blockaden, die bis dahin zu schmerzhaft waren, zu identifizieren und sie anzunehmen. In diesem Moment hört er auf, Zusehender zu sein und wird zum Akteur/zur Akteurin seiner intimen inneren Szene, ganz ohne seinen Platz zu verlassen.

Dem Zusehenden erlaubt die auf der Bühne gezeigte Szene nicht, das Ende seiner Geschichte zu wiederholen, wie er es in der Introspektion seiner Enttäuschung erlebt hat. Auf der Bühne sucht und findet das Kaleidoskop der Paare eine Lösung, aber es ist keine, die in eine psychologische Sackgasse führt. Ein Partner nimmt ein Instrument, vielleicht eine Geige, der andere oder die Partnerin beginnt, zu den Klängen der Musik zu tanzen. Das Paar erkennt sich in seinen subtilen Dimensionen. Sicherlich, es kommt auch zu Berührung von Körper, Geschichte und Emotion, aber die Musik und der Tanz ermöglichen eine Begegnung von Herz zu Herz. Erleichterung stellt sich ein: Zusehende als auch Schauspielende können die Bewegung wahrnehmen, die zwischen den Partnern entstanden ist.

... und es öffnet sich eine weitere Türe ...

Da sind ein Mann und eine Frau, sie gehören zusammen, er sitzt auf einem Stuhl. Der Mann steht auf und verlässt die Frau. »Er muss weg«, doch wohin? Er weiß es, aber zugleich weiß er es auch nicht; auf sein Feld, um es zu bearbeiten, ja, aber mit welchem Ziel? Säen, um des Säens willen? Einsamkeit und Traurigkeit sind sein Los. Mit mechanischen Gesten erfüllt er seine Aufgabe: Er sät Körner, mit den Füßen bedeckt er sie mit seiner Erde, jedoch ohne Überzeugung.

Zweifel und Ängste, die mit der Unsicherheit vor der Zukunft verbunden sind, begleiten ihn. Was er in die Erde gibt, sind vielleicht nur Samen seiner Einsamkeit. Er ist müde. Mit dem wenigen Wasser, das er hat, bewässert er das trockene Land.

Die Zusehenden folgen diesem Mann mit seinen langsamen Gesten, die ein Stück Leben darstellen, das seinen Sinn verloren hat.

Er macht weiter, obwohl er die wahren Früchte seiner Arbeit nicht finden kann. Vielleicht findet der trockene Weg in vielen im Publikum ein Echo. Sie begleiten ihn mit ihren Herzen. Dann ist die Zeit für seinen Weg zurück nach Hause gekommen. Seine Schritte sind langsam, nicht nur, weil er müde ist, sondern auch, um dem Publikum Zeit zu geben, sich die Geschichte einzuprägen und zu verarbeiten. Zuhause empfängt ihn die Frau mit offenen Armen, einem, zwei Lächeln, es offenbart sich etwas. Sie legt seine Hände auf ihren Bauch. Endlich wächst ein Baby in der Wärme ihres Schoßes heran! Das ist die wahre Frucht des Lebens.

In diesem Fall ist es ein Kind, es könnte aber auch etwas ganz anderes sein. Wenn man die Wüste der Unsicherheiten, der Einsamkeit, der Sinnlosigkeit durchquert, kommt man auf einen schönen Weg.

Jetzt nähern sich die Schauspielenden mit langsamen und zarten Bewegungen dem Publikum, die Hände voller Blumen, um die Früchte dieses Wegs zu teilen: »Die Kinder der Erde.«

… und wenn sich eine dritte Türe öffnen würde?

Nun befindet sich eine Gruppe von Schauspielenden auf der Bühne. Die Musik setzt ein und sie beginnen sich zu bewegen. Es sind Kinder! In Wahrheit bewegt sich der Geist der Kinder durch die Erwachsenen. Aber es könnten auch richtige Kinder sein. Alle spielen mit großem Vergnügen. Dann erscheint eine Fee mit einem imaginären Zauberstab. Sie schreitet durch das Kinderspiel und geht die Bühne ab. Nach und nach *erweitert sich der Bühnenraum. Ist es die Fee, die das hervorruft, oder sind es die Kinder? Dann entdeckt das Publikum ein Kind, das auf einem Sessel sitzt, regungslos. Gerade, als alles gut lief, schleicht sich eine Spannung ein. Ein Kind nähert sich dem sitzenden Kind und berührt es. Es möchte gerne mitmachen, aber seine Beine erlauben es ihm nicht. In diesem Moment können sich die Zusehenden mitreißen lassen und die geheime Tür öffnen, hinter der ein Teil des Kindes in Unbeweglichkeit verharrt.*

Auf der Bühne erforscht das Kind seine innere Bewegung: Es versucht, seine Lähmung zu verstehen. Die Fee ist da, ganz in der Nähe, und macht ihre Arbeit. Sie muss der Zeit vertrauen. Das Kind scheint es eilig zu haben, es möchte so gerne, möchte so gerne … seine Phan-

 tasien sind voller Illusionen, die Angst überwältigt es und erzeugt wieder neue Verstrickungen. Den günstigen Moment zu finden, in dem der Traum Wahrheit werden kann und das Vergnügen anstatt der Angst gelebt werden kann!

Nach und nach findet das Kind seinen Weg und lädt die Zusehenden ein, es ihm gleichzutun. Die Fee ist immer noch da. Bestimmt wird es für die Erwachsenen, die wir sind, nicht einfach sein, ihre Anwesenheit und Hilfe anzunehmen!

So erschafft die Theater-Therapie Situationen, Personagen und Rollen, die kommen, um uns aufzuwecken oder uns Dinge ins Ohr zu flüstern. Diese Arbeit richtet sich jedoch in erster Linie an die Schauspielenden: Alle von ihnen können in ihrem Alltagsleben die Erfahrung gemacht haben, dass eine Angst ihr Leben wie ein Parasit besetzt und sie dazu zwingt, immer weiter in Richtung Zukunft zu laufen, ohne innezuhalten, und dabei zu vergessen, im Augenblick der Gegenwart zu leben.

Das Leben wird dann abgearbeitet und abgehakt wie eine Tagesordnung auf einem Kalender, die wir erfüllen müssen, egal zu welchem Preis und immer schneller.

Die Theater-Therapie im klinischen Kontext ermöglicht dem Menschen einen Anker zu werfen und zu bleiben: erstens durch die Verlangsamung der Bewegungen. »Steht der Mensch immer noch im Dienst einer fordernden Zukunft oder kann die Theaterarbeit seinem Leben mehr Raum und Geschmack geben?«

Die Gedanken müssen sich entspannen und mit den Gesten in Einklang gebracht werden. Das Herz soll sich dann dazugesellen, um die Gesten zu beleben und mit ihnen in eine Harmonie einzugehen. Allmählich verbinden sich Körper, Verstand und Herz im Inneren des Menschen/des Schauspielenden miteinander, um zu der harmonischen Verbindung zurückzufinden, die jeder Mensch in seinem Inneren besitzt. In diesem Moment kann die Fee, die im Schatten für unsere Befreiung gearbeitet hat, für unsere Augen sichtbar werden.

Diese drei Stücke »Eine Liebesgeschichte«, »Kinder der Erde« und »Ein Märchen« ermöglichen es, verschiedene Aspekte von Angststörungen und anderen klinischen Störungen auf die Bühne zu bringen. Bestimmt werden weitere folgen, um die Trilogie zu ergänzen.

Theaterübung zum Thema Angst - Ein Fallbeispiel

Nach und nach trafen die Teilnehmenden ein und es bildete sich eine Gruppe. Jeder Einzelne kam mit seinen Eigenschaften und Erwartungen. Man konnte eine gewisse Unruhe in den Menschen wahrnehmen, die auf die eine oder andere Weise versuchten, ihre Angst zu verbergen.

Wir wissen, dass Angst mit einem Überschuss an Feuer in Beziehung steht, mit der Voreiligkeit, Dinge oder eine Situation einordnen und erkennen zu wollen, um die Angst der Gegenwart und die Ungewissheit der Zukunft nicht spüren zu müssen.

Wenn der Mensch durch eine Angstdynamik aus dem Gleichgewicht gerät, dann befindet er sich außerhalb seines Ich-Zentrums und ist zwischen der Gegenwart und der Zukunft verloren. Doch wir können auch nicht ohne eine kleine Dosis Angst leben, denn sonst verliert das Leben ebenfalls seinen Wert. Übermäßige Angst vergleiche ich mit einem »Monster«, das Menschen begleitet und sie oft daran hindert, gut zu leben.

Wir setzten uns in einen Kreis. Ich bat die Teilnehmenden, einen nach dem anderen, über die Bedeutung der Angst und ihren Einfluss auf ihr Leben zu sprechen. Ich hörte mir die Sorgen und Ängste eines jeden von ihnen genau an und nahm jeden Fall zum Anlass, um über die Wirkung der »Monster« in ihren jeweiligen Leben zu sprechen und darüber, wie wichtig es ist, das Innere jedes Menschen zu stärken, damit sich seine gesunde Struktur nicht verliert.

Eine Frau im Alter von ca. Mitte dreißig war die erste, die von ihrer Angst erzählte. Sie war noch nie mit dem Flugzeug gereist, denn an dem Tag, an dem sie es tun würde, würde das Flugzeug abstürzen, da war sie sich sicher. Das Monster war in ihrem Fall der Tod. Ich bat sie, aufzustehen und zu dem, am anderen Ende des Raumes stehenden Tisch zu gehen. Dann stellte ich mich vor sie hin, damit sie den Ort, an dem sie stand, nicht verlassen konnte, so als wäre ich ihr Monster. Nach mehreren Versuchen mir auszuweichen, sagte sie: »Basta« und gab mir einen starken Stoß, mit dem sie es schaffte, mich aus dem Weg zu räumen, was sie erleichterte. In diesem Moment verstanden alle die Beziehung, die ich zwischen ihrem Monster und ihrer Angst hergestellt hatte.

Die erste Übung mit der Gruppe bestand darin, mit langsamen Bewegungen zu arbeiten, damit die Teilnehmenden eine bewusste Beziehung zwischen ihrem Körper, ihrem Wunsch, ihrer Zeitdynamik und dem Raum herstellen konnten. Dabei verwendete ich Musik, um Emotionen einzuladen und willkommen zu heißen. Der Kreis wandte sich langsam seinem Zentrum zu. Alle gemeinsam hoben ihre Arme und ließen sie wieder sinken, drehten sich dann langsam wieder um, um den Kreis wieder zu öffnen. Bevor die Musik zu Ende war, bat ich alle Teilnehmenden, sich einen Platz im Raum zu suchen, um ihrem eigenen Monster zu begegnen. Dabei waren alle sehr fokussiert.

Eine neue Musik begann. Die ersten Bewegungen verhalfen dem Imaginären dazu, sich zu befreien. Der Raum war jetzt voller Monster mit unzusammenhängenden Bewegungen, traurigem Ausdruck, Wut und entstellten Grimassen. Der ganze Raum war ausgefüllt und bewegte sich, alles vermischte sich kreuz und quer. Die Musik lief noch, doch der Moment war gekommen, die Menschen wieder in den Saal zurückzuholen. Sehr ruhig sagte ich, dass sich die Monster jetzt wieder entfernen würden und es Zeit war, ganz bewusst als Mensch wieder in den Raum zurückzukommen.

Dann gab ich Raum, damit die Teilnehmenden über ihre Erfahrungen sprechen konnten. Es gab viele Offenbarungen. Alle waren einer Meinung, nämlich dass es eine große Respektlosigkeit war, die sie als Monster sich selbst gegenüber gefühlt hatten. Manche sagten Dinge wie: »Ich habe gar nicht existiert«, »Was für eine sonderbare Kraft«, »Was war das für ein Monster?«

Die anschließende Übung bestand darin, zu tanzen, um wieder zu sich selbst zu finden. Das war die einzige Anleitung. Die sanfte Melodie war die Bühne für den Tanz der Gerechten! Als die Gruppe damit fertig war, begannen wir mit dem dritten Teil der Übung. Jetzt mussten sich alle stärken und frei sein.

Ich hatte den Eindruck, dass ich vor einer neuen Gruppe stand. Entspannte Gesichter, Leichtigkeit in den Bewegungen, stiller Ausdruck, der mit nichts zu vergleichen war! Während sie ihre Geschichten getanzt hatten, hatte ich in aller Ruhe über die Bedeutung des Gefühls der Zufriedenheit darüber, man selbst zu sein, gesprochen.

Dann teilte ich die Gruppe in Paare ein. Jeder Partner tanzte seine Geschichte für sich, während er von den anderen aufmerksam beobachtet wurde, die auf den besten Moment warteten, um aufzustehen und mit ihnen in Kontakt zu treten. Es waren magische Momente. Die Teilnehmenden, die ihre Geschichten tanzten, waren von den anderen umringt, es waren zwei große Kreise, die sich sanft wie ein Mandala über den ganzen Raum auszubreiten schienen. Am Ende war nur noch eine Teilnehmerin übrig, die ihre Geschichte tanzen musste. Diese Entscheidung war mit Absicht getroffen worden. Mit geschlossenen Augen begann sie, sich im Einklang mit der ruhigen Begleitung der Musik zu bewegen. Die anderen sahen sitzend zu und warteten auf den Moment, um mit ihr in Kontakt zu treten. Es dauerte nicht lange, und ich bat jeden Einzelnen der Teilnehmenden, näher zu kommen. So bildete sich ein Kreis um sie herum. Sie tanzte ihren Tanz weiter und fühlte sich dabei in ihre Geschichte ein. Der Kreis der Menschen, die um sie tanzten, war ganz offen. Langsam bat ich alle näher an sie heran zu tanzen. Als sie die Augen öffnete, war ihre Überraschung ganz offensichtlich. Sie tanzte langsam weiter und gleichzeitig verbeugte sie sich vor jedem und jeder TänzerIn. Dabei fielen Tränen der Rührung auf ihre hellgrüne Seidenbluse. Wieder bat ich die Gruppe den Kreis aufzulösen und ihr Raum zu geben, ihre Geschichte fertig zu tanzen. Es war wichtig, dass sie in diesem Moment ohne Angst, Furcht oder Sorge die Hauptrolle spielte; und das gelang ihr.

Wir beendeten unsere Arbeit mit einem schönen festlichen Kreis! Monster, zumindest die, mit denen wir es hier zu tun hatten, nie wieder!

Exkurs: Rituelles Festessen im Zauber der Ciganos

Es gibt kein Romablut in meinen Adern, aber meine Seele ist ein Stück weit bei ihnen zu Hause. Ich habe mich immer für die Magie, die mit diesem Volk einhergeht, interessiert und wollte sie anlässlich von Hochzeiten, Taufen und bei Festen aller Art zum Leben erwecken. Ich werde über die Gestaltung eines weihnachtlichen rituellen Festessens erzählen, das mit der spirituellen Energie der Ciganos, als Entitäten der Umbanda, zu tun hat.

Ein Festessen im Zauber der Ciganos muss nicht unbedingt spezifische Speisen aus einem bestimmten Kulturkreis aufweisen; was diesem Festessen seinen besonderen Glanz verleiht, ist der Zauber, der mit jedem Detail seiner Vorbereitung einhergeht: Der Geschmack der ausgewählten Speisen, die Gewürze, die wir als Dekoration für den Tisch verwenden, die fröhliche Musik, die kleinen Rituale und die Absicht, die wir in jedes Detail legen. Das ist es, was dieses Fest zu etwas Besonderem werden lässt. Mit dazu gehört bunte Kleidung, aber vor allem die heitere Stimmung unseres eigenen Geistes des Ciganos, den wir auch alle in uns tragen. Sie ist eine Voraussetzung bei der Vorbereitung eines solchen Fests, damit es auch in diesem spirituellen Glanz stattfinden kann.

Sprechen wir also über die Details und beginnen wir mit dem Tischtuch, das wir verwenden. Die Farbe des Tischtuchs hängt von der spirituellen und energetischen Absicht ab, die wir haben. Weiß repräsentiert Frieden und Harmonie, rot die Libido und goldgelb, die Liebe und den Reichtum.

Wenn wir uns für die Absicht unseres Fests entschieden haben und somit auch für die Farbe des Tischtuchs, dann werden die Teller, das Besteck, die Gläser und die Servietten so aufgedeckt, dass die Gäste genügend Platz finden und gut untergebracht werden können. Dann stellen wir kleine Schalen mit Weintrauben neben jeden Teller. Wenn wir Trauben oder andere Früchte servieren, dann servieren wir die Süße der Frucht und nicht nur die Frucht allein. Früchte mit Samen anzubieten, bedeutet Fülle und Überfluss für den, der sie angeboten bekommt. Auf die Mitte des Tisches stellen wir einen goldenen Kerzenständer mit gelben Kerzen, in Scheiben geschnittenes Brot, einen goldenen Honigtopf und Weingläser für alle Gäste.

Die Gläser bilden einen Kreis um die Kerzen, das Brot und den Honig. Für die Kinder wird der Wein durch Fruchtpunsch ersetzt. Gewürznelken repräsentieren den Geschmack der Götter und sollen am Tisch nicht fehlen, ebenso wenig der Ingwer und die Minze. Der Ingwer und die Minze im selben Topf repräsentieren die Veredelung der Freiheit. Gelbe und orangefärbige Blumen sollen Teil der Tischdekoration sein, entweder in einer einzigen goldenen Vase oder in kleinen Vasen, die über den Tisch verteilt sind. Wenn der Tisch mit allem versehen ist, was er braucht, dann streuen wir weiße, rote und gelbe Rosenblätter über das Tischtuch.

Als GastgeberInnen bitten wir einen der Gäste, die Kerzen in der Mitte des Tisches anzuzünden. Wenn wir drei Kerzen verwenden, dann bitten wir den Ältesten am Tisch, die erste Kerze zu entzünden, die zweite Kerze wird von der Gastgeberin oder dem Gastgeber entzündet und die dritte von der jüngsten Person unter den Gästen. Diese Reihenfolge hat folgende Repräsentationen zur Grundlage: der Älteste als Quelle der Weisheit, die Gastgeber als Quelle der Nahrung (Leben) und der Jüngste als Quelle der Hoffnung (Kontinuität). Die Kerzen anzuzünden, wenn alles und alle bereit sind, bedeutet, alles was beabsichtigt und angeboten wird, auf seine spirituelle Dimension zu heben. Anschließend macht man folgendes kleines Ritual:

Alle erheben ihr Glas über die Kerzen und nehmen eine Scheibe Brot, während sie ihre Wünsche und Bitten aussprechen. Den Wein zu trinken und die kleine Scheibe Brot zu essen, symbolisiert, dass alle dieselbe spirituelle Nahrung zu sich nehmen. Dann können sich alle am Buffet bedienen. Die Kinder bekommen Sangria aus Fruchtsaft mit kleinen Obststückchen. Nach dem Essen wird noch Tee aus Ingwer und Minze mit einem karamellisierten Zuckerhut serviert, der auch abgekühlt genossen werden kann.

Lieder aus der Kultur der Ciganos, aus verschiedenen Regionen der Welt, und farbenfrohe, zwanglose Kleidung wird den Teilnehmenden einen Hauch von Lebensfreude und Freiheit vermitteln. Am Ende des Abends wird der oder die GastgeberIn jedem Gast ein goldenes Stoffsäckchen mit weißen, roten und gelben Blütenblättern mitgeben.

Das Mitnehmen der Blütenblätter bedeutet die Intention des Abends mit hinaus ins Leben und in das eigene Heim zu nehmen, d. h. den Frieden, die Harmonie, die Leidenschaft und Libido oder die Liebe und den Reichtum für das eigene Zuhause.

Die Früchte, die bei diesem Anlass verwendet werden, repräsentieren die Süße, die unser Leben umhüllen soll. Rote Früchte dienen dazu, unser inneres Feuer zu aktivieren, Samen stehen für Fruchtbarkeit und Reichtum, eine üppige Ernte, dazu kann man z. B. Wassermelonen und Granatäpfel verwenden. Der Apfel bringt Glück und ein Apfel, garniert mit Honig, steht für das Gleichgewicht zwischen dem Himmel und der Erde.

Die Gewürze stehen für die Mysterien der Kombination aller Diversität, wie sie in der Natur vorkommt. Ingwer ist energetisierend und der Duft der Gewürznelken beruhigt unsere Seele.

5. Das Empfangen und Übertragen von Energie

»Energie zu erzeugen und zu übertragen bedeutet, sich selbst zu erneuern.«

Wir wissen, dass das Handauflegen eine der Techniken ist, die wir heranziehen können, um einem Menschen zu helfen, seine Energien in einen ausgewogenen Zustand zu bringen. Dabei müssen wir jedoch auf die Stärke unserer Übertragung und die Aufnahmebereitschaft unserer KlientInnen achten. Wir alle sind sowohl eine natürliche Quelle für die Übertragung von Energien als auch ein Medium für ihre Aufnahme. Wir müssen uns daran erinnern, dass der Prozess der Energieübertragung sehr subtile Dimensionen des Menschen berührt, die Teil des »integrierten Systems des primären Unbewussten« sind, d. h. die über das Rationale und das Greifbare hinaus gehen.

Herauszufinden, welches Element die Ursache für das Ungleichgewicht eines Menschen ist, ist von grundlegender Wichtigkeit für den richtigen Einsatz dieses »Werkzeugs«.

Wenn ein Mensch z. B. durch ein Ungleichgewicht im Element Feuer Energie verliert, dann ist es dieses Element, an dem wir arbeiten müssen.

Wie bei jeder rituellen Arbeit werden wir auch an die Energieübertragung mit einer ganz bewussten Absicht herangehen, nämlich dem Menschen zu helfen, das, was in ihm im Ungleichgewicht ist, auszugleichen, in diesem Fall das Element Feuer. Wenn wir das Gleichgewicht eines Menschen in diesem Element aufgrund einer Blockade seiner Aufnahmefähigkeit oder einer sonstigen Schwierigkeit bei der Übertragung nicht herstellen können, dann müssen wir auf die Quelle unseres eigenen Feuers zurückgreifen und unseren Körper und Geist mit der

 Essenz dieses Elements in uns selbst aufladen, bevor wir mit der Übertragung beginnen können. Auf diese Weise benutzen wir unser eigenes Feuer, um das Feuerelement des Klienten, der die Energie empfängt, auszugleichen.

»Wenn wir unser eigenes innere ›Feuer‹ wachrufen, dann erwecken wir auch die Lebenslust in unserem Gegenüber.«

Wenn die Aufnahmebereitschaft für die Energieübertragung bei einem Menschen blockiert ist, dann ist es wichtig zu erkennen, an welchem Element wir arbeiten müssen, denn es kann sein, dass dieses von einem anderen Element überlagert und sozusagen »verdeckt« ist. Wir müssen das verdeckte Element finden und wiederherstellen, also ihm wieder in sein Gleichgewicht verhelfen. Falls das Ungleichgewicht von einer Überlagerung hervorgerufen wurde, dann wird sich in dem Moment, in dem sich die Überlagerung »verdünnt« oder auflöst, die Harmonisierung auf ganz natürliche Weise von selbst einstellen.

Über die Feststellung der Ursache eines Ungleichgewichts hinaus ist es wichtig, die verschiedenen »Schichten«, die einen Menschen umgeben, zu kennen.

Es gibt Grenzen, die Teil dieser Schichten sind und die wir respektieren müssen, um sicherzustellen, dass wir die Intimität eines Menschen nicht verletzen, anstatt die nötige Energie zu übermitteln. Die Schichten, die ich meine, sind die energetischen, qualitativen und essentiellen Werte eines Menschen.

Zu Beginn einer Energieübertragung ist unser energetischer Einfluss auf unsere KlientInnen am größten, er legt sich dann wie ein Schleier über den Menschen, mit dem wir arbeiten, und umhüllt ihn. Dann nimmt dieser Einfluss allmählich ab und reduziert sich auf das Essentielle. In dem Maß, in dem dieser Schleier verschwindet, stellt sich die energetische Harmonie bei den KlienInnten ein und nimmt Raum, um sich zu entfalten.

Das ist wie bei einer Wippe, wenn sich die eine Seite senkt, dann gewinnt die andere an Höhe.

In manchen Fällen löst sich unsere Energie durch die unverhältnismäßige Energieaufnahme eines Klienten auf und verliert sich, das nennen wir auch Vampirismus, dies ist allerdings auch ein Zeichen unserer eigenen Instabilität. Üblicherweise nehmen wir als AnwenderInnen gar nicht wahr, dass wir »ausgesaugt« werden und merken es erst, wenn wir ganz leer sind. Aber auch der umgekehrte Fall kommt vor, nämlich dass sich AnwenderInnen bei der Energiearbeit selbst »versorgen«, sei dies nun bewusst oder unbewusst. Die angesprochene Leere führt zu einer Schwächung und erhöhten Verletzlichkeit des »Ichs«, doch es muss auch nicht unbedingt zu solchen Situationen kommen.

Wenn wir mit Energieübertragung arbeiten, ist es wichtig, immer auf unsere eigene energetische, vibratorische und spirituelle Verfassung zu achten, um nicht unser eigenes System aus dem Gleichgewicht zu bringen und ebenso wenig ein Ungleichgewicht in anderen zu verstärken. Darüber hinaus müssen wir darauf achten, nur so viel Energie zu generieren, wie wir verbrauchen, um nicht durch einen Effekt der Überkompensation aus unserem eigenen Gleichgewicht zu fallen. Eine natürliche Harmonisierung kann sich nur einstellen, wenn wir sowohl bei der Aufnahme von Energie als auch bei ihrer Übertragung alle Interferenzen in uns selbst in Ordnung bringen und auf diese Weise heilen.

»Wenn du dein Feuer weckst, dann hörst du den Ruf deines Lebens.
Wenn du deiner Erde vertraust, brauchst du dich vor deinen Schritten nicht zu fürchten.
Wenn du in deinen Wassern schwimmst, dann stillst du deinen Durst nach Liebe.
Wenn du in deinem Wind stehst, dann spürst du deine Lust zu träumen.«

Erinnern wir uns noch einmal zurück, was das »integrierte System des primären Unbewussten« (IPSI) bzw. das spirituelle Unbewusste des Menschen darstellt. Es ist eine durchlässige und formbare »Membran«, welche die **Natürliche spirituelle Essenz** des Menschen umhüllt. Dort geschieht die Grundsteinlegung der spirituellen Individuation unseres Wesens in seiner Ausformung und dort befindet sich auch sein Energieübertragungssystem (für die Aufnahme und für die Übertragung).

Wenn wir einen Menschen ganzheitlich behandeln wollen, dann müssen wir dabei tief in das Erkennen seiner individuellen Eigenschaften eintauchen. Wenn es Menschen nicht gutgeht, müssen wir dabei die Quellen ihres Unwohlseins entdecken.

Wenn man diese Informationen dekodifiziert, erkennt man, was sich fälschlicherweise überlagert und kann es dann trennen; verbinden, was getrennt ist und ihm Raum geben; wahrnehmen, was verstärkt werden will, um seine Funktion besser zu erfüllen; zusammenfügen, was sich auflöst und das auflösen, was im Überfluss vorhanden ist.

Solche Entschlüsselungsprozesse zum besseren Erkennen eines Menschen sind möglich, wenn wir auf das System von IPSI als Informationsquelle zurückgreifen. Als mit Energien Arbeitende müssen wir vor jeder Anwendung oder Energieübertragung mit KlientInnen, Kontakt zu unserem eigenen primären Unbewussten aufnehmen und prüfen, wie es um unsere Beziehung zu uns selbst, als einem Wesen des Lichts, bestellt ist, damit wir keine unpassenden Interferenzen in unsere Arbeit mit anderen bringen. Dieses Wissen über uns selbst in Bezug auf unsere Essenz bzw. Natur ist unbedingt notwendig. Wir müssen uns klar darüber sein, dass wir, wenn wir als »Medium« der Aufnahme, Transformation und Übertragung arbeiten, selbst gut ausgerichtet sein und zur Verfügung stehen können müssen, um in unserem energetischen, vibratorischen und spirituellen Universum andere Informationen zu integrieren, welche die Qualität der Übertragung ausmachen werden, mit der wir in den »Wassern« eines anderen Menschen, unseren KlientInnen, navigieren, ohne dort Spuren oder Interferenzen zu hinterlassen, die seine Einzigartigkeit stören könnten. Nur so können wir die Immensität eines anderen individuellen Wesens in seiner Ganzheit und zugleich auch die Wahrhaftigkeit unseres eigenen Universums erleben, ohne dass es zu Interferenzen kommt.

Es ist nicht genug, dass wir Energie empfangen und übertragen, es ist notwendig, dass wir wissen, wie man sie kanalisiert, so dass sie sich nicht unterwegs verliert und noch viel weniger, dass sie sich in überflüssigen Müll transformiert, das brauchen weder der Mensch, der Energie überträgt, noch der, der sie aufzunehmen bereit ist.

Wenn wir beim Übertragen die essentiellen Quellen im primären Unbewussten eines Menschen berühren, sind die Ergebnisse dieser Arbeit bemerkenswert. Diese Quellen hängen mit den Erinnerungen, Prägungen und Zeichen zusammen, die, wenn sie in Zeit, Raum und im Zyklus des Menschen wieder im Gleichgewicht sind, eine neue »Bewusstheit« über ihre Funktionen erlangen.

»Seine Erinnerungen, Register und Prägungen zu erneuern bedeutet, ›sich selbst‹ zu erneuern.«

IPSI greift dabei auf die Elementarkraft »Tempo«, die wir auch »ewige Zeit« nennen, zurück, die mit der Konstitution eines Menschen zu tun hat.

Die Funktion dieser »Zeit« besteht darin, die notwendigen Anpassungen und Veränderungen zu ermöglichen, damit ein Zyklus sein Ende finden kann, was zugleich auch den Beginn eines neuen Zyklus zur ebenfalls richtigen Zeit bedeutet.

Bei der Übertragung von Energie müssen wir diese »ewige Zeit« des anderen akzeptieren. Damit meine ich nicht die Zeitdauer einer Energieübertragung, sondern die »Zeit«, die die Ergebnisse der Arbeit in IPSI reguliert.

Am Ende einer Energiearbeit sage ich oft, dass sich der physische Körper in eine Synthese aus Energie und universellem Licht verwandelt, in eine sprudelnde Quelle aus Möglichkeiten!

Einflüsse der Elemente auf die Energiearbeit

Die Elemente und Elementarkräfte sind Teil unseres Lebens und stehen in enger Verbindung miteinander. Wir können sie auf folgende Weise wahrnehmen.

Die körperliche Ebene

Feuer: die Körpertemperatur. Wir wissen, dass eine Veränderung unserer Körpertemperatur, nach unten oder nach oben, anzeigt, dass etwas nicht in Ordnung ist. Dann müssen wir der Ursache dieser Veränderung nachgehen und nicht lediglich schmerzlindernd pflegen.

Erde: der Körper, der uns umgibt.
Was wäre das »Feuer«, wenn es keinen Körper hätte, den es wärmen könnte, und was wäre der Körper, wenn er kein »Feuer« hätte, das ihm Leben gibt?

Wasser: das Lymphsystem
Wie viele »Wasser« bewässern unseren Körper! Wasser mit perfekter Temperatur! Ganz bewusst befruchten und nähren sie unsere trockensten Gebiete! Was wären wir, wenn die Wasser in unserem Körper fehlen würden? Und das »Feuer«, um unsere Wasser zu bewegen? Ohne Nahrung könnten wir überleben, aber ohne Wasser niemals!

Luft: der Sauerstoff, den wir atmen. Wie gut es ist, zu atmen! Wie dringend brauchen wir Sauerstoff, um leben zu können! Ein Körper ohne Luft hat kein Leben, Wasser ohne Luft kann nichts befruchten.

Die psychologische Ebene

Feuer: Libido
Innere Bewegung, die uns Kraft zum Leben gibt. Im Gleichgewicht mit diesem Element spüren wir eine innere Kraft, die unsere Gedanken und Haltung dem Leben gegenüber begleitet. Dann sind wir wach, um unser Leben zu leben!

Erde: Halt
Wenn wir mit diesem Element im Reinen sind, dann ist die Beziehung zu unserem Körper und dem, was uns emotional trägt und am Leben erhält, harmonisch und muss nicht hinterfragt werden.

Wasser: Emotionen, Angenommensein und -werden
Anderen trinkbares Wasser anzubieten, verringert ihr Infektionsrisiko.
Menschen in unsere Emotionen einzuhüllen, kann gute oder schlechte Gefühle hervorrufen, das hängt von unserem emotionalen Zustand ab, wenn wir jemandem begegnen. Es ist wichtig darauf zu achten, immer reines Wasser zu haben, um den Durst derer stillen zu können, die zu uns kommen.

Luft: Freiheit
Wie gut es doch ist, frei zu sein! Träumen zu dürfen, einfach nur träumen! Das Gefühl, dass alles möglich ist, dass es kein Leiden durch unnötige Anhaftungen gibt. Dem Vergnügen Oberhand über unsere Gedanken zu gewähren und die Türen zu einem besseren Leben zu öffnen!

»Frei zu sein heißt, in bester Gesellschaft zu sein und diese anzunehmen: die Gesellschaft von uns selbst!«

Die energetische Ebene

Feuer: Bewegung
Der physische und der psychologische Körper besitzen eine Energiehülle, die mit dem Element Feuer in Beziehung steht, das alles potenziert und beschleunigt. Damit will ich sagen, dass die körperliche und mentale Erregung von Energie begleitet ist, die sich aus vielen kleinen »Wirbelstürmen« zusammensetzt. Wenn wir Energie übertragen wollen, ist es wichtig zu wissen, ob diese mit dem Feuer in Verbindung stehende Energie harmonisiert werden muss, was aber nicht bedeutet, das Feuer oder die Bewegung zu reduzieren. Vielmehr müssen wir es an seine Funktion anpassen, die kohärent mit der Beziehung sein soll, die der Klient zu seinem eigenen Leben hat.

Wenn wir uns als AnwenderInnen bei der Energieübertragung unserer eigenen Energie, unseres eigenen Feuers bewusst sind, dann fällt es uns leichter, mit der Energie der anderen umzugehen, ohne dass wir das verstärken, was bei unseren KlientInnen ohnehin schon im Ungleichgewicht ist.

Erde: Anhaftung
Eine Energie, die in unnötigen Anhaftungen verstrickt ist, verursacht, dass sich der Mensch keinen Raum für sich selbst geben kann. In diesem Fall arbeiten wir zuerst daran, die Blockaden in seiner peripheren Energie zu lösen, so dass sich sein Energiekörper entfalten kann. Danach stärken wir drei oder sieben der tragenden Säulen, von denen der Mensch buchstäblich gestützt wird.

Als Nächstes kanalisieren wir die Energieübertragung an den Stellen, wo es keine Säulen gibt, damit sich der Mensch ohne die unnötigen Anhaftungen neuen Möglichkeiten gegenüber öffnen kann. Der so behandelte Mensch wird eine gewisse Zeit benötigen, um die Ergebnisse dieser Übertragung integrieren zu können.

Wasser: Annehmen und angenommen sein und werden
Das besondere an der Energie des Annehmens und des Angenommenwerdens ist, dass sie, wenn sie sich im Gleichgewicht befindet, umfassend und bedingungslos ist. Wenn wir als AnwenderInnen unseren KlientInnen, die für eine Energieübertragung bereit sind, begegnen, dann gibt es vom ersten Moment an ein ganz natürliches beiderseitiges Annehmen. Dieses Annehmen geht jedoch über das soziale hinaus und umfasst auch das psychologische, energetische und spirituelle Universum beider Menschen. In Wahrheit beginnen die Übertragung und Aufnahme von Energie also schon hier, noch vor der eigentlichen Arbeit.

Luft: Ausdehnung
Bevor wir zu arbeiten beginnen, ist es sehr wichtig, eventuelle Blockaden, die die Ausdehnung einschränken könnten, aufzulösen.

Unbedachte AnwenderInnen »erzwingen« häufig, dass sich eine Energie der Ausdehnung einstellt, ohne sich zuerst die Mühe zu machen, diesem Geschehen Raum zu geben. Hier muss der übertragende Mensch selbst zur Ausdehnung werden. Wenn wir mit der Übertragung der universellen Energie der Ausdehnung beginnen, arbeiten wir außerhalb des elektromagnetischen Felds von KlientInnen, was so viel bedeutet, wie dass wir bei der »Reinigung« von Blockaden von außen nach innen vorgehen.

In einem zweiten Schritt stärken wir die Energien rund um die Vitalpunkte des Menschen, z. B. Kopf, Herz, Lungen etc.

Wir beenden die Energieübertragung, indem wir der linearen Bewegung der inneren Energie folgen, die in die äußere übergeht, das elektromagnetische Feld durchdringt und sich im Universum verliert.

Mindestens einmal sollte man auch den umgekehrten Prozess begleiten, d. h. ermöglichen, dass sich die Energie des Universums auch im Inneren unserer KlientInnen ausbreitet.

Interferenzen bei der Energieübertragung und ihre Ursachen

Die häufigsten Faktoren, die bei der Übertragung von Energie als störend auftreten, sind mangelnde Ethik, schlechte technische Vorbereitung und emotionale, energetische und spirituelle Probleme der AnwenderInnen.

Eine gute Arbeitsethik ist nicht nur für einzelne AnwenderInnen wichtig, sondern für den ganzen Berufsstand. Dies nicht ernst zu nehmen, bedeutet, sich selbst nicht ernst zu nehmen. Das gilt für alle Berufe, denn wenn sich jemand an ExpertInnen wendet, dann hat das seinen Grund. Üblicherweise kommen Menschen zu uns, um ihr energetisches Gleichgewicht wiederzuerlangen, um körperliche und psychische Spannungen zu lösen und in den Genuss der vielen anderen positiven Auswirkungen zu kommen, welche die Energiearbeit zur Verfügung stellt. Da kommt es auch vor, dass AnwenderInnen unangebrachterweise die Arbeit von PhysiotherapeutInnen oder PsychologInnen übernehmen, im Versuch, physische oder psychische Probleme ihrer KlientInnen zu lösen, was ein typisches Beispiel für mangelnde Ethik ist.

Von mangelnder technischer Vorbereitung spreche ich, wenn ich an die Kluft zwischen dem, was man gelernt hat, und dem Entwickeln von neuen Techniken beim Reiki denke.

Die Techniken existieren und dienen als notwendige Grundlage für die Entwicklung, Verbesserung und Kreation eigener Techniken, dafür werden sie auch unterrichtet, jedoch ist es nicht gut, bei der Entwicklung neuer Techniken die Fundamente der Methode zu vergessen und außen vor zu lassen. Es ist ganz normal, dass AnwenderInnen mit wachsender Erfahrung das, was sie gelernt haben, entsprechend der eigenen Expertise adaptieren. Und wir wissen auch, dass der Empfang, die Transformation und Übertragung von Energie sehr davon beeinflusst werden, wer sie durchführt. Ungeachtet wie neutral ein/e AnwenderIn beim Geben von Reiki sein mag, seine/ihre Energie wird sich dabei immer mehr oder weniger mit der zu übertragenden Energie vermischen und ohne Zweifel auch diejenigen beeinflussen, die sie empfangen.

Wenn sich AnwenderInnen, aus welchem Grund auch immer, emotional nicht gut fühlen, dann wird die Qualität der »Wasser«, die sie auf andere übertragen, diese Gefühle beinhalten, was so viel heißt, wie dass verunreinigte Wasser diejenigen kontaminieren werden, die sie zu trinken bekommen.

Unsere emotionale Unausgeglichenheit wird also unsere Fähigkeit, Energien zu empfangen und zu übertragen, stören, weil sie unsere Kanäle durch emotionale Interferenzen verengt. Für die KlientInnen ihrerseits wird es dann ebenso schwierig, die übertragene Energie anzunehmen, weil sie »beschädigt« in ihrem Feld ankommt und nicht so fließt, wie sie es sollte. So wird unsere Arbeit nicht zu dem beabsichtigten Ergebnis führen. Deshalb ist es wichtig, vor einer solchen Energieübertragung immer auch die eigene emotionale Befindlichkeit zu überprüfen. Diese sollte mindestens so gut sein, dass sie in der Lage ist, die emotionalen Schranken der Empfangenden zu überwinden.

Die häufigsten Interferenzen bei dem Menschen, der Energie empfangen soll, sind fehlendes Vertrauen in die AnwenderInnen, eine übersteigerte Erwartungshaltung an das Ergebnis der Arbeit, die Augen in einer ungewohnten Situation geschlossen zu haben, körperliches Unbehagen (zu kalt, zu warm), emotionale Unausgeglichenheit etc. All diese Hindernisse können Angst und Anspannungen verstärken. In diesen Situationen wird es durch die von Angst veränderten Energien auch für die

 AnwenderInnen schwieriger, einen Zugang zum Energiefeld der KlientInnen zu finden.

Dann ist es wichtig für uns als AnwenderInnen, dass wir den Moment wahrnehmen, in dem ein/e KlientIn tatsächlich bereit dafür ist, Reiki zu erhalten; tun wir das nicht, dann findet die Übertragung nur in der Phantasie unserer KlientInnen statt. Noch schwieriger wird die Situation, wenn auch die AnwenderInnen mit erhöhten Angstzuständen zu kämpfen haben. Alle Beteiligten müssen wirklich dazu bereit sein, mit Energien umzugehen. Der Energie übertragende Mensch muss bereit sein, seine Funktion als aufnehmendes und weitergebendes Gefäß zu erfüllen, und der Mensch, der empfängt, muss bereit sein, sich für die notwendigen Energieflüsse zu öffnen.

Natürlich gibt es auch spirituelle Interferenzen, die von negativen spirituellen Abladungen sowohl der Anwendenden als auch der Empfangenden von Energien herrühren.

Diese negativen Abladungen stehen mit einer Blockade bei der Ausdehnung des spirituellen Lichts des Menschen in Zusammenhang und dem Verlust seiner Fähigkeit, sich als Wesen des Lichts zu verstehen, was seine Integration von sich selbst und des Universums erschwert. Damit sich solche Prozesse nicht noch verschlimmern, ist es sehr wichtig, unsere Bewusstheit über unsere Existenz wiederzuerlangen und auf die eine oder andere Weise das zu stärken, was uns heilig ist, ganz unabhängig von unserem religiösen Glauben.

Für manche Menschen wirkt Musik, für andere der Kontakt zur Natur, für wieder andere Meditation als Inspirationsquelle, die sie zu ihrem Heiligen hinführt.

Wer das liest, fragt sich jetzt vielleicht, was Reiki mit einer spirituellen Schwächung oder spirituellen Interferenzen zu tun hat? In Wirklichkeit hat es alles damit zu tun, denn im Moment der Übertragung von Energie begleitet das spirituelle Licht die Bewusstheit sowohl des Übertragenden als auch des Empfangenden als auch den Ort, wo sich die Energie niedergelassen wird, und umhüllt alle drei.

Wahrnehmen und Harmonisieren eines Elements bei KlientInnen

Um die Elemente und ihren Zustand in anderen Menschen wahrnehmen zu können, müssen wir zuerst unsere eigenen wahrnehmen. Das System IPSI ermöglicht uns Zugang zu diesen Informationen.

Stellen wir uns vor, dass wir vor einem Menschen stehen, der für Energiearbeit zu uns gekommen ist. Wir nehmen seine Unruhe wahr. Sein Blick schweift über alle Dinge im Raum, so als ob er sich eine Antwort erhofft oder einen Hinweis auf etwas, von dem nicht einmal er selbst weiß, was es ist. Während er auf den Beginn der Energieübertragung wartet, atmet er schwer. Wenn wir eine derartige Unruhe in KlientInnen wahrnehmen, dann bedeutet das nicht immer, dass sie sich im Element Feuer in einem Ungleichgewicht befinden, sie könnten auch einen Überfluss im Element Luft aufweisen. Für die bessere Veranschaulichung möchte ich für dieses Beispiel beim Ungleichgewicht im Feuerelement bleiben.

Um die Aufregung eines Menschen wahrzunehmen, der im Element Feuer nicht ausgeglichen ist, ist es notwendig, selbst in einem anderen Element eingeschwungen zu sein, z. B. im Element Wasser. Sobald wir merken, dass es das Feuerelement des oder der Empfangenden ist, das ausgeglichen werden soll, greifen wir auf unser eigenes Feuer zurück, damit uns dieses, das ja offensichtlich in Ordnung, also im Gleichgewicht ist, als Referenzbild für die Übertragung dienen kann.

Anfänglich erhält der/die KlientIn dann eine Mischenergie, d. h. seine/ihre eigene, die unsere, also die des/der AnwenderIn, und die, die vom Universum absorbiert und kanalisiert wird. Diese Mischung ist wichtig, um das, was das Ungleichgewicht hervorruft, zu »verdrängen«. Bei allen anderen Elementen im Ungleichgewicht ist der Vorgang der gleiche: Referenzbild, Vermischung und Verdrängung der unausgewogenen Energien.

Bevor ich die Symptome des Ungleichgewichts der Elemente bei KlientInnen weiter beschreibe, möchte ich klarstellen, dass diese Symptome von Mensch zu Mensch auch unterschiedlich sein können.

Bei einem Ungleichgewicht im Element Erde neigt der Mensch dazu, sich selbst und den anderen gegenüber sehr kritisch zu sein, außerdem ist er sehr ehrgeizig, was seinen Körper betrifft. Wir können dieses Ungleichgewicht leichter erkennen, wenn wir uns selbst im Element Luft einschwingen. Dies kann einen interessanten Kontrast ergeben und wir können den betreffenden Menschen dann durch die Brille der Freiheit sehen. Anschließend arbeiten wir mit der besagten Dynamik von Referenzbild, Vermischung und schließlich Verdrängung von Energien.

Bei einem Ungleichgewicht im Element Wasser kommt es zu sehr dichten und zugleich subtilen Emotionen, die mit der Zeit vieles im Leben eines Menschen zerstören können, weil sie impulsiv und unbedacht wirken. Als AnwenderInnen können wir ein Ungleichgewicht in diesem Element am besten erkennen, wenn wir uns selbst im Element Feuer einschwingen.

Am wichtigsten bei einer Energieübertragung ist, dass sich der Mensch, der zu uns kommt, vor und nach der Behandlung angenommen und generell gut aufgehoben fühlt.

Dafür ist es notwendig, die Zeit zu respektieren, die er benötigt, um sich wohlzufühlen, damit die Energie in einer ruhigen und beruhigenden Weise fließen kann.

Wenn sich der Mensch im Element Luft in einem Ungleichgewicht befindet, dann fällt es uns leichter, dies wahrzunehmen, wenn wir selbst im Element Erde eingeschwungen sind. Nun liegt es an uns, »wach« zu bleiben, während der/die KlientIn auf übertriebene Weise von den unmittelbar vor ihm liegenden Dingen des Lebens träumt.

Wenn die Luft im Ungleichgewicht ist, dann zeigt sich der Mensch tendenziell sehr zerstreut, es fehlt ihm an Entschlossenheit und er verliert sein Zeit- und Raumgefühl. Wir nehmen also unsere Erde als Referenz, um das Element Luft im anderen wahrzunehmen, müssen dabei aber vorsichtig sein, denn als AnwenderInnen neigen wir dazu, andere mit ihrer Luftenergie unnötigerweise abrupt zum »Landen« zu bringen, und das kann sie dann noch mehr aus dem Lot bringen. Um dem entgegenzuwirken, können wir unsere eigene Luft dazu verwenden, um sie mit der Energie von KlientInnen zu vermischen. Es ist wichtig, dass wir die Luft ganz in Ruhe zur Erde bringen. Eines der Ziele einer solchen Behandlung ist es, die Elemente Luft und Erde miteinander zu vereinen und sie gemeinsam auf den Boden der Realität zu bringen, denn auf der Erde können wir unsere Träume verwirklichen.

Überlagerung von Energien

Überlagerungen von Energien treten auf, wenn ein Mensch Energien dazu verwendet, um mit ihrer Hilfe von seinen eigentlichen Schwierigkeiten abzulenken.

In der Praxis wäre das eine Person, die aus irgendeinem Grund überaus frustriert ist. Sie ist von den Gefühlen dieser Frustration völlig eingenommen, so dass sie schon aus all ihren »Poren« strömt. Sie muss jedoch an einem überaus wichtigen Meeting teilnehmen, wo sie nicht zeigen kann, dass es ihr nicht gut geht. Angesichts so einer Situation neigt der Mensch dazu, sich eine andere, bessere Energie überzustülpen. Offensichtlich wird er sich dann beim Meeting als gesund und glücklich präsentieren, weil das die Energie ist, die er nach außen trägt, sie entspricht jedoch nicht der Wahrheit. Das größte Problem ist, dass Menschen dem glauben, was sie sehen und nicht dem, was sie fühlen, wenn es um die Wahrnehmung eines anderen Menschen geht.

Wahrscheinlich werden sie ganze Luftschlösser auf einer Struktur bauen, die nicht lange Bestand haben wird. Und es ist ganz natürlich, dass die Energie, die mit der Frustration zu tun hat, sich immer mehr Raum nehmen wird. Dann kommt es zu dem Moment, in dem die darüber gelegte Energie der Wahrheit nicht mehr standhalten kann und der »Eindruck«, den sie gemacht hat, wie ein Kartenhaus in sich zusammenfällt.

Häufig sind Menschen von ihren Energieüberlagerungen richtig umhüllt, als AnwenderInnen müssen wir diese Schutzschicht jedoch durchdringen, um die Energie zu berühren, die gestärkt und ins Gleichgewicht gebracht werden muss und um die es in Wahrheit geht.

In dem Moment, in dem ein/e KlientIn sich bei uns als AnwenderIn gut aufgehoben und angenommen fühlt, kommt es bereits zu einer großen Öffnung, wodurch sich der/die KlientIn »entwaffnen« und authentischer und präsenter fühlen kann. Dann ist es auch nicht mehr notwendig, sich hinter vorgeschobenen Energien zu verstecken, um sich zu verteidigen.

Energien, welche die eigentliche Energie von KlientenInnen überlagern, behandeln wir, indem wir sie Schicht um Schicht abtragen.

Im eben beschriebenen Fall eines Menschen, der sich mit Hilfe einer vorgeschobenen Energie schützen will, müssen wir, wenn er oder sie als KlientIn zu uns kommt, zu Beginn der Energieübertragung mit Hilfe von zirkulärer Energie arbeiten und seine Energieschichten wieder ins Fließen bringen, was die Wege für die weitere Arbeit öffnet.

Mit dieser Bewegung wird die vorgeschobene Energie ihre Kraft verlieren und sich in den Dienst der neuen energetischen Impulse stellen, die wir als AnwenderInnen zur Verfügung stellen.

Wenn wir wahrnehmen, dass sich der von uns behandelte Mensch hingeben und entspannen kann, dann beginnen wir mit unserer Arbeit der Kanalisierung der energetischen Harmonisierung.

Wir dürfen nicht vergessen, dass die Übertragung von Energie nicht immer der Lösung von energetischen Blockaden dient, sondern auch der Harmonisierung und der Stärkung von dem, was bereits vorhanden ist, dienen kann.

Energetische und spirituellen Unterstützung für Anwender

Wenn wir mit Energie arbeiten, sind wir uns bewusst, dass es dabei zu einem Austausch kommen wird, wie bei einer Welle, die kommt und geht. Bei diesem Austausch kommt es zu dem Moment, in dem AnwenderInnen als Energieübermittelnde und KlientInnen als Energieempfangende ihre Rollen tauschen und der Mensch, der sendet, empfangen wird, und der, der empfängt, sendet. So sehr man sich auch wünschen mag, nur ein Empfangsmedium ohne Interferenzen zu sein, so wird es immer zu einer emotionalen Interferenz oder einer Einschränkung der Sensitivität kommen, wie gering diese auch sein mag. Wir alle sind sensitive Wesen, die einen mehr, die anderen weniger.

Das heißt nicht, dass jener, der über eine höhere Sensitivität verfügt, besser ist als der andere, der weniger davon hat, denn jeder verfügt genau über das richtige Maß an Sensitivität, das seiner Kapazität entspricht, und dieses Maß ist es, das den Menschen auf seine Art sensitiv sein lässt, so wie es gut für ihn sein kann. Und das kann gar nicht anders sein, denn das, was über unsere Grenzen geht, ist eine Farce.

Wir dürfen einen Menschen auch gar nicht nach seiner Kapazität zur Sensitivität beurteilen, denn das, was für mich eine große Sensitivität darstellen mag, ist es für einen anderen nicht. Durch meine Sensitivität kann ich die Sensitivität eines anderen erkennen. Die Sensitivität für das spirituelle Aufnehmen und Erfassen, das Annehmenkönnen wie auch die Fähigkeit zur Transformation und Übertragung, sind je nach Person unterschiedlich und es gibt hierbei kein Richtig und kein Falsch.

Damit wir als AnwenderInnen nicht unsere Fähigkeit des Aufnehmens und Erfassens und zur energetischen Übertragung verlieren, ist es wichtig, dass wir die Grenzen unserer Sensitivität kennen, damit wir das Gleichgewicht und den energetischen Halt unserer Arbeit gewährleisten können. Um Gleichgewicht und Halt in unserer spirituellen Arbeit zu haben, ist es notwendig, unsere Quelle der spirituellen Erneuerung und Stärkung zu kennen. Wir dürfen unsere Kapazität zur Absorption dabei nicht übersteigen oder gar erzwingen. Wenn wir uns ganz natürlich und normal fühlen, dann wirken wir der Überlagerung von Energien, die eine gute Kanalisierung von Energien lediglich verhindern würden, entgegen.

»Wer außerhalb seiner wahren Fähigkeiten handelt, verliert sich in den Stricken der selbst gelegten Fallen.«

II. IPSI und der klinische Kontext

1. Drei klinische Fallbeispiele

Klinischer Fall I

C.H: *Ich will mein Leben wieder zurückhaben, ich möchte wieder schöpferisch tätig sein. An meiner Verwirklichung hindert mich, dass ich in meinem alten System gefangen bin. Jederzeit bereit, der Familie alles recht zu machen, zu putzen, alle zu bekochen, aufzuräumen. Ich komme nie an den Punkt, zu zeigen, wer ich wirklich bin.*
Tina: *Was bedeutet für dich, wieder schöpferisch tätig zu sein?*
C.H.: *Mir den Platz im Leben wiederzuerobern, den ich verloren habe, und zu sein, wer ich bin.*

Diese Patientin spricht von ihrem Prozess, in einem Kreislauf gefangen zu sein, der mit der zweiten Qualität des Feuerelements in Beziehung steht, der »kontinuierlichen Bewegung«. Es gibt zwar Bewegung, jedoch gereicht die Qualität dieser Bewegung nicht zum Fortschritt, d. h. die Patientin kommt nicht vom Fleck.

Wir können also sagen, dass sie noch einmal zur ersten Feuerqualität zurückkehren muss, zum »Impuls/der Libido«, um im Element Feuer einen Neuanfang zu finden.

Damit dieser Impuls/die Libido ausreichend stark ist, um ihr dabei behilflich zu sein, aus ihrem Kreislauf auszubrechen, ist es notwendig, dass etwas für sie Wichtiges, wie z. B. das Wieder-schöpferisch-tätig-Sein, in ihr zu neuem Leben erweckt wird.

Wenn wir uns die Beziehung der Patientin zu dem Element Feuer genauer ansehen, dann werden ihr Prozess und somit auch ihr Bedürfnis nachvollziehbarer. Die Familie ist ihre Erde. Sie klagt darüber, dass sie zu viel für die Familie tut, jedoch ist das dieselbe Familie, die ihr auch das Gefühl gibt, nützlich zu sein, auch wenn das für sie mit einem erheblichen Übermaß an Hingabe verbunden ist. In diesem Fall ist es wichtig, den Mangel an Wasser (Emotion) für ihre Erde zu bearbeiten.

Wir müssen ihr Raum geben, um über ihre Liebe zu ihrer Familie zu sprechen. Es könnte sein, dass dieses Übermaß an Hingabe bedeutet, dass sie sich in ihr nicht wirklich einbezogen fühlt. Es ist wie ein Versuch, etwas Fehlendes zu kompensieren. Zweifellos wird es von großem Wert sein, mit der ersten Qualität des Wasserelements an ihrem affektiven Bewusstsein der Familie und sich selbst gegenüber zu arbeiten. Was das Luftelement anbelangt, so ist es wichtig, dass sie zuallererst eine Bewusstheit über ihren Raum wiedererlangt, damit sie wieder Dinge erschaffen und ihre Ausdehnung auch innerlich zulassen kann.

Y. G.: Mein Kopf ist ganz wirr. Ich fühle mich wie ein Gummiband. Ich muss aufhören, immer daran zu denken, dass mich alle immer anstarren. Aufhören zu denken, dass alles immer für alle anderen funktioniert, nur für mich nicht. Schließlich bin ich doch auch ein Mensch, ich bin nicht anders als die anderen. Ich habe auch ein Recht zu leben.

Hier handelt es sich um eine depressive Qualität, in der sich der Mensch quält, indem er versucht, sich mit wenig zufrieden zu geben. Es ist wichtig, an den Verlusten dieses Patienten zu arbeiten, damit er/sie die Opferrolle verlassen kann. Die Bewusstmachung der vierten Qualität des Erdelements kann hier eine große Hilfe sein.

Tina sagt: *Ohne die Würdigung dessen aufzugeben, was Sie erreicht haben, dass Sie auf das Podest gekommen sind, steigen Sie wieder herunter! Es ist sehr eng da oben und gibt ihnen nicht den Raum, den Sie zum Gehen brauchen. Vom Podest herunterzusteigen bedeutet in diesem Fall, sich selbst die Möglichkeit geben, die Bühne des Lebens zu betreten. Dort werden Sie nicht nur Raum zum Gehen haben, sondern sogar zum Laufen!*

Klinischer Fall III

Mateus, 45 Jahre alt, kam, weil er das Leid seiner Trennung nicht mehr ertragen konnte. Nachdem er Carolina im letzten Jahr seines Zahnarztstudiums kennen gelernt hatte, hatte sich sein Leben verändert. Nach weniger als einem Jahr waren sie verheiratet. Die Ehe wäre bis drei Monate vor seinem Besuch bei mir ruhig und glücklich gewesen. Auf ihren Wunsch hin hatten sie keine Kinder. Er war als Zahnarzt sehr erfolgreich und das gab ihnen auch eine gewisse finanzielle Stabilität. Unter der Woche arbeitete er in seiner Praxis und an mindestens drei Tagen der Woche besuchte er seinen Vater.

Sie hatte einen Autounfall und von diesem Moment an Schwierigkeiten beim Gehen. An den Wochenenden kümmerten sie sich um ihr Haus am Land. Manchmal luden sie Freunde ein, denn, wie Mateus sagte, das Haus war sehr groß, mit viel Grünfläche und es war schön zu sehen, wie Menschen den Raum belebten. Carolina hatte Ernährungswissenschaften studiert, aber nie gearbeitet. Für gewöhnlich beschäftigte sie sich damit, nach dem Mittagessen »Dinge« für das Haus einkaufen zu gehen. Alles schien gut zu sein. Sie hatten niemals Diskussionen, die darauf hinweisen hätten können, dass ihre Beziehung in Gefahr war.

Und eines schönen Tages, so erzählte er mir, ganz aus dem Nichts, bat sie ihn um die Trennung. Es war ein Schock, sagte er. Und während er sprach, sah er immer noch ganz erschrocken aus. Es war, als würde er diesen alptraumhaften Moment noch einmal erleben. Nach langem Reden und vielen Fragen gestand sie ihm ihr Motiv für die Trennung: Sie hatte sich in jemanden anderen verliebt. Zuerst zögerte sie, Details zu erzählen, als sie jedoch die Verzweiflung von Mateus sah, erzählte sie ihm alles: Sie hatte sich in eine Frau verliebt.

Das konnte nicht die Wahrheit sein, er wollte es nicht glauben. Er fühlte sich so, als ob sein ganzer Körper unter Narkose stand. Einen Moment lang blieb er still und sah auf den Boden, seinen Kopf wie in einer Verneinung schüttelnd, so als ob er sich selbst noch einmal versichern wollte, dass es nicht stimmte. Er hob sein Gesicht und erzählte weiter.

Sie hatte bereits vor ihrer Begegnung mit ihm vier Jahren lang eine versteckte Beziehung mit einer Frau gehabt. Als sie in die Stadt zog, um zu studieren, verlor sich diese Beziehung über die Entfernung.

Homosexuell zu sein stellte für Carolina einen großen Konflikt dar, vorwiegend wegen der Beziehung zu ihrer Familie, weshalb sie dachte, dass es besser wäre, all das ein für alle Mal zu beenden. Sie dachte auch, dass sie, wenn sie heiraten würde, ein für die Gesellschaft »akzeptableres« Leben führen würde, jedoch konnte sie auch in der Ehe ihre ehemalige Partnerin nicht vergessen. Als Mateus mit seiner Erzählung an diesem Punkt angelangt war, erzählte er die Fakten schon so, als ob er sie in einer Zeitung gelesen hätte. Er schien gänzlich ausdruckslos.

Doch plötzlich kamen Verzweiflung und Angst in sein Gesicht und seine Rede und unter Tränen sprach er über die Demütigung vor seinen Freunden, die ihn impotent heißen würden, gescheitert und unfähig, abgesehen davon, dass sie ihn auslachen würden. Für einen anderen Mann verlassen zu werden, gut, aber für eine Frau! So sagte er. Das war inakzeptabel. Mehrere Sitzungen lang war das Thema immer das gleiche. Dass er die Trennung nicht akzeptieren konnte, weil er ja immer so gut gewesen wäre, dass er seine Frau immer respektiert hätte, sogar als er die Möglichkeit gehabt hätte, sie zu betrügen. Er fühlte sich als richtiger Hofnarr der ganzen Geschichte und er wiederholte wieder und wieder, dass er nicht verstehen konnte, wie sie ihn für eine Frau verlassen konnte. War er etwa nicht Mann genug?

Die Unsicherheit darüber, kein richtiger Mann zu sein, nahm solche Formen an, dass er das Haus nicht mehr verließ und auch mit seinen Freunden nicht mehr sprach. In die Arbeit zu gehen, wurde zu einer richtigen »Geburt«, ein innerer Kampf, den es jeden Tag zu überwinden galt, um jede Minute, jeden Gedanken und das Leben überhaupt bewältigen zu können. Er musste einen Weg finden, sich zu beweisen, dass er ein Mann war. Nach einer kleinen Pause erzählte er, wie die Geschichte mit Carolina weitergegangen war.

Sie erzählte, dass sie ihre Freundin Erika angerufen hatte, um ihr zum Geburtstag zu gratulieren. Ihr zufolge war es das erste Mal, dass sie sich seit ihrer Trennung wieder gesprochen hatten. Sie sprachen über dies und jenes und es entstand der Wunsch, sich zu treffen. Ohne lang über die Entfernung von 100 km nachzudenken, verabredeten sie sich für den nächsten Tag in dem Geschäft, in dem Carolina immer die Dinge für das Haus am Land besorgte. Selbst als er in Tränen ausbrach, erzählte Carolina weiter, sagte er. Vom Geschäft aus fuhren sie direkt ins Landhaus und am selben Tag nahmen sie ihre Beziehung wieder auf. Ihre Freundin war nie mehr eine Beziehung eingegangen, weil sie immer daran geglaubt hatte, dass die beiden eines Tages zusammenleben würden. Von da an trafen sie sich fast täglich immer im Landhaus und das ging drei Monate lang so. Um es leichter zu machen, hatte sich Erika in einem Hotel in der Nähe des Landhauses eingemietet.

Carolina sagte, dass sie die Situation nicht mehr länger ertragen konnte und dass es für niemanden fair wäre, so zu leben, und dass sie deshalb um die Trennung bat, weil die beiden Frauen beschlossen hätten, die Beziehung weiterzuführen. Sie war der Meinung, dass es für alle Beteiligten gut wäre, die Ehe aufzulösen. Mateus sagte, dass er, nachdem Carolina alles erklärt hätte, die Gedanken »ich werde nie wieder so glücklich sein, wie mit ihr« und »wie kann ich nur ohne sie leben« in einer Endlosschleife immer wieder kamen und ihn fast verrückt machten.

Es war wichtig für ihn, Carolina gegenüber seine Gefühle auszudrücken, auch wenn er wusste, dass sie nicht zu ihm zurückkommen würde. Wenn er es nicht tun würde, würde sein Leiden noch schlimmer. Als ich ihn fragte, wieso er das nicht getan hatte, antwortete er mir, dass er trotz allem viel Respekt vor ihr hatte und die Situation nicht noch komplizierter machen wollte.

Ich gab ihm Raum, um mehr darüber zu sprechen und er fuhr fort. Carolina war genauso wie seine ältere Schwester. Als seine Mutter gestorben war, war es seine ältere Schwester Táta, die ihn aufzog.

Sie war eine temperamentvolle Frau und hatte immer entschieden, was das Beste für ihn war. Üblicherweise hatte sie dabei auch keine andere Meinung zugelassen. Am schlimmsten für ihn war, dass sie immer sagte, er wäre nicht Mann genug, um Entscheidungen zu treffen. In Wahrheit repräsentierte sie für ihn die Macht. Er erzählte, dass er oft widersprechen wollte, wenn sie ihm etwas aufzwang, doch er hatte Angst vor ihren Drohungen, ihn zu verlassen.

Außerdem hatte sie ihm immer vorgeworfen, dass sie ein vielversprechendes Leben aufgegeben hatte, um sich um ihn zu kümmern. Diese Schuld trug er immer noch mit sich herum.

In einer der Sitzungen war er sehr schweigsam, sein Kopf war gesenkt und sein Blick verloren. Ich wartete darauf, dass er in die Realität zurückkam, d. h. in den Raum mit mir und sagte: »Stellen Sie sich vor, ich bin Carolina, was würden Sie mir sagen?«

Ich wollte ihm damit die Möglichkeit geben, seine Gefühle auszudrücken. Einen Moment lang sah er mich an, ohne etwas zu sagen. Ich bestärkte ihn darin, sich auszudrücken. Nach und nach kam die Wut in seinen Blicken und durch seinen Gesichtsausdruck zum Vorschein.

Zuerst sagte er, dass er sie tot sehen möchte, dass er sie hasste und dass sie nicht wusste, was gut für ihn war. In diesem Moment wurde klar, dass sich seine Beziehung zu Carolina mit den Schuldgefühlen, die er seiner Schwester gegenüber fühlte, vermischt hatte. Aus seiner Abhängigkeit von der Schwester und aus Respekt ihr gegenüber hatte er sich nie erlaubt, zu sagen, was er fühlte, denn schließlich hätte sie ihn verlassen können und dann wäre alles noch viel schlimmer geworden.

In Wirklichkeit war seine Ehe mit Carolina der Versuch, die Beziehung zu seiner Schwester zu befrieden. Ich spielte die Rolle von Carolina weiter und stachelte seine Wut weiter an: »Wie wagst du es, mir das alles zu sagen? Wer glaubst du, dass du bist?« Es war wichtig herbeizufühlen, dass er seinen Hass und seine Wut nicht seiner Schwester, sondern seiner Frau gegenüber Ausdruck geben konnte.

Ich sah ihm in die Augen uns sagte: »Ich bin nicht Ihre Schwester, sehen Sie mich an ... Ich bin Ihre Frau ... Du lebst in einer Phantasie.« Er sah mich mit riesengroßen Augen an und stand abrupt auf. Er nahm den kleinen Steinkrug, der auf dem kleinen Tisch neben mir stand, und machte eine Geste, als ob er ihn nach mir werfen wollte. Er war völlig außer sich. Sein rotes Gesicht und sein Zittern zeugten von seiner Wut auf seine »Frau«. Es war offensichtlich, dass er sie »fertigmachen« wollte. Ich glaubte, dass er mich jeden Moment mit dem Krug erschlagen würde.

Ich hatte zwei Möglichkeiten, entweder aus meiner Rolle als »Ehefrau« auszusteigen oder das Spiel fortzuführen. Er sollte aus diesem Leiden herauskommen. So beschloss ich, weiterzumachen. Er war kurz davor, den Krug nach mir zu werfen, er war nur Sekunden davon entfernt. Ich sah ihn an und sagte: »Wirf, wenn du ein Mann bist!«

Ich weiß sehr wohl, welches Risiko ich damit eingegangen bin, das will ich nicht leugnen.

Er sah mich an, als ob er gerade aus einem Alptraum erwachte, stellte den Krug ab, setzte sich hin, holte tief Luft und mit einem halben Lächeln sagte er: »Ich muss niemandem beweisen, dass ich ein Mann bin« und dann sprach er weiter. »Sie umzubringen wäre wie ein Stück von mir selbst umzubringen.« Und ich antwortete ihm im selben Tonfall: »Das ist alles für heute.« In den darauffolgenden Sitzungen war seine Rede eine andere.

Jetzt, während ich dieses Buch schreibe, lebt er in einer neuen Beziehung und ist überglücklich, zum ersten Mal Vater zu werden. Wenn ich diesen klinischen Fall anhand der Elemente analysieren sollte, würde ich das folgendermaßen tun:

Die emotionale Fragilität, die durch den Einfluss der Schwester entstanden ist, führte dazu, dass seine Wasser, d. h. seine

 Emotionen, derart aufgewühlt wurden, dass er seine Erde, den Boden unter den Füßen, verlor.

Zu Beginn, als er meine Praxis betrat, wies er offensichtlich einen Überschuss an Wasser in seiner Erde auf. Dieser Überschuss war nicht nur durch seine emotionale Fragilität verursacht worden, sondern auch durch die Zugabe von Wasser durch seine Schwester. Sowohl seine als auch ihre Wasser waren eine »schlammige« Mischung aus Wasser (Emotionen) und Erde (Realität).

Und wir wissen, dass man schlammiges Wasser nicht trinken kann. Die Überdosis an Wasser (das Ertrinken in den eigenen Emotionen) musste reduziert werden, und dazu brauchte es die Wirkung des Elements Feuer, um eine Verdunstung herbeizuführen. Deshalb hatte ich in der Sitzung die Rolle seiner Frau übernommen. Die Provokation, zu der ich ihm verhalf, diente dazu, dem blockierten Feuer meines Patienten durch eine Explosion zur Freiheit zu verhelfen. Explosion bedeutete hier, dass die Aggressivität (das Feuer) durch den Überschuss an Wasser und den schwierigen Emotionen, die damit verbunden sind, ihren Weg fand und in den Prozess von Ewa eintreten konnte, wodurch von da an Wasser in einem adäquaten Ausmaß zur Verfügung stand.

Wenn so etwas geschieht, dann stellt sich ein Gefühl der Erleichterung und der Ruhe ein und die Anspannung lässt nach. Von dem Moment an, als der Patient den Krug abstellte, und ich immer noch dachte, er würde mich angreifen, war er ein ruhigerer und friedlicherer Mensch. In den Sitzungen danach waren seine Emotionen kontrollierter, nicht weil er sie unterdrücken musste, sondern weil er sie halten und damit umgehen konnte.

2. Persönlichkeitsentwicklung

Ein Sprung in der Persönlichkeitsentwicklung findet dann statt, wenn ein Übergang von einer schon etablierten Bewusstheit

(B1) hin zu einer anderen Bewusstheit (B2) geschieht, die dem Entwicklungsprozess des eigenen Lebens besser entspricht. Ich bezeichne B1 als den psychologischen Zustand des Menschen. In der B1-Bewusstheit sind die vielen unnötigen Umwege enthalten, die Abwehrmechanismen des Menschen, die als seine Struktur seinem psychologischen »Ich« eine sogenannte vermeintliche Konstitution aufzwingen. Die B2-Bewusstheit ist die harmonische Dimension von B1.

Abwehrmechanismen finden in B2 eine neue Zielsetzung, weil sie hier aufhören, Grenzen zu ziehen, sondern Möglichkeiten herstellen, das Leben anzunehmen. Die neu errungene Akzeptanz des Lebens führt zu einem tiefen Gefühl des Wohlbefindens.

Im Lauf der Zeit verwandelt sich B2 naturgemäß wiederum in ein neues B1, das dann eine neuerliche Bewegung hin zur Transformation verlangt, um wieder zu einem neuen B2 zu werden, womit sich der zyklische Prozess der Persönlichkeitsentwicklung unendlich wiederholt und erneuert. Dabei ist die Bewusstheitserweiterung von B1 essentiell, denn erst aus ihrer Absicht kann es zur Transformation hin zu B2 kommen.

Zu dieser Bewusstseinserweiterung von B1 kommt es, wenn der Mensch sich selbst in seinen Möglichkeiten wahrnimmt und für sie offen ist. Die Bewusstheitserweiterung von B2 wiederum ist das Ergebnis der Ausdehnung von B1, die zu einer Akzeptanz der Möglichkeiten des Menschen führt, so dass dieser sie besser nutzen kann.

Persönlichkeitsentwicklung geschieht durch diese Transformation von B1 zu B2 und niemals lediglich durch eine rein oberflächliche Verhaltensänderung. Die Basis ihrer Veränderung liegt in der Kenntnis und in der Nutzung des »integrierten Systems des primären Unbewussten«.

Das »integrierte System des primären Unbewussten« ist der Raum, wenn wir das so nennen können, in dem alle spirituellen und den Menschen ausmachenden Informationen gespeichert sind. Da es sich um einen akkumulativen Speicherplatz von Informationen handelt, ist es notwendig, ihn eingehend zu studieren und zu untersuchen, um die psychologischen und spirituellen Strukturen zu verstehen, die wir immer wieder in ein Gleichgewicht bringen müssen.

Exkurs:

IPSI und das Spielzeug als Übergangsobjekt

Was mich dazu inspiriert, an dieser Stelle über das »integrierte System des primären Unbewussten« und das Spielzeug als Übergangsobjekt zu schreiben, war ein eindrückliches Erlebnis. Bevor ich aber davon erzähle, möchte ich kurz auf die Bedeutung von Spielzeug als Übergangsobjekt im Leben eines Kindes eingehen. Wenn ein Baby geboren wird, erlebt es eine relative Unabhängigkeit, die sich bis zu seiner Reife weiterentwickelt. Bindung bleibt jedoch weiterhin von existentieller Notwendigkeit und hat ihren Ursprung in der Symbiose zwischen dem Fötus und seiner Mutter. Das Kind wählt ein Spielzeug oder ein bestimmtes Objekt, das ihm auf der Symbolebene die Fortsetzung dieser Symbiose ermöglicht, die durch die Geburt unterbrochen wurde. Dieses Spielzeug übernimmt dann Funktionen, die dem Säugling fehlen, sei es Liebe oder Schutz oder das Gefühl, belohnt zu werden. Das Übergangsobjekt ist also ein Weg, um die Symbiose mit der Mutter weiterzuführen und dient dem Kind als Brücke im Prozess seiner Individuation und der Erlangung seiner Selbstständigkeit.

Die psychologische Auseinandersetzung mit dem Übergangsobjekt erzeugt eine symbiotische, der Repräsentation entsprechenden Energie, sei es der Liebe, des Hasses oder der Belohnung. Manchmal ist das aber nicht alles, wie folgendes Erlebnis zeigt.

Ich erinnere mich, dass es ein sonniger und sehr spezieller Sonntag war, weil am Tag zuvor die Prozession von Santa Sara Kali, der Schutzherrin der Ciganos, stattgefunden hatte. Später am Tag sollte ich nach Europa fliegen und ich nutzte die wenigen Stunden, die mir blieben, bevor ich zum Flughafen musste, für einen Spaziergang am Kunsthandwerksmarkt von Embu. Die Prozession beginnt immer im Zentrum dieses kleinen Ortes Embu das Artes in São Paulo und findet jedes Jahr am ersten Samstag im Dezember statt. Embu war immer schon ein besonderer Ort für mich, mit ihm verbinde ich einige wichtige Ereignisse in meinem Leben.

Wie jedes Jahr nutzten sehr viele Menschen diesen Nachmittag für ihre Einkäufe, denn Weihnachten stand kurz vor der Tür. Die Marktstände waren umringt von Menschen, die alle Arten von Dingen kauften. Während ich über den Markt spazierte, zog etwas meine Aufmerksamkeit auf sich, es war ein Kind, das auf einem Stand mit Schmuckgegenständen saß. Es spielte mit einem anderen Kind, das ihm gegenüber auf einer Bank saß. Sie unterhielten sich, fuchtelten mit den Armen in der Luft und schienen sehr angeregt, während sich die Frau am Stand bemühte, sich um ihre Kundschaft zu kümmern. Wahrscheinlich war sie die Mutter eines der Kinder oder von beiden.

Das Kind, das auf dem Schmuckstand saß, war ein Bub, er trug ein graues T-Shirt und war etwa drei Jahre alt. Das Kind ihm gegenüber auf der Bank war auch ein Bub in einem ähnlichen Alter, vielleicht etwas älter. Doch etwas an dem Kind, das auf dem Schmuckstand saß, war seltsam, seine Haut war hellbraun und schien ein wenig blass und irgendwie leblos. Ich verlangsamte meine Schritte, um besser erkennen zu können, was ich hier sah. Ich blieb stehen. Ich war mir nicht sicher, was ich sah oder fühlte. Ich weiß nur, dass ich das Gefühl hatte, etwas Sonderbares vor mir zu haben.

Also begnügte ich mich nicht damit, aus der Ferne hinzusehen, sondern ging in Richtung der Kinder. Zu meiner Überraschung verwandelte sich, je näher ich kam, das Kind, das auf dem Schmuckstand saß, wie durch Zauberei in einen Teddybären. Wie konnte das sein? Ich ging noch näher hin und als ich dann ganz nahe war, konnte ich nicht widerstehen: Ich musste den Teddybären berühren, um sicher zu sein, dass ich nicht nur eine Vision hatte. Es war tatsächlich ein Teddybär; er hatte immer noch das graue T-Shirt an, doch jetzt war es eindeutig ein Teddybär. Das Kind, das ihm gegenüber auf der Bank saß, spielte ruhig damit weiter und schien sehr glücklich dabei. Es reagierte nicht einmal auf meine Neugier, als ich seinen Teddy anfasste. Einige Zeit lang war ich ganz perplex. Als ich wegging, konnte ich nicht widerstehen, mich umzudrehen und zurückzuschauen.

In mir blieb der Eindruck, dass ich diesem »Kind« von dem Schmuckstand noch einmal begegnen würde. Nach diesem Erlebnis versuchte ich meinen Spaziergang am Kunsthandwerksmarkt weiterzuführen, aber es hatte keinen Sinn mehr, ich konnte nur noch an diese Episode denken. Ich musste einfach zu diesem Stand zurückgehen, um noch einmal zu sehen, ob ich mir das alles nicht nur eingebildet hatte. Also ging ich zurück. Wen würde ich jetzt dort antreffen, den Teddybären oder »das Kind«? Doch zu meiner Überraschung traf ich weder den Teddy noch »das Kind« an, sondern nur noch die geschäftige Frau, die sich um ihre Kundschaft kümmerte.

Wir wissen, dass Kinder eine sehr tiefe emotionale Beziehung der Liebe, des Sicherheitsempfindens und der Übertragung auf unterschiedlichen Ebenen zu ihrem Übergangsobjekt haben. Diese Beziehung ist von großer Wichtigkeit, denn sie hilft ihnen auf der psychologischen Ebene dabei, das Leben zu bewältigen. In Phasen der Unsicherheit, Abhängigkeit und vielen anderen Situationen, die von ihren Bedürfnissen geprägt sind, wird das Übergangsobjekt zu einer maßgeblichen Unterstützung.

Andererseits wissen wir aber auch, dass es in der spirituellen Welt gewisse Geistwesen gibt, deren Eigenschaft es ist, sich bestimmter Situationen oder Anhaftungen zu bedienen, um so mit dem »Leben« im Diesseits verbunden zu bleiben, z. B. wenn jemand eine obsessive Beziehung zu einem Gegenstand hat.

Sie nutzen also die affektive Abhängigkeitsbeziehung, die ein Kind zu seinem Spielzeug oder Übergangsobjekt hat, um ihre eigene spirituelle Reise fortzusetzen. Für das Geistwesen wird diese Beziehung dann zu einer Brücke zwischen der spirituellen Ebene, der es angehört, und der Welt der Lebenden. Damit will ich aber nicht sagen, dass jedes Spielzeug oder Übergangsobjekt ein Geistwesen anziehen muss!

In manchen Fällen können wir wahrnehmen, dass der Einfluss dieses Spielzeugs oder Objekts so stark auf das Kind wirkt, dass es sich häufig an das Spielzeug wendet, um es um Erlaubnis zu bitten, ob es etwas tun darf oder nicht, oder dass das Kind sagt, dass es traurig sei, weil das Spielzeug oder der Gegenstand »böse« auf es wäre. Als ich zum Schmuckstand zurückkehrte und die Kinder nicht mehr da waren, hatte ich den Eindruck, dass »der Teddy« mit dem Kind spazieren gegangen war und nicht umgekehrt.

Später in der Entwicklung des Kindes ergibt sich der Moment, in dem die Anhaftung an ein Spielzeug oder einen Gegenstand ihr Ende findet; weil es genug genutzt worden ist, weil die Zeit gekommen ist, darauf zu verzichten, weil es an jemanden anderen verschenkt wird oder weil es schlussendlich auf dem Müll landet. Unabhängig vom Warum ist es wichtig, dass das Kind an dieser Loslösung mitwirkt und auch über das Schicksal des Spielzeugs oder Objekts mitentscheidet. So fühlt es sich respektiert, nicht betrogen; das Vertrauensverhältnis zu den Eltern oder anderen Bezugspersonen, die an der Entscheidung beteiligt waren, bleibt bestehen und wird sich positiv in seinem Leben niederschlagen.

Die Loslösung auf der physischen Ebene wird ihre Korrespondenz auf der spirituellen Ebene haben. Wenn eine bewusste und natürliche Trennung stattfindet, dann wird auch die Quelle der spirituellen Nahrung für die, die sich an ihr labten, auf ganz natürliche Weise aufhören zu existieren. Die Brücke zwischen dem Geistwesen, dem Spielzeug und dem Kind wird dann also auch schwächer werden und sich in Folge ebenfalls auflösen.

Falls jedoch die Trennung für ein Kind nicht auf befriedigende Weise geschieht, kann es zu einer negativen spirituellen Beeinflussung des Kindes kommen.

Wenn die Beziehung zwischen einem Geistwesen, einem Spielzeug und einem Kind abrupt unterbrochen wird, können Verletzungen und Unsicherheiten auftreten. In diesem Fall neigen Geistwesen dazu, im Schwingungsfeld des Kindes Unterschlupf zu finden, da das Spielzeug oder der Gegenstand, der als Brücke zur Verfügung stand, nicht mehr vorhanden ist.

Immer wenn etwas Fremdes in unser Schwingungsfeld eindringt, kommt es zu einer natürlichen Abwehrreaktion, die dem Herkunftsort dieses fremden Elements entspricht. Ein Kind, in das auf diese Art »eingedrungen« wurde, kann als Abwehr unterschiedliche Symptome aufweisen, das können Aggressionen, Depressionen, Apathie oder eine anhaltende andere Stimmungsveränderung und Trägheit sein. Manchmal wird einem solchen Kind sogar Autismus zugeschrieben.

Auf meiner Reise nach Europa nach diesem Erlebnis in Embu überraschte mich die Tochter meiner Freundin mit ihrem lebhaft geäußerten Wunsch, mir ihr Zimmer mit ihren Spielsachen zu zeigen. Ich war von so einem Zimmer mit so vielen Spielsachen sehr überrascht. Meine Hand haltend, blickte sie auf ihre Spielsachen und sagte: »Hab ich euch nicht versprochen, dass sie kommen würde, um euch zu begrüßen?« Dann nahm sie eine Fee in die Hand: »Das ist meine beste Freundin, aber manchmal streitet sie mit mir!«

Der psychologische Einfluss, den ein Übergangsobjekt oder Spielzeug auf ein Kind haben kann, ist klar. Jedoch sollten wir nicht vergessen, dass manchmal mehr als das im Spiel ist.

3. Depression

Es gibt 16 Qualitäten von Depressionen, die mit den 16 Orixás oder Elementarkräften in Beziehung stehen. Jede Elementarkraft führt dabei zu ganz spezifischen Symptomen, wenn sie im Ungleichgewicht ist. Depressiv zu sein, bedeutet nicht etwa traurig zu sein oder nicht mehr essen zu wollen. Es gibt etwa Menschen, die depressiv oder vorübergehend depressiv sind, auch wenn sie glücklich oder einfach aufgeregt zu sein scheinen. In einer Depression fühlt der Mensch, dass etwas auf ihm lastet, das ihn nach unten drückt. Es gibt bestimmte Menschen, die dazu neigen, depressiv zu sein, rein um des emotionalen Vergnügens willen, das sie erleben, wenn sie aus diesem Zustand wieder herauskommen. Andere erleben eine Depression als etwas ganz Natürliches, sind aber deswegen nicht depressiv. Andere wiederum können sich kein Leben außerhalb der Depression vorstellen, so, als ob es jenseits von ihr kein Leben gäbe. Depression manifestiert sich auf ganz unterschiedliche Weise, je nach Element, in dem ein Ungleichgewicht seinen Anfang nahm. Im Folgenden beschreibe ich die unterschiedlichen, den Elementen zugehörigen Symptome.

Feuer

Fehlende Energie, sich im Kreis bewegen, Pessimismus, der Verlust von Werten, Hyperaktivität. Um das Leiden vergessen zu können, greift der Mensch oft zu Alkohol, schläft zu viel oder kann gar nicht schlafen.

Erde

Das Gefühl, dass ein Kreislauf zu Ende geht, Mangel an Projekten, negative Perspektiven, Gefühl der Minderwertigkeit, Anhaftung an alte Gefühle und Gegenstände, eine sehr enge oder eingeschränkte Zukunftsperspektive.

Wasser

Auflösung durch das Erleben eines Mangels, Leere, Schwierigkeiten haben, sich selbst und andere zu ertragen. Der Mensch empfindet, dass alle Probleme dieser Welt auf ihm lasten. Es ist notwendig, dass er versteht, dass er nicht unter den Dingen steht, sondern sich selbst hinunterdrückt.

Luft

Gefühl der Unfähigkeit, fehlende Kreativität, sich in die Enge getrieben fühlen, Furcht, sich zu zeigen.
Für uns Therapeuten und Therapeutinnen ist es wichtig, unsere eigenen Depressionen zu kennen, damit wir sie nicht mit denen der anderen verwechseln. Wenn wir unsere Depression auf die oder den anderen projizieren, dann werden wir niemanden therapieren, sondern stattdessen unsere eigene Depression behandeln. Diese Tendenz haben wir, weil es einfacher ist, uns selbst durch die Behandlung anderer zu behandeln, da wir auf diese Weise weniger Schmerz fühlen müssen.

Wir dürfen die Abladungen, die wir von anderen aufnehmen und die uns »hinunterdrücken«, ebenfalls nicht mit Depression verwechseln. Das gilt auch für unsere Patienten oder Klienten. Die Depression zeigt etwas auf, das die Struktur der Person erschüttert hat, etwas, das nur sehr schwer zu ertragen ist und das wir deshalb in unserem Unbewussten verstecken.

Mit IPSI arbeiten wir dann also am Unbewussten, so wie es üblicherweise in der Analyse bearbeitet wird, um Informationen daraus in die Bewusstheit unserer Patienten zu bringen. Diese Informationen erreichen die Bewusstheit in Symbolform gekleidet, damit die Konflikte in abgemilderter Form bei uns ankommen. Zugleich arbeiten wir mit dem primären Unbewussten, um den Ursprung der Ursache zu erfahren.

Ich gebe ein Beispiel einer Depression, die mit dem Element der Erde in Beziehung steht. Ein Mensch arbeitet sein ganzes Leben, um ein Haus zu kaufen. In dem Moment, in dem es ihm gelingt, wird er sehr aggressiv, äußerst kritisch und über alle Maßen fordernd.

Seine Aggressivität kann von dem Umstand herrühren, dass er nicht akzeptiert, dass er erst so spät erreichte, was er sich wünschte, nämlich ein Haus zu haben, denn er meint schon sehr alt zu sein und nicht mehr viel Zeit haben, um sich daran zu erfreuen.

Er akzeptiert seine Realität nicht und dass er erst im Alter erreicht hat, was er wollte. Er wird sich fragen und anklagen, warum er dies nicht schon 30 Jahren zuvor geschafft hat. Wenn er sich keiner Behandlung unterzieht, dann wird dieser Mensch dieses Verhalten zu seiner Lebensweise machen.

»Die Fähigkeit, die richtige Intuition in unser berufliches Leben zu integrieren, bedeutet, den anderen über das, was gesagt wurde, hinaus zu verstehen.«

»Selbstversöhnung! Das ist der erste Schritt, um andere zu verstehen.«

»Die Weisheit, die uns auf allen Ebenen bereichert, ist die, zu erkennen, dass der Reichtum, nach dem wir uns sehnen, weder in der Therapie noch durch Bildung erworben werden kann, denn er liegt darin, unsere menschliche Dimension zu erkennen, in der die wahre Schule des Lebens beheimatet ist.«

»Wenn wir unser Gehör schärfen, dann hören wir auch das, was nicht gesagt wurde.«

»Uns ins Leben zu verlieben bedeutet, eine ewige Komplizin an unserer Seite zu haben.«

»Verbreite die guten Gefühle, die in dir schwingen, sie werden zu dir zurückkommen, denn sie werden sich nach dir sehnen!«

»Der Poesie der Natur zu lauschen bedeutet, in der Fülle unseres Mitgefühls zu navigieren.«

4. Zwangsstörungen[19]

Eine gewisse Dosis Angst ist nützlich, weil sie uns in Bezug auf eine Situation eine innere Bewegung spüren lässt, doch wenn die Angst eine Grenze überschreitet und unser Leben beeinträchtigt, dann müssen wir die Ursachen, die den Menschen schwächen und aus dem Lot bringen, finden und bearbeiten.

Wir können die richtige Dosierung der Angst mit dem Feuer der Leidenschaft vergleichen. Beide sind Kräfte, die unsere Gefühle, unsere Träume und unsere Lust und dergleichen mehr in Bewegung versetzen.

Üblicherweise reden wir einem Ängstlichen gut zu, sagen, dass er ruhig bleiben soll, dass alles gut ist und es keinen Grund zur Sorge gibt. Der Mensch, der sich in einer Angstkrise befindet, kämpft jedoch in seinem Inneren verzweifelt gegen ein unsichtbares »Monster«, das ihn umkreist und ihn jeden Moment verschlucken könnte, da fällt es schwer, sich zu beruhigen, sich vorzustellen, dass alles gut ist und es keinen Grund zur Sorge gibt. Für jemanden in dieser Situation ist das Leben eine einzige Ungewissheit. In schweren Fällen nimmt der Mensch das Leiden schon vorweg, d. h. er »lebt« das Leiden, um damit seine Angst und Furcht vor dem Eintreffen der Zukunft zu lindern, weil ihm das Warten auf die Zukunft nur mit noch mehr Sorge erfüllt. Es ist klar, dass ein Mensch, der unter solch extremer Angst leidet, durch etwas geschwächt wurde, es bleibt aber herauszufinden, wodurch es so weit gekommen ist.

Meistens, wenn ein Mensch nicht in der Gegenwart, d. h. im

19 ICD 10 F42.

Hier und Jetzt, leben kann, ist es, weil er entweder die Vergangenheit in die Gegenwart schiebt und damit einer Depression Raum gibt und deprimiert wird oder weil er die Zukunft in die Gegenwart holt, was Angst verursacht.

Angstzustände können auch durch bestimmte körperliche oder emotionale Traumata hervorgerufen werden oder durch eine Kombination aus mehreren zugleich.

Oft versuchen Menschen, ihre Angst mit Ablenkungen zu überspielen, z. B. mit dem übermäßigen Genuss von Süßigkeiten, unnötigen Einkäufen etc. Diese Verhaltensweisen dienen nur dazu, ihre Frustration zu bestätigen und die Angst zu verstärken, womit sich ein Teufelskreis einstellt, noch mehr Angst, noch ungezügeltere Bewegung, noch mehr Frustration, weil das, was man tut, die Angst/Furcht nicht auflöst, weil die Ursache des Problems auf diese Weise nicht aufgelöst werden kann. Bei Zwangsstörungen steht die Angst im Fokus des Ungleichgewichts. Der Mensch ist voller Furcht vor Kontamination (Schmutz, Keime, Chemikalien, Strahlung) oder einer schweren Krankheit und er glaubt, dass ihm nichts Schlimmes geschehen wird, wenn er alles genau so weiter macht wie bisher.

Dazu gesellen sich unendlich viele repetitive Verhaltensweisen und Gedankenmuster. Beispiele dafür sind, Gegenstände millimetergenau ordnen zu müssen, alles in seiner Umgebung zu zählen, häufiges Händewaschen und bei dieser Handlung immer dieselbe Reihenfolge der Aktivitäten einzuhalten, mit gleichen oder ungleichen Zählschritten in einen Raum kommen und ihn wieder zu verlassen sowie alle möglichen kleinen Rituale. Wenn der Mensch diese Verhaltensweisen ausführt, dann nimmt seine Angst ab, und er fühlt sich erleichtert. Seine Erleichterung ist aber nur temporär, weil es nicht lange dauert, bis er sich wieder voller Angst fühlt und die zwanghaften Verhaltensweisen wieder ausführen muss, damit er sich beruhigt und ein wenig Frieden spüren kann.

Einige Studien weisen darauf hin, dass Menschen mit Zwangsstörungen[20] Anomalien im Gehirn aufweisen, unter Infektionen und Traumata leiden und ca. 20% der Patienten mit Zwangsstörungen leiden an Ticks, was darauf hinweist, dass es hier eine Beziehung zum Tourette-Syndrom geben könnte.

Wenn wir eine Beziehung zwischen den Zwangsstörungen und den Elementen Feuer, Erde, Wasser und Luft herstellen, dann können wir wahrnehmen, dass das Element Wasser die Störung verursacht und das Element Feuer diese beschwichtigt. Das »Feuer« »beschwichtigt«, weil es den Menschen dazu treibt, sich wiederholende Verhaltensweisen durchzuführen, wodurch sich seine Angst verringert und er sich besser fühlt. Das bedeutet, dass das Feuer für den Menschen in dieser Situation eine große Hilfe und ein Verbündeter ist, um seine Angst zu reduzieren, gleichzeitig behindert es aber den Zugang zu den Ursachen.

Das Element Wasser steht im Mittelpunkt dieser Thematik. Es ist das Element, in dem die Ursachen des Problems zu finden sind. Wie wir wissen, steht es für die Emotionen, die Bewusstheit, die Akzeptanz und Annahme und die weibliche Dualität.

Die obsessiven Gedanken, Gefühle, Verhaltensweisen des Menschen etc. versuchen, die emotionalen Probleme zu beherrschen, die mit einer fehlenden Bewusstheit und mit Schwierigkeiten beim Annehmen und Angenommenwerden und einem Ungleichgewicht der Dualität in Verbindung stehen.

Die Neuorganisation der »Wasser« des Zwanggestörten wird sein »Feuer« in allen vier Wasserqualitäten schwächen, den Im-

---

20 Zwangsstörungen werden häufig wie folgt behandelt:
Medikamente: Antidepressiva – selektiver Serotoninaufnahmehemmer
Kognitive Verhaltenstherapie: arbeitet an der Verringerung von Ängsten, dem Stressabbau und der inneren Konfliktbewältigung.
Tiefe Hirnstimulationstherapie (Deep Brain Stimulation). Ein medizinisches Gerät, ähnlich einem Herzschrittmacher, wird ins Gehirn eingesetzt, um bestimmte Bereiche des Gehirns elektrisch zu stimulieren. Dieses Vorgehen hilft, einige der Symptome zu reduzieren.

puls, etwas zu tun. Die Wiederholung ein und derselben Bewegung, mit der der Mensch die gleiche Sache zigmal macht. Die Zusammensetzung und Richtung der obsessiven Verhaltensweisen und die Kristallisation oder Realisierung von kompulsiven Haltungen in seinem Leben, sie alle werden eine gewisse Erleichterung und Entspannung erfahren, weil Angst und Furcht auf diese Weise abnehmen werden.

Man kann sagen, dass Angst ein Verteidigungsmechanismus ist, der die Offenlegung der inneren Konflikte verhindert, deshalb müssen wir Menschen, die an einer Zwangsstörung leiden, auf eine Art behandeln, durch die sie sich nicht angegriffen fühlen. Tun wir das nicht, dann tendieren die Betroffenen dazu, sich immer mehr hinter dem Vorhang ihrer Angst zu verstecken, was die Angst und die Furcht vor der Ungewissheit über das, was vielleicht zum Vorschein kommen könnte, immer noch größer werden lässt. Dieser Umstand lässt in Folge jede Verbesserung des Wohlbefindens des Menschen in noch weitere Ferne rücken.

Leichte Angststörungen dürfen aber auch nicht mit dem Verhalten von extrem abergläubischen Menschen verwechselt werden.

Es gibt Menschen, die stehen morgens ein zweites Mal auf, nämlich mit dem rechten Fuß, weil sie gehört haben, dass man nicht mit dem linken aus dem Bett steigt, was ihnen aber beim ersten Aufstehen passiert ist. Und wenn man ihnen sagt, dass es sie im Leben zurückwerfen wird, wenn sie ihre Schuhe so ausziehen, dass der eine Schuh nach vorne und der andere nach hinten zeigt, dann wissen wir, dass sie zurückgehen werden, um ihre Schuhe brav in dieselbe Richtung zu stellen.

Dies Absicht ihrer Haltung ist dabei jedoch nicht die bessere Organisation der Dinge, in diesem Fall der Schuhe, sondern ihre Sorge, ihr Leben könnte Schaden nehmen und das ist etwas ganz anderes als das Übel von jemandem, der an einer Zwangsstörung leidet.

Ich habe hier nur eine kleine Auswahl von unendlich vielen Möglichkeiten angeführt, abergläubisch zu sein. In ganz schlimmen Fällen unterwirft sich der Mensch seinem Irrglauben absolut.

5. Angst/Panikstörungen und spezifische phobische Störungen[21]

Eine Panikstörung ist eine Störung, bei der im Menschen unerwartete Krisen der Verzweiflung und intensiver Angst vor schlimmen Ereignissen auftreten, obwohl keinerlei Motiv oder keinerlei Anzeichen einer unmittelbaren Gefahr vorliegt. Sie kann als Folge von Situationen von höchstem Stress, wie Überfällen, Entführungen, schweren Unfällen oder emotionalen Erschütterungen, auftreten. Solche Situationen können auch zu einer Veränderung der Gehirnchemie führen, die ebenfalls Ursache von Panikattacken sein kann.

Jede Bewegung hat einen initialen Impuls, z. B. das sich Erheben von einem Stuhl, ein Samenkorn, das sich öffnet, um zu keimen, oder die Geburt eines Kindes. Auch eine Panikattacke folgt dieser Regel. Dabei gibt es sehr viele unterschiedliche Impulse, unwillkürliche, absichtlich herbeigeführte, solche, die sich der Kontrolle entziehen usw.

Für das bessere Verständnis gebe ich an dieser Stelle ein paar Definitionen. Im klinischen Kontext sprechen wir von einem **Syndrom**, wenn wir die Gesamtheit der beobachteten Zeichen und Symptome eines Krankheitsverlaufs ansprechen, ohne spezifische Ursachen zu kennen.

Wir sprechen von **Panik,** wenn wir eine Furcht oder Angst meinen, die unbegründet und unwillkürlich ist.

---

21 ICD-10 Internationale Klassifikation von psychischen Störungen, F 40 Phobische Störungen, F 41 Sonstige Angststörungen, F 42 Zwangsstörungen im Bereich der neurotischen Belastungs- und somatischen Störungen.

Symptome von Panikattacken können folgende sein: das Gefühl zu haben, dass man träumt (es aber nicht weiß), des Schreckens, des Todes, der Schwäche und des Schwindels, Verzerrung der Realitätswahrnehmung, das Gefühl, dass etwas Schreckliches geschehen wird und dass man es nicht vermeiden oder dass man sich damit nicht konfrontieren kann. Weiters Verwirrung und schnelle Gedanken, Angst, die Kontrolle zu verlieren, davor, etwas Peinliches zu tun, verrückt zu werden oder einen Herzinfarkt zu bekommen, Zittern, Atemnot, Schweißausbrüche.

Diese Symptome verstärken die Angst und die Angst verstärkt die Symptome, die ihrerseits aber üblicherweise keine reale Gefahr darstellen. Der Betroffene ist aber in einem dauernden Zustand der wachen Gespanntheit und glaubt, dass in jedem Moment eine Krise über ihn hereinbrechen könnte, und er versucht, die Zukunft vorauszusehen. Er fühlt sich schutzlos, unter Druck gesetzt, mit Sorgen vor der Zukunft belastet, üblicherweise voller negativer Gedanken, Unsicherheiten, Autoritäten gegenüber. Häufig erzählen solche Patienten von beschämenden Situationen in der frühen Kindheit. Überbesorgte Eltern erziehen ihre Kinder meist, indem sie deren Aufmerksamkeit auf die Gefahren des Lebens lenken. Diese Kinder neigen dazu, vor allem und jedem Angst zu haben. Sie sind dann auch andauernd ängstlich und besorgt. Wir wissen, dass Menschen auch eine Phobie vor dem Fliegen entwickeln können, ohne jemals eine negative Erfahrung in einem Flugzeug gemacht zu haben.

Eine Theorie besagt, dass eine aversive Konditionierung bzw. unangenehme Erfahrungen eine Panikattacke auslösen können. Wenn wir etwas erleben, sei es angenehm oder nicht, dann wird unser elektromagnetisches Feld mit der Energie dieses Erlebnisses befüllt.

Klaustrophobie ist die Angst vor geschlossenen Räumen, wobei die Angst durch Situationen ausgelöst wird, die für andere Menschen keinerlei Gefahr oder Bedrohung darstellen.

 Für die betroffene Person sind sie jedoch gleichbedeutend mit dem drohenden Tod. Ich erinnere mich an folgenden Fall: Eine Frau kam zu mir und bat mich ihr dabei zu helfen, wieder mit dem Aufzug fahren zu können. Seit dem Tod ihres Vaters war sie nicht mehr in der Lage gewesen, einen Lift zu betreten. Als man sie eines Tages dazu zwang, wurde sie panisch. Im Laufe der Sitzungen verstand ich die Beziehung zwischen dem Sarg, dem Tod, ihrem Verlust und ihrem Leiden. In Wahrheit war sie auch schon vor dem Tod des Vaters immer unsicher gewesen, wenn sie in geschlossenen und dunklen Räumen war. Das war auf einen Vorfall zurückzuführen, der geschehen war, als sie sieben Jahre alt war. Damals wachte sie auf und konnte nicht sagen, wo sie sich befand. Nach und nach erkannte sie, dass sie in einem improvisierten Bett lag, das mehr einer Truhe glich, dass sie nicht in ihrem eigenen Zimmer war und es kaum Licht gab. Diese Situation war sehr prägend. Sie erzählte, dass ihr Weinen damals zu einem richtigen Schreien wurde und es dennoch eine Ewigkeit dauerte, bis jemand zu ihr kam. Das war der Ursprung ihrer Prägung und mit der Zeit war daraus eine immer größere Angst vor geschlossenen und ihr unbekannten Räumen geworden.

Agoraphobie ist die Angst vor offenen Plätzen, Angst, das Haus zu verlassen, Geschäftslokale zu betreten, Angst vor einer Unzahl von weiteren öffentlichen Orten, sowie vor dem alleine Reisen, egal ob im Flugzeug, dem Zug oder dem Bus. Weiters die Angst vor schwer zugänglichen Orten, Angst davor, Hilfe zu brauchen und niemanden zu haben, auf den man sich verlassen kann.

Ein Beispiel aus der Praxis ist folgende Situation. Jemand fährt mit dem Auto von zu Hause weg und bleibt in einem schlimmen Stau stecken. Er kann dieser Situation alleine nicht entkommen und sie prägt sich in sein Gehirn und in sein elektromagnetisches Feld ein. Er ist sich absolut sicher, dass ihm, wenn er wieder mit dem Auto fahren würde, das Gleiche zustoßen würde und es ihm schlecht erginge.

Schwere Fälle von Agoraphobie können das soziale und das berufliche Leben eines Menschen beeinträchtigen.

Wenn ein Mensch an einer Sozialphobie leidet, dann fühlt er sich eingeschüchtert, wenn andere ihn ansehen. Er stellt sich vor, beobachtet und natürlich vorwiegend negativ bewertet zu werden, was die Intensität seiner Angst erhöht.

Einer meiner Patienten war ein Jugendlicher, der keine Einkaufszentren mehr betreten konnte, weil er glaubte, dass die Menschen stehenbleiben würden, um ihn zu beobachten. Er erzählte mir die Details seines letzten Kaufhausbesuchs, bei dem er sich sicher war, dass nicht einmal ein VIP mit einem Bodyguard so sehr beobachtet worden wäre, wie es ihm geschehen war. Alles hatte seinen Anfang genommen, als er in der ersten Woche an seiner ersten Arbeitsstelle mit einigen Arbeitskollegen in solch ein Zentrum einkaufen gegangen war. Das Einkaufszentrum war nicht einmal so groß gewesen, aber für ihn war es enorm. Anfangs bewunderte er die Kleider in den Schaufenstern und die eleganten Menschen ringsum. Als er vor einem Schaufenster stehen blieb, sah er plötzlich sein Spiegelbild in der Scheibe. Als er sich selbst betrachtete, sah er seine abgenützten Jeans und sein verblichenes T-Shirt, die ihn vor seinen Kollegen und den Menschen, die an diesem Ort arbeiteten und an ihm vorbeikamen, in eine negative und peinlich auffallende Situation brachten.

In Wahrheit war es er selbst, der sich anklagte, und nicht die Menschen um ihn. In seiner Familie gab es eine Erwartungshaltung ihm gegenüber, da er in eine große Stadt gegangen war, um ein besseres Leben zu führen, womit er wohl alle seine Probleme lösen können würde. Als er verstand, dass es noch ein weiter Weg sein würde, bis er aus seinem schwierigen Leben herauskommen könnte, fühlte er sich von allen um ihn attackiert und angegriffen. Seine Gefühle von Minderwertigkeit und Unfähigkeit nahmen immer mehr zu und führten ohne Zweifel zu einem sehr großen inneren Konflikt. Indem er andere als seine Verfolger hinstellte, die es ihm verunmöglichten in ein Einkaufszentrum zu gehen, versuchte er sich zu schützen, jedoch nicht vor ihnen, sondern vor sich selbst, damit er nicht noch einmal spüren musste, dass er noch einen weiten Weg bis zu einem besseren Leben vor sich hatte.

Neben der Agoraphobie und der Klaustrophobie gibt es noch andere spezifische Störungen, wie die gemischte Angst und depressive Störung, die generalisierte Angststörung, die Angstphobie etc.

Beispiele für **spezifische Phobien** können die Angst vor Kakerlaken, davor, mit dem Aufzug zu fahren, vor dem Flugzeug, der U-Bahn, vor Fröschen, Vögeln und dergleichen mehr sein. Von **unspezifischen Phobien** spricht man, wenn man zwar weiß, dass man sich fürchtet und sogar oft verängstigt ist, aber den Grund dafür nicht kennt. Trotzdem ist man sich sicher, dass jeden Moment etwas Schlimmes passieren kann.

Wenn so eine Störung nicht behandelt wird, dann können die Krisen häufiger auftreten und andere Phobien (Ängste) nach sich ziehen. Die Phobien werden dann zu den Folgen von Panik-Zuständen und sind nicht mehr ihre Ursache.

Menschen mit Panikstörungen sind beruflich produktiv, übernehmen Verantwortung und Aufgaben bei ihrer Arbeit, sie stellen hohe Ansprüche an sich selbst und erlauben sich keine Fehler. Sie tun sich schwer damit, mit Unvorhergesehenem umzugehen und deswegen strengen sie sich häufig zu sehr an. Sie sind PerfektionistInnen, es gefällt ihnen die Kontrolle zu haben und von anderen Anerkennung zu erhalten. Sie erlauben sich kaum Gefühle, weisen jedoch eine emotionale Abhängigkeit auf, häufig von Menschen, die sicherer oder älter sind als sie, und sind in zwischenmenschlichen Beziehungen vorwiegend passiv. Andere Eigenschaften solcher Patienten sind Ernsthaftigkeit und ein guter Charakter. Es ist wichtig zu betonen, dass die Veranlagung für diese Krisen bei Menschen auftritt, die viele dieser Merkmale in sich vereinen und nicht nur einige oder eines davon. Es kann sein, dass ein Mensch nur einmal in seinem Leben eine Panikattacke hat, d. h. nicht, dass er unter einem Panik-Syndrom leidet.

Die Gedanken von Menschen, die unter Panikattacken leiden, drehen sich häufig um folgende Themen:

Herausforderungen: Jemand, der Höhenangst hat, geht in das oberste Stockwerk eines Gebäudes und stellt sich vor, wie er hinunterspringt. Das kann damit zu tun haben, dass er meint, etwas überwinden zu müssen. Es ist offensichtlich, dass es sich hierbei auch um einen gewissen emotionalen Masochismus handelt. Wir können uns die Qualen eines Menschen vorstellen, der sein eigener Gegenspieler im erbitterten Kampf mit den eigenen Grenzen ist.

Verletzlichkeit: Die Welt eines Menschen, der glaubt, dass ihn alle Arten von Katastrophen jederzeit treffen können, wird von seinen Gedanken bestimmt, z. B. an Todesfälle, Krankheiten, Unfälle und andere Unbill.

Angst: Der Mensch fühlt sich emotional und physisch unfähig, etwas zu tun, nicht einmal die einfachsten Dinge. Er verliert sich in der Angst, weil er sich immer wieder vorstellt, was alles passieren wird, wenn er versagt.

Perspektiven aus der Dynamik der Natur (Orixás), um Angstzustände zu harmonisieren[22]

Elegbara: Dort entsteht der Impuls zur Kompensation der Frustration in Form von willkürlichen Handlungen, um die

22 Die angegebenen Rituale beziehen sich auf solche, die im umbandistischen Templo Guaracy praktiziert werden, um den Prozess der Naturelemente in ihrer Dynamik wieder herzustellen.

 jeweilige Frustration zu reduzieren (Impuls der Problemlösungstrategie).

Ritual: Es besteht ein Überschuss an Feuer, d. h. es gibt große Angst, die nicht verstärkt werden soll. Im Ritual sollen daher keine weiteren »feurigen« Opfergaben wie etwa Spirituosen, sondern Palmöl und Honig (Qualitäten der Erde) verwendet werden. Wenn der Impuls aus einem fehlenden Bewusstsein entstanden ist: Gabe mit Ananas, Honig und Sekt (Elegbara/Polarität im Bewusstsein).

Ogum: wenn man die Folgen seiner Impulse nicht kontrollieren kann. Die kontinuierliche Bewegung von Ogum realisiert sich nicht im Kreislauf des Xiré (Oxumaré, Xangô, Obaluaé ...), sondern »springt« in das Element Luft, wo sich diese Bewegung fragmentiert, d. h. sie zeigt sich in beschleunigten und inkohärenten Gedanken ohne Realitätsbezug.

Ritual: Um die zirkuläre, fragmentierte Bewegung auszugleichen, könnte man drei Kerzen, eine königsblaue für Oxum (die Qualität des süßen Wassers), eine hellblaue für Yemanjá (die Qualität des Meeres) und eine weiße für das Eledá (Ich-Zentrum) anzünden. Die weiße Kerze soll zwischen den beiden anderen stehen und vor sie stellt man ein Glas Wasser.

Das Eledá (Ich-Zentrum) wird die kontinuierliche Bewegung (Ogum) mit der Bewusstheit des Meeres (Yemanjá) aufnehmen und auffüllen. Bei einem Überschuss von Bewusstheit kann eine Kerze für Ewá und ihre Qualität, die überschüssigen Emotionen durch Verdunstung zu reinigen, verwendet werden.

Oxumaré: In dem Zustand der Panik oder des Zwangs befindet sich der Mensch quasi in der Luft, ohne kohärente Zusammensetzung (Realisierung der Realität) oder Richtung. Durch seine zerstreuten Gedanken außerhalb der Realität kann er keine natürliche Gedankenabfolge mehr herstellen.

Ritual: hat die Absicht, die Komposition/Zusammensetzung und Richtung durch eine Schale mit verschiedenen Früchten (Obst = Erde) wieder herzustellen. Die Früchte werden (in ihrer Komposition) zu einer Einheit, Verbindung und in eine Harmonie transformieren.

Xangô: Von der Entstehung der Angst (seiner Ursache/Impuls) ausgehend, verstärkt Xangô in seiner Qualität der Kristallisation die Ängste, als ob sie real wären.**Ritual:** eine weiß-rote Kerze, eine Schale mit Eukalyptus oder Mangoblättern mit Wasser. Wenn die Kerze fertiggebrannt hat, die Blätter in der Sonne oder am Rand eines Feuers trocknen. Zerdrücken und damit räuchern. Reinigung von Gedanken und Energien, die mit den Ängsten zu tun haben.
Die Umkehrung/Polarität der Elementarkräfte[23]

---

23 Häufige/bisherige Behandlungen von Patienten mit Paniksyndrom:
Medikation: Trizyklische Antidepressiva, selektive Serotonin-Wiederaufnahmehemmer und atypische Antidepressiva, die repetitive transkranielle Magnetstimulation (TMS) erreicht das Gehirn auf nicht-invasive Weise mit Hilfe von Magnetfeldern, die die Gehirnfunktionen stimulieren oder hemmen.
Psychologische Behandlungen: Kognitive und Verhaltenstherapie, die aus Visualisierungsmethoden, Atemtechniken und Entspannung besteht. Die psychoanalytische Theorie besagt, dass der Ursprung von Anfällen, die Flucht aus unbewussten und bis dahin verdrängten psychischen Prozessen ist. Viele Experten sind sich einig, dass die mentale Struktur eines Menschen alles daransetzt, diese aus dem Bewusstsein zu halten, wenn er einen Wunsch oder eine Idee hat, mit der er nicht umgehen kann. Wenn es sich dabei um etwas sehr Starkes handelt oder wenn die Abwehrmechanismen nachlassen, kommt das, was bis dahin verdrängt oder eingeschlossen war, in Form einer Panikkrise an die Oberfläche, da das seelische Gleichgewicht bedroht ist.
Desensibilisierung/Atmung/Entspannung: schrittweise Annäherung an

FEUER
Impuls: Apathie, Bewegungslosigkeit
Kontinuierliche Bewegung: Rotation, Lähmung
Zusammensetzung/Richtung: Zerstreutheit, Entfremdung
Kristallisation/Umsetzung: Oberflächlichkeit

ERDE
Transformation: Angst vor Neuem, vor dem Verlassen der Komfortzone (Traumata)
Offenbarung: ständige Unzufriedenheit
Zauber: Fehlende Lebensfreude
Mitgefühl: Opferrolle

WASSER
Wiedergeburt: Verunsicherung
Annahme: Ablehnung
Erneuerung: Stagnation in der Vergangenheit
Leichtigkeit: Pessimismus

LUFT
Ausdehnung: Kontraktion/Enge
Harmonie: Konflikt
Einfachheit: Übertreibung
Synthese: Nichtakzeptanz von Unterschieden

Depression und Paniksyndrom

Eine Depression tritt häufig nach einem Verlust (Tod eines Verwandten, Ende einer Beziehung, Verlassenwerden etc.) auf. Die depressive Person fällt in Negativität, verliert ihren Lebenswillen, hält ihre Dinge nicht mehr in Ordnung, arbeitet nicht mehr, hört auf zu essen oder isst zu viel und kann sich keine Zukunft

---

die Ängste, um die Angstattacken zu vermeiden und allmählich zu beseitigen.

mehr vorstellen. Ihr Leben kommt langsam zu einem Stillstand. Oft wies der Mensch schon vor seiner Krankheit eine melancholische Persönlichkeit auf. Er meint, der Tod wäre die Lösung all seiner Probleme und so kommt es häufig zu Selbstmordversuchen. Je schwerer die Depression, desto größer die Veränderung der Chemie im Gehirn des Menschen. Diese Veränderung kann auch zu Panikzuständen führen (tritt selten auf, kommt aber vor). Bei Panikzuständen wird der Betroffenen durch extreme Angst wie gelähmt. Er hat vor allem Angst und denkt immer wieder daran, zu sterben, verrückt zu werden oder die Kontrolle über das eigene Leben zu verlieren. Ein Depressiver geht nicht aus dem Haus, weil ihn der Lebenswille verlassen hat, während ein Mensch mit Angstzuständen nicht aus dem Haus geht, weil er Angst davor hat, dass etwas Schlimmes passieren könnte.

Alles im Leben hat eine initiale Bewegung, die mit dem Element Feuer zu tun hat, das das Prinzip der Bewegung verkörpert. Ein Beispiel dafür ist, von einem Stuhl aufstehen sowie die Augen öffnen oder lächeln zu wollen. Ich folge einem Impuls (Elegbara), d. h. ich stehe vom Stuhl auf, um Wasser zu trinken. Damit ich zum Trinkbrunnen komme, werde ich mich kontinuierlich bewegen (Ogum), ohne dabei den Fokus auf das zu verlieren, was ich tun möchte, und wenn ich Wasser getrunken haben werde, wird sich mein Ziel in einer konkreten Tat kristallisiert haben, die in der Initialbewegung begonnen hat, als ich mich vom Stuhl erhob.

Wenn das Element Feuer das Prinzip der Bewegung ist, bedeutet das, dass die Panik, bevor sie begonnen hat, eine oder mehrere Ursachen hatte, die zur Initialbewegung führten, z. B. die Angst vor dem Fliegen, vor einer Strafe, einer Niederlage, dem Selbstmord, der Höhe etc.

Jede Erwähnung dieser möglichen Ursachen führt dazu, dass die Angst größer wird und dass Phobien entstehen. Das Paniksyndrom findet im Element Feuer durch einen Impuls seinen

 Ausgangspunkt und kristallisiert sich im Element Luft. Wir sehen hier, dass die natürliche Reihenfolge der Elemente Feuer, d. h. Impuls, kontinuierliche Bewegung, Fokus und Kristallisierung bzw. Umsetzung nicht eingehalten wird.

Die kontinuierliche Bewegung, die sich anstatt im Element Feuer dort weiterentwickelt, wo auch der Impuls entstanden ist, findet in der Luft ihre Fortsetzung. Im Luftelement wird die kontinuierliche Bewegung durch das Fehlen der vorherigen Elemente fragmentiert, weshalb der Mensch in einem Moment an eine Sache denkt und gleichzeitig an eine andere. So verliert er seinen Fokus und es kommt zu einer Inkohärenz zwischen dem, was er denkt, seiner realen Angst und dem, wie er agiert. Seine Tendenz geht dahin, Phobien zu entwickeln, die wiederum Kristallisationen von bewussten oder unbewussten Ursachen sind. Da sich der Mensch in der Phantasie im Element Luft verliert, ist es notwendig, ihn wieder in das Element Erde zu bringen, damit er den natürlichen Kreislauf des Fluxus des Xirê (Feuer, Erde, Wasser, Luft) wieder aufnehmen kann.

Das **Element Erde** steht in Zusammenhang mit der Realität, dem Körper und allem, was uns im Leben trägt und unterstützt.

Manchmal sind die **Emotionen** (das Wasser) die Erde eines Menschen. Wenn etwas in seinem Leben auf emotionaler Ebene nicht in Ordnung ist, verliert er seinen »Boden«.

Aus spiritueller Sicht, aber mit Basis am Xirê, ist es hilfreich, ein Levantamento[24] zu machen, um zu verstehen, welches Element aus dem Gleichgewicht geraten ist bzw. um das zu verändern, was bereits vorhanden ist.

Wenn im **Element Feuer** die erste Qualität (der Impuls) zu stark ist, dann sollte man dieses Feuer mit Elementen des Wassers oder der Erde »beruhigen«. Wenn es z. B. an Feuer fehlt, dann verliert sich der Impuls im Element Luft, d. h. es gibt nicht

---

24 Ritual zur Aktualisierung der Wahrnehmung der Realität im Jetzt.

genügend Kraft. Der Mensch hat keine Klarheit darüber, was mit ihm in Bezug auf sein Leben geschieht und er neigt dazu, sich zu entfremden. In diesem Fall muss man den Anteil des Feuers erhöhen.

Die Elemente und das Paniksyndrom

Feuer: Unruhe, Schwitzen, Schüttelfrost, Hitzeschübe, trockener Mund.
Die anderen Sequenzen müssen überprüft werden – Kontinuität, Fokus und Kristallisation, um festzustellen, was zum Zusammenbruch der Fortsetzung des natürlichen Prozesses geführt hat.
Erde: Krämpfe, Spannungszustände und Steifheit. Körperarbeit empfiehlt sich, aber da es für den Menschen **üblicherweise schwierig ist, Körperkontakt zu akzeptieren, ist es** angezeigt, mit Ton zu arbeiten. Es beruhigt den Menschen, selbst mit seiner Erde umzugehen und sie zu transformieren. Die Deutung dessen, was hergestellt wurde, dient dem besseren Verst**ändnis der** Bewusstheit **über die Transformation des** eigenen Lebens, etwa **über die erste** Qualität des Elements Erde, der Transformation.
Wasser: Unmut, Gefühl des Verlassenseins, Übelkeit in Zusammenhang mit dem Gefühl des Nicht-akzeptiert-Werdens. Es ist wichtig mit dem Thema der Akzeptanz zu arbeiten, dem Annehmen (Bewusstheit), der ersten Qualität des Wasserelements, Nana Buruquê (Quelle), mittels Rollenwechsel, denn so wird es einfacher, über Gefühle und Emotionen zu sprechen und sie auszudrücken.
Luft: Beengung, Schwindel und Atemnot.
Zuerst die Prioritäten bearbeiten und dann in die Ausdehnung gehen. Mit der letzten Qualität des Elements Luft arbeiten, der Synthese.

Entspanne dich und genieße die Reise!

In der Hoffnung, dass er mir bei meinen vielen Reisen hilft, habe ich diesen kleinen Entspannungsratgeber geschrieben – er wirkt!

Jetzt ist der Moment gekommen, dich zu entspannen und die Reise zu genießen. Stell deine Füße auf die Fußstütze und nimm so die Spannung aus deinen Kniekehlen. Bring deine Beine in eine bequeme Position. Spür dein Becken und deinen Rücken, wie sie von Sitz und Rückenlehne unterstützt und gehalten werden. Leg deine Arme bequem auf den Oberschenkeln ab und vermeide so Verspannungen in deinen Schultern. Lehn deinen Kopf an und entspann auch den Nacken. Schließ die Augen.

Stell dir vor, wie eine sanfte Brise über dein Gesicht streicht. Spür, wie sie alle Fältchen zerfließen lässt, wie Sanddünen in der Wüste, die sich unter der Berührung des Windes zerstreuen. Visualisiere, wie alle Anspannung aus deinem Gesicht weicht. Blick mit deinem inneren Auge nach vorn, in die unermessliche Weite des Universums. Lass dich von dem Vergnügen und der Freude, frei zu sein, abholen, fliege, träume, vor dem Bild des unendlichen Alls, das vor dir liegt!

Dann blick dich um und sieh all die Blumen, die rings um dich herum blühen. Pflücke jede einzelne, bewundere die Knospen und mach sie zu einem schönen Strauß und übergib ihn der Ewigkeit. Schau, da, da ist ein Wasserfall! Komm näher, ja, seine Wasser sind silbern. Er wurde aus der Unendlichkeit geboren und fließt direkt in dein Herz. Mit seiner Frische erfreut er das Universum und bringt Frieden in deinen Verstand. Bade in ihm, er verwandelt dich in eine schöne Melodie. Tanze, ohne den Boden zu spüren, spiele mit den Blättern, lass sie auf dich fallen. Entdecke, wie schön es ist, zu spielen. Wie durch Zauberhand verwandeln sich die Blätter in leuchtende Punkte und überziehen das ganze Universum.

Tauch ein in dieses Meer aus bunt glitzernden Lichtern und umarm seine Seele. Bleib dabei ganz ruhig und entspannt, alles ist gut, alles ist in Frieden. Flieg weiter. Der Raum gehört ganz dir. Jetzt ist der Moment gekommen, um am Horizont eine Spirale zu zeichnen. Zuerst ihre Umrisse mit einer silbernen Linie und dann ihr Inneres, mit all den anderen Farben. Nimm zuerst Rot, dann Orange, dann ein wenig Gelb, Königsblau, um dein Herz zu erfreuen, Türkis für deine Begeisterung, Himmelblau für die Klarheit und Rosa und Lila, um den Kreis zu schließen. Die Spirale dreht sich ganz sanft und verwandelt die Melodie ihrer Farben in einen majestätischen Vogel. Setz dich auf seine Flügel und flieg zur Sonne.

Flieg ... flieg ...

Spür die goldenen Sonnenstrahlen auf deinem Körper. Sieh wie der Glanz deines Körpers die Flüsse, die Wälder, die Felder, die Meere, die Wasserfälle und die Wüsten erstrahlen lässt ... die Träume, die Illusionen, den Zauber der Begeisterung ... all das ist in Gold gebadet ... alles ... alles ...

Angebote von Tine de Souza und dem Institut IPSI

Die auf dem System von IPSI basierende Supervision zielt darauf ab, die emotionale Struktur von Menschen zu stärken, die in den Bereichen der physischen und psychischen Gesundheit, in der Sozialen Arbeit, im Bildungswesen, aber auch in Unternehmen arbeiten, damit sie nicht von möglichen emotionalen, energetischen und spirituellen Interferenzen jener, mit denen sie arbeiten, negativ beeinflusst werden.

Die angebotene Supervision bietet Raum für Reflexion und Orientierung in spezifischen Einzelfällen. Sie richtet sich sowohl an erfahrene AkteurInnen im Feld als auch an PatientInnen und in Ausbildung Stehende. Sie kann in Gruppen oder auch als Einzelarbeit zu verschiedenen Fachthemen stattfinden.

Im Personalmanagement von Unternehmen stellt die Arbeit mit dem »integrierten System des primären Unbewussten« einen innovativen Ansatz dar, mit dessen Unterstützung MitarbeiterInnen in ihrem Selbstwertgefühl gestärkt werden und Sicherheit im Umgang mit neuen Herausforderungen entwickeln. Dabei werden Körper, Geist und Seele in Einklang gebracht und der Mensch in seiner Ganzheit angesprochen. Dies steht im Gegensatz zu herkömmlichen Motivationstrainings, die lediglich auf Verhaltensänderungen abzielen und meist nur temporär wirken. Die Arbeit mit dem »integrierten System des primären Unbewussten« hingegen bewirkt eine Transformation auf der Bewusstheitsebene und führt zur Anerkennung der intrinsischen, natürlichen Essenz jedes Menschen. Daher sind ihre Ergebnisse nachhaltig wirksam. Kollektive Ziele werden auf natürliche Weise erreicht, wenn alle, die daran mitarbeiten, eine Funktion innehaben, die mit ihrer Essenz vereinbar ist. Die Trainings von Tina de Souza bieten hier wertvolles Werkzeug, mit dem eine Übereinstimmung von Aufgabe und Natur des Menschen gefunden werden kann.

Ziele

Transformation auf der Bewusstheitsebene
Persönlichkeitsentwicklung
Übereinstimmung von Körper, Verstand, Geist, Essenz und Funktion
Prävention von Stress und psychosomatischen Krankheiten
Leistungssteigerung
Konflikttransformation
Erhöhte Verantwortungsbereitschaft

Methode

Klinische Einzel- oder/und Gruppenbetreuung
Trainings zur Bewusstheitsveränderung
Workshops und Seminare in der Natur
Theaterworkshops zur Behandlung von Angstzuständen und Depression
Unterstützung und Begleitung von Familien

Vorträge

Transformation der Bewusstheit
Einklang von Körper, Geist und Seele
Das menschliche Verhalten
Depression und Spiritualität
Die Natur als Quelle des Inneren Gleichgewichts
Lebe nicht eine Krankheit, die nicht die deine ist
Psychosomatisches Gleichgewicht mit Hilfe der Elemente, Feuer, Erde, Wasser und Luft
Gruppendynamik
Selbstfürsorge

 Website: http://ipsibrasil.com.br

Literaturtipps

Kaye Hoffmann, Von Göttern besessen, Trance – Tanz als energetische Erfahrung, Trickster Verlag, München,1986

Astrid Habiba Kreszmeier, Schritte des Lernens, Lehrjahre einer afrobrasilianischen Einweihung, analog publications, St. Gallen, 2001

Henry Thorau, Marina Spinu, Captação, Trancetherapie in Brasilien: Eine ethnopsychologische Studie über Heilung durch telepathische Übertragung, Reimer Verlag, Berlin, 1994

D. W. Winnicott, Vom Spiel zur Kreativität, Klett-Cotta, Stuttgart, 1974

Kurzbiografien

Tina de Souza, klinische Psychologin für Erwachsene, Jugendliche, Kinder und Paare, Lehrerin und Forschende zu den Zusammenhängen der Psychologie und der Spiritualität auf der Basis der Elemente. Begründerin der Methode IPSI, dem »integrierten System des primären Unbewussten«. Supervisorin und Dozentin in der Ausbildung für Psychologie in São Paulo. Sie arbeitet in Brasilien, den USA, Kanada und Europa mit Einzelpersonen und Organisationen. Tina de Souza ist Mãe do Santo im Templo Guaracy do Brasil.

Gerhild Tiefenbacher-Wutscher, Klinische Psychologin und systemische Psychotherapeutin, freiberuflich als Supervisorin, Psychotherapeutin und spirituell-systemische Aufstellerin tätig sowie in einer öffentlichen Einrichtung zur psychologischen und psychotherapeutischen Hilfe für Kinder, Jugendliche und Familien im Rahmen der Jugendwohlfahrt. Seit 19 Jahren eingeweiht im Templo de Guaracy de Brasil und derzeitige Koordinatorin des Templo Guaracy da Austria in Graz (Österreich). Malerin aus Leidenschaft.

Birgit Fritz, Theatertherapeutin, Pädagogin und Autorin. Sie ist Gastdozentin für transformative Theaterarbeit und Mitgründerin der Österreichischen Gesellschaft für Drama- und Theatertherapie. Langjähriger medialer Einweihungsweg im Templo Guaracy. Veröffentlichungen: »Von Revolution zu Autopoiese: Auf den Spuren Augusto Boals ins 21. Jahrhundert; Das Theater der Unterdrückten im Kontext von Friedensarbeit und einer Ästhetik der Wahrnehmung«, »The Courage to Become. Augusto Boal's Revolutionary Politics of the Body«, »InExActArt – The autopoietic Theatre of Augusto Boal – A Handbook of Theatre of the Oppressed Practice« und die Übersetzungen »Forumtheater und Demokratie in Indien« und »Hamlet und der Sohn des Bäckers« – die Autobiografie von Augusto Boal«.